지금까지의
갑상선은
잊어라

갑상선기능저하증 다시 생각하기

저자 약력

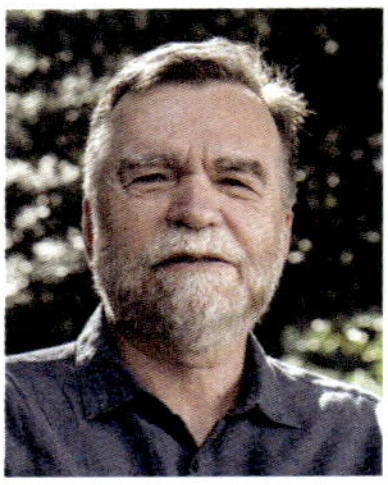

안토니오 비안코(Antonio Bianco)
시카고대 의과대학 내분비대사내과 교수

브라질 상파울루 산타 카사 의과대학을 졸업(1983년)했고 상파울루대 대학원에서 박사 학위를 받았다. 갑상선 분야에서 일하는 의사과학자로 하버드대 의대, 마이애미대 의대를 거쳤다. 그의 연구는 갑상선 호르몬 T3가 혈중에서 상대적으로 안정적인 수준을 유지하면서 중요한 생물학적 단계를 시작하거나 종료하는 방법에 중점을 두었다. 대학원생으로서 그는 탈 요오드화와 열 발생 사이의 분자적 연관성, 특히 갈색 지방 조직 열 발생의 핵심인 UCP-1 유전자가 T3에 의해 전사적으로 자극된다는 사실을 발견했다. 이 발견은 혈장 갑상선 호르몬 수치의 선행 변화 없이 어떻게 탈 요오드 효소가 세포 내 T3 수치와 신호 전달을 수정할 수 있는지에 대한 추가 연구에 영감을 주었다. 수년에 걸쳐 그의 연구실에서의 작업은 탈 요오드화 효소에 의해 제공되는 갑상선 호르몬 대사의 "국소적" 제어의 중요성을 확립했다. 이 연구는 탈 요오드 효소가 조직별로 갑상선 호르몬 신호를 조절하여 인간의 건강과 질병에 중요한 역할을 한다는 현대 패러다임에 영감을 주었다. 또한 다양한 행정직을 역임했으며 미국 갑상선 학회 회장(2015~16)을 역임했다.

역자 약력

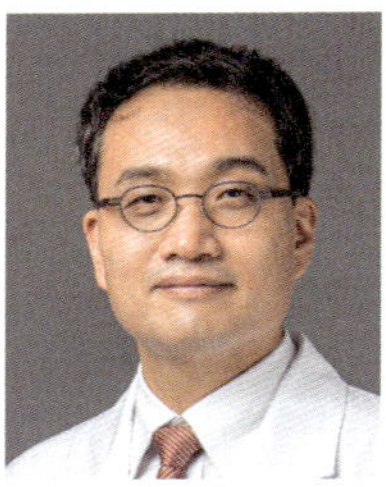

이시훈 / 가천대 의과대학 내분비대사내과 · 유전체의과학 교수

휘문고와 연세대 의대를 졸업(1998년)했고 세브란스 병원에서 내과 수련 후 의사로 근무했다. 동경대 대학원 의학계 연구과를 거쳐 연세대 대학원에서 박사학위를 받았다. 이후 미국 국립보건원(NIH)에서 박사후 연구원으로 유학했다. 2008년 한국으로 돌아와 가천대 의대에서 근무 중이다. 2016년부터 동경대 대학원 공학계 연구과와 하버드대학교 의과대학 및 매사추세츠 종합병원 초빙부교수를 역임했고, 2023년부터 미국 마운트 사이나이 의과대학 초빙교수를 역임했다. 전문 분야는 분자 및 임상내분비학이며 주로 희소질환의 유전체 변이에 의한 병인 규명과, 이를 토대로 보다 흔한 질환의 치료법 개발에 대해 연구하고 있다. 의학, 과학, 공학의 융합 가치를 높이 여기고 이를 실천하기 위해 동분서주하고 있다.

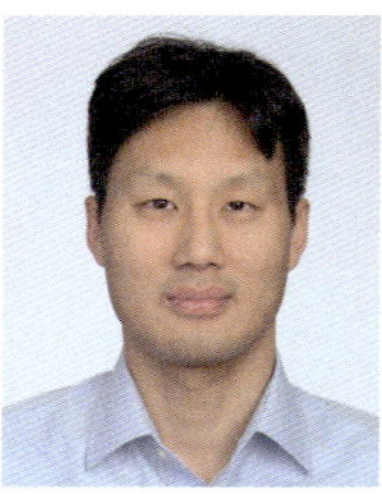

김세민 / 미국 마운트 사이나이 의과대학 내분비대사내과 조교수

서울과학고와 가톨릭대 의대를 졸업(2006년)했고, 공중보건의를 마친 후, 미국 의사시험(USMLE)을 통과하였다. 필라델피아에 있는 알버트 아인슈타인 병원에서 내과 수련을 받은 후, 마운트 사이나이 의대에서 골대사 연구를 하였다. 이후 로스앤젤레스에 있는 시더스 사이나이 병원에서 내분비 내과 펠로우십을 마친 후, 마운트 사이나이 의대에 조교수로 돌아와 근무 중이다. 현재 골대사 질환과 갑상선 질환 환자들을 중점적으로 진료하고 있으며, 마운트 사이나이 골대사 중계의학 연구실의 임상책임자로서 다양한 연구 프로젝트에도 적극 참여하고 있다.

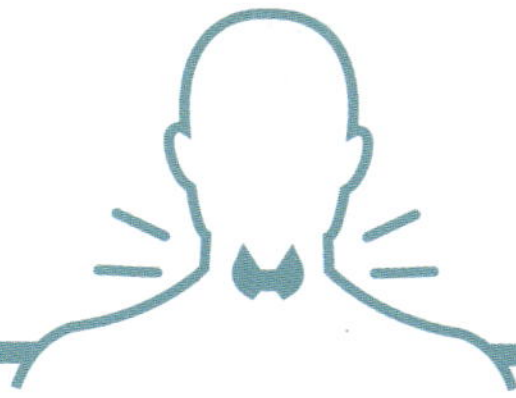

지금까지의 갑상선은 잊어라

갑상선기능저하증 다시 생각하기

안토니오 비안코 저 / 이시훈, 김세민 공역

아카데미아

지금까지의 갑상선은 잊어라

갑상선기능저하증 다시 생각하기

1판 1쇄 인쇄 | 2024년 7월 1일
1판 1쇄 발행 | 2024년 7월 4일

지은이 | 안토니오 비안코
옮긴이 | 이시훈, 김세민

펴낸이 | 주용진
펴낸곳 | 도서출판 아카데미아
주　소 | 경기도 안양시 동안구 시민대로 401 대륭테크노타운15차 2003호
전　화 | 031-389-8811
팩　스 | 031-389-8817
E-mail | academya@korea.com
http://www.academya.co.kr

ISBN 978-89-5938-527-0
값 30,000원

역자 서문

내과 전공의 시절 세부 분과는 내분비학 중에서 당뇨병보다는 갑상선에 더 관심이 있었고 이는 대학원 석사논문 연구주제와 맞물려 갑상선암의 병인 특정 유전자 발현에 대해 집중적으로 공부하게 되는 계기가 되었다. 수련을 받던 세브란스 병원은 갑상선암 부문의 대가이신 외과 교수님이 계시기도 했고 암진료의 중심축이 외과 쪽으로 많이 기울어져 있었기 때문에 내과에서는 진료와 연구 모두 적극성이 부족하던 실정이었다. 이러한 현실은 오히려 다른 학교, 심지어 외국에 있는 교수님께도 부족한 부분의 가르침을 청하는 적극성과 야생의 생존법을 몸소 익힐 수 있는 기회가 되었다. 그러던 중 갑상선암 특정 세포주를 받기 위해 일본 나가사키대학교에 잠시 머물게 되었는데, 그곳은 2차 세계대전 이후 원폭 후 의료에 대해 가장 앞선 연구역량을 키운 곳으로 갑상선암 연구가 가장 활발한 곳 중 하나였다. 그곳을 떠나던 날 한 선생님은 앞으로 갑상선학은 전망이 좋지 않으니 웬만하면 다른 공부를 하라고 조언하는 것이 아닌가. 꼭 그 말 때문만은 아니었지만 연세대와 동경대로 이어지는 박사과정에서는 부갑상선을 공부하였고, 미국 국립보건원으로 박사후 과정 유학을 갈 때는 인슐린 저항성과 혈관내피세포 기능부전을 집중적으로 공부하였다. 독립된 연구자가 되어 귀국 후 어느 분야를 집중할지 고민하던 중에 우연히 만난 부갑상선기능저하증 환자와 갑상선기능저하증 환자는 필자를 아직까지 이 분야에 계속 머물러 있게 하였다. 특히 통상의 의학적 지식으로는 설명이 잘 되지 않는 갑상선 호르몬 대사 이상을 시사하는 환자는 갑상선 호르몬 T4를 T3로 전환하는 탈 요오드화 효소의 작용과 활성 조절에 대해 새로운 영감을 불러 일으켰고 진료실에서 늘 경험하는 갑상선 호르몬의 보충으로 수치상 이상이 없는데도 늘 힘들어 하는 "잔류 증상"에 대해 새로운 관심을 갖게 하였다. 그리고 관련 연구에 대한 세계적 대가 반열에 있는 여러 연구자들과 자연스럽게 교류하게 되었는데 그 중 대표적인 연구자가 이 책의 원저자 안토니오 비안코 교수이다. 비안코 교수가 국내 갑상선 학회에 초청 연자로 방문했을 때부터 학술적인 교류는 시작되었지만 본격적으로 인연이 깊어진 것은 2014년 마이애미대학교의 내분비그랜드라운드라는 학술모임에 초청되었을 때이다. 중국 학회에서 만난 이후 가까운 친구가 된 마이애미대 의대 내분비외과 존류 교수의 초청이었는데 때마침 비안코 교수도 그 곳에서 근무하던 때라 깊은 학술적, 개인적 의견 교환과 교류를 시작하게 되었다. 작년 시카고에서 개최된 미국 내분비 학회 연례 학술대회에서 비안코 교수가 쓴 이 갑상선 책자를 받고는 귀국하는 비행기에서 읽으며 아주 깊은 감명을 받았고 이를 꼭 국내 독자들과 나누고 싶다는 마음에 곧바로 번역 작업에 착수했다. 분량의 압박도 있었지만, 십 년 이상 늘 미국 학회에서 마주치면 유쾌하고 심오한 자극을 선사하는 재미 의사과학자 김세민 교수와 공동작업으로 이 책을 국내 독자들에게 선보이고 싶은 욕심에 즐겁게 작업을 함께 했다. 현재 진행 중인 연구와도 많은 연관이 있고 실제로 우리의 연구에 많은 조언과 도움을 주는 고마운 분들의 이름과 그들의 업적들이 많이 소개되어 있어 더없이 반갑고 뜻깊다.

책자의 내용 중 제약회사의 영향력에 대한 부분은 우리 나라의 사정과는 많이 다른 점이 있어 독자 여러분의 오해가 없었으면 좋겠다. 국내의 경우는 갑상선 호르몬제가 워낙 저가이다 보니 거의 적자를 무릅쓰고 환자의 치료를 위한 사명감으로 생산하고 있는 경우에 가까워, 의사로서 늘 고마워하는 실정이다. 그리고 여전히 T4와 T3 병용 요법에 대해 전적으로 동의하지 않는 의사들도 있음을 밝힌다.

아무쪼록 이 책자가 국내의 독자들에게 많은 흥미를 돋우고 직접적인 도움이 되기를 기대한다.

역자 이 시 훈

역자 서문

갑상선기능저하증은 가장 흔한 자가면역 질환임에도 불구하고, 치료의 패러다임은 수십 년간 바뀌지 않고 있다. 현재의 치료 방법이나 치료제가 효과적이라는 뜻이기도 하겠으나, 실제 임상에서 적지 않은 숫자의 환자들이 갑상선 수치가 개선됐음에도 불구하고 잔류 증상을 호소하는 것을 보아왔다. 하지만 갑상선 수치가 정상으로 돌아온 경우에 이러한 잔류 증상들은 흔히 무시되거나, 혹은 갑상선 저하 외의 다른 이유일 것이라고 여겨져 왔다. 객관화할 수 있는 방법이 명확하지 않고, 가능한 기저 원인 규명이 되어 있지 않기 때문이라고 생각한다.

이 책에서 저명한 의사과학자 안토니오 비안코 교수는 자신의 축적된 경험과 연구 결과들을 인용해 신지로이드(T4)와 갑상선 수치의 정상화에 의존하는 현재의 패러다임의 문제점을 하나하나 짚어간다. 책에서 묘사되듯이, 어찌 보면 논란의 여지가 많은 주제이지만, 많은 환자들이 갑상선 기능 저하의 잔류 증상으로 고통 받고 있는 것을 생각하면 아주 중요한 문제이고, 저자는 문제 제기뿐 아니라 진단, 치료에 대한 대안도 제시하고 있다.

의과학의 발전으로 유전정보를 이용한 진단과 환자 맞춤 치료, 유전자 조작을 통한 희귀 질환 치료, 예전에 생각치 못했던 새로운 치료 표적(갑상선 호르몬을 이용한 지방간 치료), 줄기세포를 이용한 재생 치료가 임상에 빠르게 도입되고 있다는 것을 생각하면, 현재의 어찌 보면 획일화된 진단, 치료 패러다임은 더 나은 환자 치료를 위해 바뀌어야 한다고 생각한다. 이 책은 전문적인 내용을 많이 담고 있지만, 갑상선 연구의 대가들의 개인적인 면도 엿볼 수 있게 친근하게 쓰여진 책으로 의료계 종사자들뿐만 아니라 환자나 가족들에게도 좋은 레퍼런스가 될 수 있을 것으로 생각한다.

역자 김 세 민

저자 서문

2022년 가을 "Rethinking Hypothyroidism" 미국판이 출판된 이후 저는 환자와 의사로부터 갑상선기능저하증에 대한 자신의 경험을 공유하는 수백 통의 이메일을 받았습니다. 책에 담긴 이야기와 주제에 공감하는 사람이 얼마나 많은지를 보는 것은 감동적이었습니다. 지난 세기 동안 갑상선기능저하증의 치료가 어떻게 발전했는지, 그 단점과 잠재적인 해결책에 대해 의심의 여지없이 큰 관심이 있었습니다. 나는 운이 좋게도 미국과 해외를 여행하며 의사와 환자들에게 이 책에 대해 이야기할 수 있는 기회가 주어졌습니다. 많은 사람들은 레보티록신(T4)이 어떻게 갑상선기능저하증 치료의 표준이 되고 동시에 세계에서 가장 많이 처방되는 약물 중 하나가 되었는지에 대한 세부 사항을 알고 놀란 것 같습니다.

책이 출판된 이후 갑상선기능저하증에 대한 몇 가지 새로운 연구가 발표되었으며, 그 중 다수는 책에서 논의된 이전 관찰과 가설을 확증했습니다. 예를 들어, 오늘날 레보티록신과 리오티로닌(T3)을 사용한 병용 요법의 안전성(단기 및 장기 모두)과 효과에 대한 합의가 이루어졌습니다. 또한 여러 무작위 대조 시험(의사와 환자 모두 투여받은 연구 약물에 대해 눈가림을 한)을 기반으로 환자가 2:1의 비율로 레보티록신 단독 요법보다 병용 요법을 선호한다는 것이 분명해졌습니다.

오늘날 주요 전문 의학 협회에서는 동반 질환을 배제한 후 레보티록신 치료로 충분한 혜택을 누리지 못하는 많은 갑상선기능저하증 환자가 레보티록신과 리오티로닌 시험으로 전환해야 한다는 합의가 이루어졌습니다. 그 결과, 미국에서 갑상선기능저하증에 대한 병용 요법의 사용은 지난 10년 동안 두 배로 증가하여 약 200만 명의 환자에 이르렀습니다. 현재 미국에서 새로 발생한 갑상선기능저하증 사례의 약 10%가 특정 형태의 병용 요법으로 치료되고 있습니다. 약 1,000명의 내분비학자를 대상으로 한 최근 조사에서 약 60%가 증상이 있는 환자에게 레보티록신 병용 요법을 사용한다고 보고했습니다.

"Rethinking Hypothyroidism"이 출판된 이후 받은 피드백은 이 문제에 대한 나의 견해를 더욱 공고히 하는 데 중요한 역할을 했으며, 아직 해야 할 일이 많이 남아 있음을 깨달았습니다. 리오티로닌은 모든 국가에서 사용할 수 없으며 때로는 매우 비쌀 수 있습니다. 환자의 고통은 실로 엄청나며, 때로는 의사가 환자의 문제에 무감각할 수도 있습니다. 갑상선기능저하증이라는 평생 지속되는 질병에 대해 더 많이 알게 되면서, 갑상선기능저하증 환자를 관리하는 의사들이 공유된 의사 결정 모델을 고려해야 한다는 것을 깨달았습니다. 의사와의 협력을 통해 환자는 이용 가능한 치료 옵션과 각각의 예상되는 이점 및 해악에 대해 생각하고, 자신의 선호도를 전달하고, 공유된 의사결정 모델 내에서 이러한 선호도에 맞는 최선의 조치를 선택하도록 도와야 합니다.

"Rethinking Hypothyroidism"이 한국어로 번역된 것을 보니 반갑습니다. 나는 이 책이 환자와 의사가 한국에서 갑상선기능저하증 치료에 효과적으로 협력할 수 있는 힘을 실어주기를 진심으로 바랍니다.

안토니오 C. 비안코, MD, PhD
2024년 여름, 시카고.

추천사

먼저 안토니오 비안코 교수의 갑상선기능저하증에 대한 저서가 이시훈, 김세민 두 분 교수의 번역으로 출간됨을 진심으로 축하드립니다.

갑상선암과 갑상선결절을 제외한 대부분의 갑상선질환은 자가면역기전에 의해 발생하며, 따라서 갑상선기능저하증에 대한 교과서와 논문의 거의 대부분의 내용은 갑상선기능저하증의 발생기전과 병태생리를 다루고 있습니다. 치료에 대한 부분은 상대적으로 적은데 그 이유는 이 책에서도 "의사로서 우리는 갑상선기능저하증이 치료하기 가장 간단하고 가장 만족스러운 질병 중 하나라고 배운다."고 언급이 되어 있듯이 일단 진단만 되면 갑상선기능저하증은 갑상선호르몬 중 T4 단일제제를 투여하면 쉽게 갑상선기능을 정상화할 수 있다는 연구 결과 때문입니다. 하지만 실제로 진료실에서 환자를 치료하다 보면 분명히 갑상선기능검사는 정상임에도 불구하고 상당히 많은 환자들이 갑상선기능저하증의 증상이 계속됨을 호소합니다.

이 책에서 비안코 교수는 지금까지의 일반적인 교과서나 논문과는 달리 갑상선기능저하증의 치료에 초점을 두었고, 특히 T3의 역할을 재조명하였습니다. 비안코 교수는 T3의 역할에 대한 각종 연구 결과를 종합하였고, 갑상선기능저하증에서 T4 단일제제의 투여만으로는 실제 정상 갑상선에서 이루어지는 생리현상을 완벽히 재현할 수 없다는 것을 보여주며 T4/T3 병합요법의 장점을 기술하고 있습니다.

실제로 진료실에서 T4 치료만으로 충분하다는 교과서의 기술과는 달리 T4 제제에 T3 제제를 병합하여 투여하면 많은 환자에서 갑상선기능검사 여부와는 무관하게 피곤함, 무력감, 추위를 잘 타는 증상들이 호전되는 것을 볼 수 있으며 최근 대한 갑상선 학회와 미국 갑상선 학회에서는 T4/T3 병합요법에 대한 연구 및 심포지엄이 활발히 이뤄지고 있어 갑상선기능저하증의 치료에서 일부 환자의 경우 T4/T3 병합요법의 필요성이 점점 강조되고 있습니다.

이시훈, 김세민 교수는 비안코 교수의 저서를 이해하기 쉬우면서도 완벽한 우리말로 옮겼습니다. 이는 그동안의 두 역자의 풍부한 임상경험과 연구경험이 있었기에 가능하였고, 일반적으로 전문서적의 번역본에서 우리가 느꼈던 아쉬움을 완전히 극복한 훌륭한 한국판 책이라고 할 만합니다.

앞으로 이 책이 진료실에서 널리 읽혀 임상의사에게는 환자의 치료에 도움이 될 뿐 아니라 의학, 특히 내분비대사학을 새롭게 시작하는 젊은 의사와 연구자들에게는 기존의 지식을 무조건 받아들이는 것이 아니라 과학적으로, 논리적으로 접근하는 자세를 배우는 책이 되었으면 합니다.

다시 한번 이 책의 발간을 축하하며 집필과 번역에 수고하신 세 분 교수님께 감사드립니다.

2024. 6. 26.

전 대한갑상선학회 회장

서울대학교 의과대학 내과학교실 내분비대사내과 교수 박 도 준

추천사

안토니오 비안코 교수는 갑상선 전문가들에게는 긴 소개가 필요 없는 유명한 분이다. 특히 세포 내 갑상선호르몬 대사 균형과 관련하여 오랫동안 많은 연구를 해오셨고 최근 경미한 갑상선기능저하증의 치료와 관련된 회의적인 중론에 맞서며 소위 환자들의 미충족 수요 unmet needs 를 해결하기 위한 지속적인 연구의 필요성을 역설하고 있는 학자이다. 갑상선호르몬은 인체의 모든 세포 내에서 대사가 이루어지지만 현재 혈액 검사 등 상용화된 방법으로 이러한 세포 내 갑상선호르몬 균형 상태를 정확하게 측정해서 맞춤형 치료를 하는 것은 불가능하다. 합성 갑상선호르몬인 레보티록신의 도입 이후 저렴한 비용으로 대부분의 갑상선기능저하증이 큰 문제 없이 조절되고 있는 점은 감사한 일이지만 일부 환자에서 레보티록신 투여만으로 해결되지 않는 증상이 있다는 논란은 여전히 진행 중이고 역설적으로 현재 통용되는 치료법의 뛰어난 "가성비"가 최첨단의 진단 및 치료법 개발을 위한 동기를 유발하는 데 장애물로 작용하고 있기도 하다.

개인적으로 비안코 교수의 학술 강연을 듣고 갑상선질환의 역사적 측면과 고도의 심험실 연구 결과를 절묘하게 결합하여 흥미롭게 이야기를 진행하는 인문학적 소양에 큰 감명을 받았었기에 이번에 번역되어 소개되는 비안코 교수의 책이 무척 반갑게 여겨진다. 단지 학술 논문이 아닌 대중 교양서적의 성격을 갖는 책이라는 점에서, 또 한국과 미국의 의료 시스템이 상당 부분 큰 차이를 갖고 있다는 점에서 이 책에 대한 기대와 우려가 동시에 있는 것도 사실이다. 그러나 이미 시중에 근거가 불확실한 건강 정보가 즐비한 상항에서 비안코 교수라는 저자명만으로도 큰 신뢰를 갖게 만든다. 갑상선질환에 관심이 있는 연구자나 일반 독자들이라면 이 책을 통해 성급한 결론보다는 갑상선기능저하증이라는 오래된 질병의 보다 나은 해결을 위한 진지한 고민과 연구의 필요성을 다시금 생각하는 –이 책의 원 제목인 "Rethinking Hypothyroidism"처럼– 계기가 될 것이다. 실제로 갑상선질환을 진료하는 치료자의 입장이라면 환자와의 심도 있는 커뮤니케이션을 위해서도 이 책의 일독이 큰 도움이 될 것으로 기대된다.

특히 내분비내과 의사인 이시훈 교수와 김세민 교수 두 분께서 연구와 진료로 바쁜 와중에도 직접 번역에 힘써주시어 어려운 내용이 보다 정확하고 쉬운 우리말로 옮겨질 수 있었다는 점이 무엇보다 환영할 만한 일이다. 두 분 교수님께 독자의 한 사람으로서 깊은 감사를 드린다.

연세의대 내분비대사내과 교수
신 동 엽

서론

갑상선기능저하증 치료 이야기는 각종 해결책을 제시하지만 늘 그 뒤엔 미스테리가 뒤따른다. 갑상선기능저하증 치료를 받은 많은 사람들이 끝내 그토록 형편없는 결과를 얻는 이유는 무엇일까? 100년 동안 이어진 의학적 승리는 어떻게 갈등과 탈진 투성이의 손상된 승리로 변했는가? 왜 의사들은 치료가 실패했다고 주장하며 수백만 명의 환자를 일축하고 있는가? 그리고 왜 환자들은 수십 년 동안 신뢰할 수 있었고 검증된 과학을 갑자기 의심하게 되었을까? 갑상선기능저하증의 증례는 어떻게 "해결"에서 "미결"로 역전되었는가? 가장 중요한 것은, 계속 고통받는 이 환자들이 무엇을 할 수 있는가라는 것이다. 이 책은 바로 그 이야기를 하려고 한다.

* * *

우리의 이야기는 갑상선 자체로부터 시작된다. 우리 몸에는 몇 개의 선腺이 있고, 갑상선도 그 중 하나이다. 선들은 일반적으로 혈류로 방출되는, 호르몬이라고 알려진 물질을 생성함으로써 기능을 한다. 이 호르몬은 혈액을 통해 이동하고 먼 기관에 도달하여 혈당, 염분 농도 및 혈압과 같은 다양한 기능을 조절할 수 있다.

16세기 초 레오나르도 다빈치가 처음으로 기관의 하나로 스케치하고 1656년 영국 의사 토마스 와튼이 명명한 갑상선은 목, 셔츠 칼라 앞 바로 위에 위치한 작은 선이다. 나비 모양이고, 무게가 30g도 채 되지 않으며, 확대하지 않으면 쉽게 식별할 수도 없다.

갑상선은 일반적으로 식사와 함께 섭취하는 요오드를 흡수하고 농축하여 갑상선 호르몬을 만드는 데 사용한다. 이 선은 또한 신체 기능을 조절하기 위해 낮과 밤 내내 소량의 호르몬을 혈중으로 방출한다. 게다가 요오드 섭취량이 감소하는 경우를 대비해 몇 달 동안 정상적인 분비를 유지할 수 있는, 미리 만들어진 호르몬을 대량으로 저장한다.

갑상선 호르몬은 신체의 거의 모든 기관에 영향을 미쳐 전반적인 신진대사, 즉 식욕과 칼로리 소모의 속도를 가속화한다. 이 호르몬은 기억뿐만 아니라 행동하고 생각하는 방식에도 영향을 미친다. 적절한 양의 갑상선 호르몬이 없으면 여성은 임신하지 못하고, 어린이는 성장이 지연되거나 전혀 성장하지 못한다. 갑상선 기능이 저하되면 어린이는 지능지수가 낮아지고 기타 신경학적 문제를 가지게 되며, 성인은 갑상선기능저하증이라는 질병이 발병하게 된다. 갑상선기능저하증 환자는 피로감과 나른함을 경험하고, 정상보다 잠을 더 많이 자며, 피부와 머리카락에 문제가 생기고, 체중이 증가하게 된다.

일반적으로 의사들은 갑상선기능저하증을 진단하는 데 상당히 능숙하다. 이 질병은 미국인 100명 중 약 5명, 전 세계적으로 수억 명에게 영향을 미친다. 일반적으로 갑상선기능저하증 환자는 혈중 내 갑상선 호르몬 수치가 낮기 때문에 이러한 호르몬 수치를 일반적인 수치로 되돌리는 것을 목표로 하는데 치료는 매일 경구로 복용하는 갑상선 호르몬 보충으로 이루어지며, 이는 본질적으로 체내 생산을 보완하거나 완전히 대체하기도 한다. 갑상선기능저하증은 매우 흔하기 때문에 우리는 갑상선 호르몬 보충제, 예를 들면 갑상선기능저하증 치료를 위해 자주 처방되는 인기 브랜드 중 하나인 레보티록신, 일명 신지로이드를 복용하는 사람을 본 적이 있을 것이다.

갑상선 호르몬으로 치료받은 대부분의 갑상선기능저하증 환자는 상당히 잘 호전되어 권고되는 대로 6~12개월에 한 번씩 의사를 만나지만, 갑상선기능저하증 치료를 받는 환자의 일부(미국에서는 150만~300만 명)는 정상적인 삶과는 거리가 멀다. 혈액 검사 결과 치료가 목표에 도달했음에도 불구하고 이 환자들은 '잔류 증상'을 경험하는데, 그들은 소위 "뇌 흐림", 즉 정신적 혼란, 결정 장애, 기억력 저하 등을 호소하게 된다. 그들은 또한 피로와 체중 관리의 어려움으로 고통받는다.

불행하게도 의사들이 이러한 '잔류 증상'을 인식하고 치료하는 데에는 시간이 많이 걸렸다. 대부분의 환자들이 잘 지내는 것과는 대조적으로, 진정으로 고통받고 있는 소수의 목소리가 있다. 소셜 미디어 플랫폼의 발전으로 증상이 남아 있는 환자들 간의 네트워킹이 가속화되었다. 다수의 소셜 미디어 플랫폼에는 수십 개의 환우회가 존재하며, 이곳에서 환자들은 의사에 대한 질문, 좌절, 분노를 표명하고 있다.

환자들의 주요 논쟁점은 다음과 같다.

- 갑상선기능저하증 치료에 표준 갑상선 호르몬을 얼마나 사용해야 하는가?
- 표준 요법에 더 강력한 또 다른 갑상선 호르몬을 추가하는 것이 가능한가?
- 동물의 갑상선에서 산업적으로 제조하여 분말로 만든 갑상선 추출물로 만든 "천연 치료제"를 사용해도 되는가?

증상이 있는 환자와 담당 의사는 이러한 주제에 대해 매우 다른 관점을 가지고 있다. 당연히 환자와 의사 사이에 형성된 괴리는 이를 해결하기 위해 생긴 개인이나 단체에 의해 점점 더 메워지고 있지만 많은 경우 의사와 환자의 입장 차이를 강조하는 대체 치료법, 비타민, 다이어트 및 기타 제품을 통한 이익창출로 이어지고 있다.

* * *

나는 갑상선 분야의 과학자였고 40년 동안 갑상선 질환 환자를 보아 왔으며, 갑상선 호르몬이 신체 기능을 조절하는 메커니즘을 연구하기 위해 국립보건원[NIH]에서 연구비를 지원받는 실험실을 운영하고 있다. 또한 표준 치료를 받고 모든 갑상선 검사가 정상적이었음에도 불구하고 정상적인 생활로 돌아갈 수 없는, 불행한 일부의 갑상선기능저하증 환자도 많이 보고 있다. 하지만 2010년대 초반까지 나는 이 문제의 심각성을 의식하지 못했다. 이러한 환자들을 더 많이 알게 되면서 나는 그러한 환자들이 적지 않다는 것을 깨달았다.

그들이 나에게 미친 영향으로 인해 나는 연구의 초점을 그들이 왜 고통을 겪고 있는지, 그리고 더 중요하게는 이 문제를 어떻게 해결할 수 있는지를 이해하는 것으로 다시 맞추게 되었다. 지난 10년 동안 나는 문제를 확인하고 갑상선 호르몬 보충을 받은 일부 갑상선기능저하증 환자에게 잔류 증상이 나타날 수 있는 이유를 확인하는 데 도움이 된 몇몇 연구를 발표했다. 또한 내 연구는 잔류 증상이 어떻게 발생하는지에 대해 규명하였고, 전 세계의 다른 과학자들과 힘을 합쳐 여러 제약회사에 컨설팅하여 갑상선기능저하증에 대한 새로운 형태의 치료법 개발을 도왔다. 나의 목표는 모든 갑상선기능저하증 환자의 삶의 질을 향상시키는 것이다.

* * *

지난 세기 동안 과학자들이 갑상선에 대해 알아낸 사실은 매우 흥미로우며 그들의 노력은 생리학과 의학 부문에서 두 차례의 노벨상을 수상하게 했다. 스위스의 외과의사 테오도어 코허는 갑상선의 생리학, 병리학, 수술에 관한 연구로 1909년에 노벨상을 받았고, 1977년에는 두 명의 신경과학자인 프랑스계 미국인 로제 기유맹과 리투아니아계 미국인 앤드류 샐리가 뇌가 갑상선 기능을 어떻게 조절하는지 발견한 공로로 노벨상을 공동으로 수상하게 되었다.

우리의 이야기는 풍토성 갑상선종(갑상선의 비대)과 크레틴병(선천성 또는 신생아 갑상선기능저하증으로 인한 돌이킬 수 없는 발달 지연)이 흔했고 과학자들이 이 둘 사이의 가능한 연관성을 연구하던 19세기 초로 올라간다. 나중에 갑상선을 연구하는 사람들은 건강한 갑상선이 신체의 모든 측면에 영향을 미치는 호르몬을 분비한다는 사실을 깨닫게 되었다. 따라서 갑상선기능저하증은 갑상선이 작동하지 않거나 수술로 제거될 때마다 발생하며 결과적으로 혈액 내 이러한 호르몬 수치가 정상 범위 아래로 떨어지고, 낮은 수치의 갑상선 호르몬은 갑상선기능저하증과 관련된 잘 알려진 증상의 원인인 것이다.

이러한 증상을 되돌리기 위해 초기에는 환자들에게 양, 소, 돼지에서 얻은 갑상선 추출물로 치료했다. 이 접근법은 1890년대에 개발되어 20세기 대부분까지 지속되었다. 이 추출물에는 갑상선기능저하증 환자가 스스로 생산할 수 없는 호르몬 혼합물(나중에 T4 및 T3로 알려짐)이 포함되어 있으며, 그 각각은 4개 또는 3개의 요오드 원자가 결합해 있다.

오늘날의 갑상선기능저하증에 대한 전통적인 치료법 역시 이러한 호르몬의 혈중 수치를 정상화하는 것을 목표로 한다. 그러나 이는 실험실에서 생성되어 정확한 용량으로 투여되는 중요한 호르몬 중 하나인 T4만을 사용하여 수행된다. T4와 T3의 혼합을 T4만으로 대체하는 이유는 무엇일까? 우리 몸은 복용한 후 혈류로 흡수된 T4를 갑상선기능저하증의 증상을 해결하는 주요 활성 호르몬인 T3로 변환한다.

완전히 치료된 갑상선기능저하증 환자의 불만이 나타난 것은 치료의 표준이 T4만을 사용한 치료가 된 후였다. 갑상선기능저하증 치료 접근법에 이러한 변화가 일어났을 때 많은 환자들이 T4 치료로 전환하면서 불만을 토로하기 시작했다. 1960년대와 1970년대에 환자를 치료하던 의사들의 인터뷰에 따르면, T4를 투여한 환자 중 약 1/4이 갑상선 추출물로 복귀를 요청했거나 전혀 T4 치료로 전환하지 않았다. 그럼에도 불구하고 T4 치료의 전환은 조금도 줄어들지 않고 진행되었으며 오늘날 T4는 전 세계적으로 연간 수십억 불의 매출을 올리는 미국 최고의 처방 의약품 중 하나가 되었다.

돌이켜보면 왜 우리 대부분은 이러한 조기 경고를 무시하고 T4의 효과에 의문을 제기하지 않은 채 환자들의 불만을 쉽게 무시했는지 의아하지 않을 수 없다. 어떻게 이런 일이 일어났는지는 흥미진진한 드라마의 모든 요소를 갖추고 있고, 지난 200년 동안 발달해 온 매우 흥미로운 이야기이다. 이는 주로 여성에게 발생하여 정상적인 생활을 하지 못하게 만드는 질병, 효능을 문제삼아 수익성이 좋은 합성 분자를 선호하며 비난받고 버려졌던 효과적인 저기술 치료법(갑상선 추출물), 새로운 치료법을 뒷받침하고 의학적 견해를 뒤흔든 최고 수준의 의학 연구 및 발견, 환자의 의견을 경청하지 않는 문화, 그리고 물론 자금 및 제약회사의 영향력과 관련이 있다.

이것은 갑상선기능저하증에 관한 이야기, 바로 이 책의 이야기이다.

목차

제4부
환자

제5부
치료

제1부

위기

제1장
치료와 논쟁

친애하는 비안코 박사님,

저는 갑상선에 이상이 생겼을 때 이를 눈치챌 만큼 제 몸을 잘 알고 있습니다. 이번 학기 내내 몸이 좋지 않다는 느낌이 들었지요. 가을에 대학 수업이 시작되기 전에 몸이 회복되어야 할 텐데요. 저는 일을 하루도 거르지 않는 타입입니다. 저는 이 위기의 시작이 의사 선생님이 저에게 갑상선 추출물을 중단하고 T3를 투여하지 않은 결과라고 믿고 있습니다. 그는 방금 저에게 T4를 주었지요. 똑바로 걸을 수도 없고 계속 어지러움을 느낍니다. 시력이 흐려지고 현기증이 나는 것 같은 느낌이 듭니다. 저는 오래된 불면증이 있고 극도로 안절부절 못합니다. 도무지 집중할 수가 없고, 무엇보다도 불편한 것은 독서에 집중할 수 없다는 점입니다. 제 갑상선 문제는 제가 복용하던 갑상선 추출물 브랜드가 시장에서 사라졌을 때 시작되었어요. 그 이후로 저는 체중이 13kg 증가했습니다. 저는 왜 이 모든 새로운 약들이 갑상선 추출물의 역할을 대체할 수 없는지 도무지 이해할 수 없어요. 저는 갑상선 추출물이 여러 차례 시장에서 퇴출되었던 것을 기억합니다. 그 약을 다시 복용할 때마다 건강해진 느낌이 들고 20세의 에너지와 기민함을 갖게 됩니다. T4와 T3 둘 다 주실 수 있으실까요?

2011년 여름, 이와 같은 여러 이메일이 내 메일함에 쏟아져 들어왔다. 마이애미대학교에 있는 내 진료실은 갑상선기능저하증 환자들로 가득 차 있었다. 그들은 자신의 상태에 대해 잘 알고 있었는데, 갑상선 수술로 인해 그것이 발생할 수 있다는 것을 알고 있었지만 압도적 다수가 하시모토병을 앓고 있었다. 이는 신체가 항체를 생성하고 염증세포를 활성화하여 갑상선을 파괴하는 자가면역 질환이다.

그 이메일들은 치료를 받았지만 치료에 만족하지 못하는 갑상선기능저하증 환자의 수가 증가하고 있다는 것을 시사했기 때문에 걱정이 되기 시작했다.

이것은 완전히 새로운 것은 아니었다. 이러한 경향은 갑상선 전문가들이 환자 치료 방식을 몇 가지 수정한 이후인 40여 년 전부터 시작된 것이다. 그들은 거의 동시에 이러한 변경을 도입했다. 변경은 논리적이고 좋은 의미를 갖고 있었기 때문에 그에 따른 환자들의 불만은 의사들의 의표를 찔렀다. 어쨌든 의사과학자들은 1890년대에 갑상선기능저하증에 대한 효과적인 치료법을 개발했고, 그 이후로 의사들은 이를 어김없이 활용해 왔다. 누구의 말을 들어도 도입된 변경은 상식적이었고 과학에 기초하였으며 좋은 치료법을 더욱 개선하기 위한 것이었다.

다른 만성 질환과 비교하여 갑상선기능저하증의 치료 전략은 약간 다르다. 예를 들면 환자가 심부전(심장이 충분한 혈액을 공급할 수 없는 상태)을 앓고 있는 경우, 우리는 먼저 심장에 영향을 미치는 것이 무엇인지 이해하고, 치료가 가능한 경우 적절한 내과 또는 외과 절차를 통해 문제를 해결하기 위하여 노력한다. 또한 우리는 심장 근육을 강화하거나 혈액이 박출되는 것에 대한 저항을 낮춰 혈액의 흐름을 더 쉽게 만드는 약물을 사용한다. 어느 쪽이든 목표는 심장을 치유하는 것이다.

갑상선기능저하증의 경우 우리는 갑상선 자체를 치료하지 않는다. 우리는 더 이상 작동하지 않거나 단순히 외과적으로 제거된 갑상선을 잊어버리는 대신 건강한 갑상선에 의해 일반적으로 혈중으로 분비되는 갑상선 호르몬을 신체에 공급하여 치료한다. 이것이 올바르게 수행되면 우리 몸은 차이를 인식하지 못하고 환자는 정상적인 생활로 돌아갈 수 있다.

치료하지 않으면 갑상선기능저하증은 심각한 삶의 질 저하, 정신적·육체적 나태, 변비, 식욕 부진, 쉰 목소리, 다리 경련, 추위에 대한 불내증, 체중 증가로 정상적인 생활을 하지 못하게 만들 수 있다. 치료를 받지 않은 환자의 경우 시간이 지나면서 탈모가 생기고, 넓어진 코, 부어오른 입술과 혀 · 눈꺼풀, 그리고 부서지는 손톱과 같은 외모의 변화도 나타날 수 있다. 피부는 창백하고 차가워지며 밀랍처럼 변하고 노랗게 변색될 수 있다. 다행히 갑상선 호르몬 보충이 이러한 증상을 해결할 수 있다. 따라서 일부 환자는 새로운 치료법에도 불구하고 갑상선기능저하증 증상을 경험하기 시작했을 때 당황했지만 의사가 문제를 해결할 수 있다고 확신했다. 의사들은 상황을 훤히 아는 것처럼 보였다. 그들은 갑상선이 어떻게 작동하는지 이해하고 수십 년 동안 갑상선기능저하증 환자를 치료해 왔다.

치료는 확실했고, 쉬운 문제였다. 예를 들면, 1960년대에 70년의 경험을 바탕으로 의사들은 적절하게 관리할 경우 갑상선 추출물(돼지의 갑상선을 분말로 만들어서 정제로 포장한 동물 갑상선의 생약 처방)을 이용한 치료가 독성 없이 자연적인 갑상선 분비 효과를 재현하는 것으로 여겨 왔다.

실제로 보스턴에 있는 하버드 의과대학 매사추세츠 종합병원 갑상선 분과의 최고 갑상선 의사인 제임스 민스, 레슬리 디그루트, 존 스탠베리 등은 1963년 저서 "갑상선과 그 질환"에서 다음과 같이 말했다. [합병증이 없는 환자에서] 갑상선기능저하증이 진단되었을 때 다음 논리적 단계는 갑상선[추출물]을 투여하는 것이다. 그러한 치료에 따른 결과는 즉각적이고 극적이다. 이는 과학적이면서도 실용적인 것이다."[1)]

물론 우리는 이제 대부분의 그러한 환자들이 과잉 치료를 받고 있다는 것을 알고 있고 이는 확실히 좋지 않다. 심장과 뼈에 미치는 장기적인 영향을 고려하면 아마도 시한폭탄일 수 있다. 그러나 위의 인용문은 당시의 대부분의 의사들의 생각을 파악하고 이해하는 데 도움이 된다.

1970년대에 새롭게 도입된 변화는 갑상선 자극 호르몬[TSH] 이라고 부르는 것의 혈중 수치에 따라 조정된 투여량으로 갑상선에서 분비되는 주요 호르몬인 T4의 합성 분자를 사용하여 치료할 것을 요구했다. TSH 혈중 농도를 측정하는 것은 갑상선기능저하증 진단을 위한 현재 최적의 표준이다.

TSH는 뇌와 연결된 뇌하수체에 의해 혈중으로 분비된다. 이 기관들은 함께 혈중의 갑상선 호르몬 수치를 지속적으로 측정하고 TSH분비를 조정하여 반응한다. TSH는 갑상선을 기능하도록 자극하는 호르몬이다. 따라서 갑상선 호르몬 수치가 낮을 때 TSH 수치가 높아지는 것이 타당하다. 증가한 TSH는 갑상선에 많은 갑상선 호르몬을 분비하도록 자극하여 수치를 정상으로 회복시킨다. T4 투여량을 조절하는 이 방법은 갑상선기능저하증 환자의 혈액에서 TSH 수치가 상승하고 치료 시 즉시 정상으로 돌아오기 때문에 타당했다.

1970년대와 1980년대 사이의 이러한 변화로 인해 점점 더 많은 갑상선기능저하증 환자가 잔류 증상을 호소하게 되었다. 그들은 새로운 접근법에 따라 갑상선기능저하증에 대해 적절하게 치료를 받았지만 일부 증상은 그대로 남아 있었다.

환자들은 1970년에 이미 담당 의사에게 불만을 제기했다.[2] 그러나 합성 T4에 대한 의료 기관의 열정은 높았으며 잔류 증상 문제를 명확히 하기 위한 실질적인 조치는 전혀 취해지지 않았다. 환자들의 불만을 기록하고 등록한 것은 불과 26년 후인 1996년이었다. 갑상선 관련 증상이 해결되지 않은 환자의 수가 증가하는 것에 놀란 임상 심리학자에 의해 촉구되어, 영국의 환자들은 잔류 증상에 대한 불만을 표현하는 수십 통의 편지를 썼다.[3] 그들은 잔류 증상에 대해 호소했을 뿐만 아니라 담당 의사에 대해서도 불평했다. 그들은 공감이 부족했고 대신 정신과 의사에게 의뢰된 것에 대해 불평했다. 25년이 지난 후에도 상황은 전혀 나아지지 않았다. 갑상선기능저하증 치료에 대한 불만은 이제 전 세계적인 현상이다. 2020년 봄에 내가 받은 이 환자의 메시지에서 분명히 나타난 것과 같이, 환자들은 계속해서 비슷한 감정을 공유하고 표현한다.

> 저는 15년 전에 갑상선기능저하증 진단을 받았습니다. 그 진단 이후, 선생님이 말씀하신 이유로 인해 제가 방문한 네 명의 일반의와 내분비 전문의가 제 말을 듣지 않고 저와 이야기하려고 하지 않았기 때문에 효과적이고 수용 가능한 치료법을 찾는 것이 어려웠습니다. 이미 확립

된 치료법이 있었습니다. 그대로 해주세요. 더 이야기하고 싶지도 않아요. 저는 이것저것 찾아 본 후 제가 가진 질문에 대해 논의하기 위해 만난 내분비전문의를 분명히 기억합니다. 그는 몸을 굽히고 제 무릎을 두드리며 "당신은 걱정이 지나치십니다."라고 말했습니다. 의사/환자 협력에 대해서는 더 이상 말할 필요도 없지요.

***

2016년에 미국 갑상선 학회는 워싱턴 DC에 있는 조지타운대학의 의사과학자인 재클린 욘클라스와 나에게 갑상선기능저하증에 관한 심포지엄을 조직하고 공동 의장을 맡아줄 것을 요청했다. 우리는 심포지엄을 여러 번 조직했지만 이번에는 혁신적으로 환자의 관점을 토론에 포함시키고 싶었다. 우리는 갑상선기능저하증에 대한 전문 지식을 갖춘 동료들에게 우리의 노력에 동참할 것을 요청하고 심포지엄에서 다양한 견해와 관점이 제시될 수 있도록 위원회를 구성했다. 프로그램에 대해 논의하기 위한 몇 번의 전화 회의 후 우리는 두 가지 아이디어를 채택하기로 결정했다.

위원회는 처음으로 갑상선기능저하증 환자의 관점을 수치화하는 갑상선기능저하증 환자를 위한 온라인 설문조사를 만들 예정이었다. 그 후에 이 데이터는 심포지엄 중에 발표될 수 있었다. 우리는 또한 환자들이 심포지엄에 참여하여 자신의 생각과 우려를 말하고 의사들과 공개적으로 토론할 수 있도록 초대하려고 했다.

의사들은 이에 익숙하지 않았다. "믿을 수 있는 환자만 초대할 수 있다"고 들었다. 그럼에도 불구하고 우리는 설문조사를 준비하고 환자들을 초대했다.

온라인 설문조사는 한 달 남짓 동안 진행되었다. 이 사실은 환자 단체들 사이에 공개되었지만 주요 언론 매체에는 공개되지 않았다. 그 결과는 전례가 없었다. 예상치 못한 결과였다.[4] 갑상선기능저하증이 있는 약 10,500명의 여성과 500명의 남성이 설문 조사를 완료했는데, 이는 갑상선기능저하증이 여성과 남성에 영향을 미치는 9:1 비율을 반영한 수치였다. 조사 결과는 환자들 사이에서 불만이 매우 크다는 것으로 나타났다.

0에서 10까지의 척도에서(10이 최대) 환자들은 치료에 대한 만족도에 대해 질문했을 때 5에서 6점 사이의 점수로 회신했다. 현재 의사에 대해 질문했을 때에도 5~6점의 점수를 준 것을 보고 우리는 놀랐다. 환자들은 의사를 여러 번, 일부는 최대 10번까지 바꿨다고 밝혔다.

갑상선 호르몬 보충으로 해결되지 않는다고 생각되는 관련 부분을 표시해 달라는 요청에도 대부분 '피로', '기억력', '체중 관리'를 언급했다. 삶의 혼란과 새로운 치료법의 필요성에 대해 질문했을 때 그들은 10점을 주었다. 두 명의 환자가 제공한 생생한 증언은 감정적이었고 온라인에서 수집된 정보를 반영했다.

* * *

뇌 흐림은 설문조사에서 언급된 잔류 증상 중 하나이며, T4의 증상이 있는 환자에게서 자주 듣는 증상이다. 이는 갑상선 의사가 일반적으로 증상을 고려하지 않는 불특정 질환이다. 우리 의사들은 그것이 무엇을 의미하는지조차 확신하지 못한다. 암 치료, 복강질환, 만성 피로 증후군, 코로나19, 루푸스 등 몇 가지 다른 질병 및 질환을 앓고 있는 환자들이 뇌 흐림을 호소한다. 그러나 T4 치료를 받은 환자들이 뇌 흐림이 있다고 말하는 것은 무엇을 의미하는가?

이 질문에 접근하기 위해 나는 브라질 상파울루에 있는 맥켄지 장로교 대학교의 과학자이자 인지 기능의 내분비 조절을 전문으로 하는 전 동료인 미리암 리베이로를 데려왔다. 우리는 설문조사를 작성하기로 결정했다. 이번에는 현재 치료 중이고 뇌 흐림 현상을 겪고 있는 갑상선기능저하증 환자를 대상으로 했다. 우리는 우리 그룹의 임상 연구원인 매트 에틀슨에게 설문조사를 주도해 달라고 요청했다. 그는 해당 분야의 전문가들과 협력하여 온라인 설문조사를 작성했다. 이 설문조사는 2020년 겨울 약 한 달 동안 진행되었다. 약 5,500개의 응답을 받았으며 환자들은 피로,

졸음, 정신적 혼란, 집중 곤란이라는 네 가지 주요 증상을 설명했다. 이러한 증상은 거의 하루 종일 나타났다.

나는 뇌 흐림과 피로가 연관될 수 있다고 생각하지 않았다. 연결이 직관적이지 않기 때문인데, 설명을 할 수는 있다. 일상 활동의 많은 것들은 주의가 필요하며, 합리적인 수준의 집중된 주의를 유지하려면 한 번에 하나씩 주의를 기울일 수 있도록 경쟁하는 자극이나 생각을 차단해야 한다. 다양한 자극에 대한 통제가 지속적으로 요구되면 집중된 주의력이 고갈되고 결과적으로 피로가 발생하는 것이다.

질문 중 하나에서 우리는 환자들에게 몸 상태가 좋아지기 위해 무엇을 했는지 물었다. 에틀슨과 함께 일하는 학부생인 아바 레인이 응답을 종합한 결과 약 절반이 휴식이나 운동과 같은 행동 수정, 좋은 식습관, 카페인 섭취 증가, 업무 관련 스트레스 감소(각각 5~10%)를 언급했다는 것을 알 수 있었다. 환자의 15%는 갑상선 호르몬의 투여량을 조절하는 것이 중요하다고 언급했으며, 10%는 T4보다 강력한 다른 갑상선 호르몬인 T3 또는 갑상선 추출물이 증상을 개선했다고 언급했다.

설문조사에는 참가자들이 중요하다고 생각하는 내용을 자유롭게 작성할 수 있는 란도 포함되어 있었고, 약 2,500명의 환자가 이를 작성했다. 그들의 언급은 입이 떡 벌어질 정도였다. 리베이로의 대학원생인 앨리스 바티스투쪼와 새뮤얼 바티스타 역시 맥켄지 장로교대학교의 과학자인 마리아 크리스티나 테이세이라와 함께 프랑스 국립 과학 연구 센터와 공동으로 개발한 텍스트 데이터 분석 소프트웨어를 사용하여 그들의 반응을 연구했다. 분석을 통해 네 가지 다른 사항에 초점을 맞춘 환자 그룹들이 확인되었다.

- 인지 문제(기억 문제 - 약 40%, 정신적 혼란 - 약 10%)
- 의사와 환자의 관계가 좋지 않음(약 20%)
- 평생 만성질환을 짊어져야 하는 부담(약 15%)
- 약물 조정(약 15%)

우리는 이러한 하위 범주에 대해 이제 막 알게 되었지만, 만약 의사가 자신의 환자를 이 네 가지 하위 범주 중 하나와 연결하여 환자의 우려 사항을 보다 집중적인 방식으로 해결할 수 있다면 놀라운 일이 될 것이다.

환자들이 뇌 흐림에 대한 그들의 정의에 대해 다음과 같이 말하는 것을 보는 것은 인상적이었다. "나를 멍청하고 무력하게 만든다", "올바른 단어를 찾는 능력을 방해한다", "피로의 장막이 온몸을 뒤덮는다", "깨어 있지만 꿈같이 몽롱하다", "심각한 피로와 진창 속을 걷고 있는 것 같은 느낌이 든다.", "뇌 속이 아무것도 없는 텅 빈 구름같다.", "뇌가 정지된 것 같다.", "지속적인 긴장과 피곤함, 피로와 불안, 소진 및 초조함의 느낌이다. '끊임없이 좀비처럼 느껴진다.', '흡연자가 아닌 경우 담배를 피우고 5분 동안 있는 상태, 이것이 그것을 설명하는 가장 좋은 방법이다.' 그들은 또한 뇌 흐림이 자신의 직업 생활에 얼마나 깊은 영향을 미쳤는지 언급했다.

* * *

환자들에 따르면, 1970년부터 의사들은 일률적 접근 방식을 사용하여 갑상선기능저하증을 치료해 왔다. TSH 수치를 정상화하는 복용량으로 T4 정제를 매일 처방하는 것이 전부다. 의사들은 정상적인 TSH 수치는 T4의 복용량이 적절하며 더 이상 수행해야 할 조치가 없음을 의미한다고 설명한다. 이는 다음 이메일에 설명되어 있다.

> 나는… "TSH가 중요합니다" 그리고 "우리는 증상에 관계없이 TSH가 정상범위에 들어갈 때까지만 신지로이드를 처방합니다"라고 말하는 주류 의사들에 의해 모든 곳에서 쫓겨났습니다. 다른 관점으로 나를 도와주실 수 있나요? 감사합니다.

이러한 접근법으로 인해 증상이 있는 환자들은 T4 용량을 조정할 때 TSH 수치를 확인하는 것이 완전히 잘못된 것이라고 불평하게 되었고 나는 많은 환자들로부터 그런 말을 들었다. "TSH 수치는 중요하지 않습니다. 내 몸은 내가 압니다"라는 어구가 유명해졌다. 이는 환자들에 의해 여러 번 사용되었으며, 안타깝게도 의사들 사이에서는 농담으로 사용되기도 했다. 심지어 잔류 증상에 대한 환자의 주장을 조롱하는 "풍자적인" 유튜브 동영상에도 등장한다.[5)]

일부 환자가 잔류 증상을 완화하는 한 가지 방법은 TSH 수치를 무시하고 스스로 T4 투여량을 늘리는 것이다. 실제로 T4로 과잉 치료를 받는 환자들을 수없이 본 적이 있다. 이들의 TSH 수치는 너무 낮았고 때로는 감지할 수 없는 정도였다. 이는 T4 의 투여량이 너무 높다는 것을 나타낸다. 종종 심장과 뼈에 위험한 결과(심방세동 및 골다공증의 위험 증가) 때문에 T4 복용량을 줄여야 한다고 설명하려 하면 환자들은 나를 멈추고 일률적인 접근 방식을 바로 나에게 던지곤 했다. "선생님은 TSH 수치에만 관심이 있을 뿐 우리가 실제로 어떻게 느끼는지에 대해서는 관심이 없습니다."라고 말이다.

다른 사람들은 T4 + T3 두 알약을 혼합한 병용 요법을 사용하여 증상을 완화한다. T3의 인기 브랜드 명은 사이토멜이다. 일부 환자들은 한 단계 더 나아가는데, 그들은 합성 형태의 갑상선 호르몬을 모두 버리고 대신 T4 와 T3를 모두 함유한 갑상선 추출물(여러 브랜드 이용 가능)을 찾는다. 내 경력 초기에 나는 이 환자들에게 T4 단독 요법을 위하여 병용 요법이나 갑상선 추출물을 포기하도록 설득하려고 노력했다. 내가 받은 수련과 내가 따랐던 임상 지침은 나의 전문적인 지침이 되었다. 이는 나에게 한 가지 사실을 알려주었다. 새로운 치료법인 T4가 치료의 표준이었으며 앞으로도 계속 그럴 것이라는 사실이었다. 실제로 T4 치료는 대부분의 환자에게 효과가 있었다.

나는 갑상선 추출물뿐 아니라 T4 + T3 병용 요법에 대해서도 회의적이었다. 나는 갑상선 추출물이 신뢰할 수 없다고 생각했으며 어떤 연구에서도 여러 유형의 병용 요법의 장기적인 안전성을 보여주지 못했다. 둘 다 T4 단독보다 우수하지 않았다. 솔직히 나는 모든 사실을 알지 못한 채 환자들에게 이런 말을 했었다. 나는 단지 내가 배운 것을 반복하고 있었다. 즉, 병용 요법에 회의적이었고 갑상선 추출물이 무엇인지에 대해 막연하게만 알고 있었을 뿐이다.

어떤 환자들은 고맙다고만 말하고 다시는 돌아오지 않았다. 다른 사람들은 "비안코 선생님, 난 선생님은 다르다고 생각했어요." 또는 "선생님은 TSH 마피아의 일부입니다." 또는 "이전 의사들과 이런 논의를 했고 T4 복용량을 줄이거나 [T3 또는 갑상선 추출물 복용을 중단하면], 몸이 좋지 않을 것이라는 것을 압니다." 또는 "나는 내 몸을 알고, 나에게 필요한 것이 무엇인지 알고 있습니다. 정상적인 TSH 수치이지만 T3 또는 갑상선 추출물 없이는 살 수 없습니다."와 같이 반응했다. 갑상선기능저하증 치료를 둘러싼 논란을 알기 전에는 이러한 불만을 일축하고 적절한 용량의 T4로 처방을 갱신하곤 했다. 나는 T3나 갑상선 추출물 처방을 갱신하지 않아서 많은 사람들이 좌절감을 느끼게 했던 것이다.

그러나 이 접근 방식은 환자들로부터 너무 많은 반발을 불러일으켰기 때문에 시간이 지나면서 나는 이 접근 방식을 다르게 다루기 시작했다. 나는 경청을 하면 이 환자들과 먼 길을 갈 수 있다는 것을 배웠다. 그래서 나는 듣고, 공감하고, 환자들에게 타협점을 제시하고 시간이 지남에 따라 T4 복용량을 줄이거나 T3 및 갑상선 추출물과 마찬가지로 완전히 중단하는 계획을 세우곤 했다.

나는 대부분의 전투에서 패했지만 그 과정에서 많은 환자들을 도왔다고 믿고 있다. 많은 경우에 T4의 복용량을 줄이고 TSH 수치를 정상으로 높일 수 있었지만, 내가 T3나 갑상선 추출물 복용을 중단하도록 성공적으로 납득시킨 환자는 단 한 명도 기억나지 않는다. 환자는 두 가지 약물 모두의 투여량을 왔다갔다했으며 결코 T4만 투여하지는 않았다. 내가 말했듯이, 많은 경우 환자들은 결코 돌아오지 않았다. 그들은 T3나 갑상선 추출물이 포함된 처방을 받기 위해 다른 의사를 만나러 간 것이다.

***

돌이켜보면 둔감해 보이는 갑상선기능저하증 증상이 있는 환자에 대한 나의 접근 방식은 독특하지 않았다. 많은 의사들이 전국적으로 비슷한 접근 방식을 사용했으며, 물론 이런저런 음모론이 나타나기도 했다. 대부분의 환자들은 병용 요법이나 갑상선 추출물로 인해 몸 상태가 좋아진다면 왜 우리가 그것들을 처방하려고 하지 않았는지 이해하지 못했고 여전히 이해하기 어려워한다.

일부 환우회는 의사들이 제약회사의 영향을 받아 T4만 처방했다고 주장했다. 인터넷에서 빠르게 검색하면 T4에 대한 음모론을 가리키는 일련의 기사, 블로그 및 채팅방이 식별된다. 다음은 온라인에서 찾을 수 있는 것의 일례이다.

> 우리는 모든 갑상선기능저하증 환자가 현재 T4를 복용하고 있거나 복용해야 한다고 가정하여 제약사와 의료 전문가 간의 파트너십을 암묵적으로 구축하는 지침을 경계합니다. 한 가지 약만 처방하기 위한 대중 설득은 시장을 조작하고 선택의 폭과 다양성에 대한 인식을 제한했습니다. 이 시스템은 모든 갑상선 치료에 대한 T4 단독 요법의 지배력을 부당하게 확립하고 확고히 했습니다.[6)]

의사의 도움을 받지 못했다고 느낀 환자들은 그들이 그나마 할 수 있는 작은 것을 했다. 그것은 환우회를 중심으로 네트워크를 조직하는 것이었다. 상상할 수 있듯이 소셜 미디어는 이러한 환자들 간의 네트워킹을 가속화했고 그들은 환자들의 목소리를 연결하고 강화해 왔다. 오늘날에는 갑상선기능저하증과 T4 치료 중 잔류 증상이라는 주제를 중심으로 조직된 수십만 명의 회원으로 구성된 수십 개의 환우회가 있다. 주요 아이디어는 경험과 정보를 교환하는 것이며 이는 매우 칭찬할 만한 목표이다.

미국과 전 세계적으로 몇몇 환자 중심의 최고 수준의 조직이 갑상선 질환 환자를 지원한다. 영국 갑상선 재단은 환자를 대신하여 옹호하는,

갑상선기능저하증에 대한 특별한 노력을 기울이는 경이로운 그룹의 예인데, 이들은 환자 경험을 바탕으로 지원을 제공하기 위해 전화 연락, 지역 그룹, 페이스북 그룹의 네트워크를 구축한 자원봉사자 그룹이다. T3 처방에 대한 그들의 연구는 그들의 강점을 보여준다. 이 책 전체에서 볼 수 있듯이 불만이 있는 많은 갑상선기능저하증 환자들은 병용 요법(T4 + T3)으로 인해 몸 상태가 좋아진다고 보고한다. 그러나 지난 몇 년 동안 영국의 많은 환자들은 T3 처방을 받는 것이 어려워졌다는 사실을 알게 되었다. 영국의 의학은 고도로 사회화되어 있으며, 지역 보건 예산은 임상 위탁 그룹에 의해 통제된다. 이 그룹들은 일반적으로 갑상선기능저하증 치료에 대해 매우 엄격한 노선을 채택했으며, 이는 수년 동안 T3로 안정을 유지해 온 환자(대다수의 환자가 갑작스럽게 처방을 철회한 것으로 보임)와 T4로는 몸 상태가 좋지 않으며 병용 요법을 시도하면 도움이 될 수 있는 환자 모두에게 영향을 미쳤다.

결과적으로 나는 웨일스 카디프의 의사과학자인 동료 피터 테일러로부터 T3를 계속 복용하려면 영국의 환자는 약물뿐 아니라 이를 처방하고 후속 조치를 제공하는 데 동의하는 내분비의사 비용도 본인 부담으로 지불해야 한다는 사실을 알게 되었다. 영국에서 T3 추정 가격은 환자 당 연간 약 360만 원이다! 그러나 영국 갑상선 재단과 노퍽 및 웨이브니 지역의 환자 단체의 노력 덕분에 지역 위원회는 프로토콜이 더 널리 채택되기를 바라며 갑상선기능저하증 환자에 대한 T3 처방을 합리화하는 "T3 의뢰 경로"를 만들었다.

* * *

불행하게도 일부 그룹 조직자들은 조언 서적을 판매하거나, 건강 보조 식품을 팔거나, 모호한 인증을 제공하는 것 등의 숨은 동기를 가지고, 또는 자신의 주장을 뒷받침할 증거나 과학적 근거 없이 토론에 참여했다. 소셜 미디어를 통한 이들 그룹의 영향력은 엄청났다. 당연히 그들은 의사들을 비판하면서 이 모든 일을 했다. 이 그룹들은 갑상선기능저하증 환자와 의사 사이의 기존 틈새 시장을 점유하고 있다. 따라서 둘 사이의 거리가 멀수록 자신의 주장을 행사하는 데 있어 승리할 확률이 높아진다.

이 적개심은 많은 의사들을 짜증나게 했고, 그들은 증상이 있는 환자들에게 다가가는 것이 의사들을 비판하는 집단에 "굴복"하는 것이라고 부당하게 결론을 내렸다. 나는 이 상황을 동료들과 논의하려고 여러 번 노력했으나 대부분은 바로 이러한 조직 문화 때문에 T4를 투여하지만 잔류 증상이 있는 환자와 관련된 모든 것을 무시하기로 결정했다.

그렇지 않으면 잔류 증상으로 고통받는 환자를 치료할 때 내재된 것이라고 잘못 믿고 있는 의사들에게 기인한 파괴적이고 부정적인 영향을 다루는 것이 너무 실망스러울 수 있다. 한번은 동료들과 만나고 있을 때 갑상선기능저하증 환자들에게 다가가 상호 유익한 관계를 구축하자고 제안했다. 그들은 서로를 바라보더니 몇 초 후에 웃었다.

이러한 상황은 수년간 지속되었다. 의사 지도부와 전문 학회들의 관심 부족은 나에게 놀라운 것으로 다가온다. 그들은 어떤 비판이든 근거가 없고 대응할 가치가 없다고 딱 잘라 일축했다. 일부 갑상선기능저하증 환자가 여전히 증상을 보인다는 사실을 인정하는 것은 의사가 무감각하고 제약회사에 의해 조종당한다고 비난하는 사람들, 즉 문제로부터 이익을 얻는 개인들에게 신빙성을 주는 것으로 보인다.

그레이브스병(갑상선 기능 항진증의 한 형태) 환자, 갑상선암 환자 등 다른 갑상선 질환 환자 그룹을 중심으로 전문 협회가 잘 조직되어 있다는 점을 고려하면 이러한 엄격한 입장은 실제로 예상치 못한 일이었다. 실제로 이 경우는 매우 잘 조직되어 있어 이들 그룹이 갑상선 학회와 협력하여 연구용으로 할당된 기금을 위해 캠페인을 벌이는 경우가 많다.

이러한 성공적인 모델을 사용하여 우리는 갑상선기능저하증 환자로 구성된 심각한 환우회와의 가교를 만들 수 있었다. 이는 환자에게 우리가 문제를 듣고 이해하려고 노력하기를 원한다는 신호를 보냈을 것이다. 의사소통 채널을 구축하고 행동 계획을 개발 및 실행하기 위해 환자 리더를 포함시킬 수도 있었다.

내가 아는 한, 갑상선기능저하증 환자에게는 이와 같은 방법이 시도된 적이 없다. 미국에서는 갑상선기능저하증 환자 그룹에 직접 접근하려는 일관된 시도가 없었다. 우리는 이러한 틈을 메울 기회를 계속해서 놓쳤던 것이다. 그래서 의사와 환자는 수십 년 동안 계속해서 멀어져 왔다. 아이러니한 점은 갑상선기능저하증이 지금까지 제약회사에서 의사, 과학자, 전문 학회에 가장 많은 지원이 가게하고 있음에도 불구하고 우리는 영향을 받는 환자들과 생산적인 관계를 육성하지 못하고 있다는 점이다.

* * *

마이애미대학교의 갑상선 진료실은 월요일 아침에 열렸다. 이것은 내 한 주의 가장 중요한 순간 중 하나였다. 직원들은 훌륭했고 항상 쾌활했으며 도움이 되었다. 나는 이 진료가 스페인어를 구사하는 환자들과 대화할 수 있는 기회였기 때문에 그것을 좋아했다. 진료실은 항상 분주했지만 나는 시간을 내어 모든 사람과 그들의 가족, 모국, 직장, 음식, 갑상선에 대해 이야기를 나누었다.

내 환자 중 약 4분의 1은 쿠바 출신이었다. 놀랍게도 많은 수가 고작 몇 달 전에 도착한 이들이었다. 일부 환자들은 쿠바에서 검사 결과나 처방전이 담긴 손으로 쓴 메모를 포장지에 담아 가져왔고, 때로는 작은 종이 봉지에 알약도 가져왔다. 그들은 좋은 사람들이었고 우리는 많이 웃었다. 보스턴에서 10년 동안 근무한 후, 나는 내 조국인 브라질을 생각나게 하는 친숙한 얼굴과 문화를 맞이했었다.

처음에는 언어 장벽이 어려웠다는 점을 인정한다. 포르투갈어와 스페인어는 문법적으로 유사하지만 소리가 매우 다르며 브라질 사람은 정기적으로 스페인어를 제2 외국어로 배우지 않는다. 그럼에도 불구하고 나는 그 언어에도 익숙했다. 나는 1980년대에 피노체트 정권에서 탈출해 내가 졸업한 상파울루의 산타 카사 의과대학에서 생리학교실을 이끌었던, 칠레 출신인 카를로스 로베르토 더글라스와 함께 의과대학에서 수년간 배우고 일한 터라 스페인어에 어느 정도 익숙해졌다.

마이애미에서 나는 스페인어를 오랜만에 다시 사용했다. 진료실에서 상황이 복잡해지면 나는 항상 간호조무사 중 한 명에게 도움을 요청할 수 있었는데, 그 중 다수가 원어민이었기 때문이다. 진료실에는 어려운 상황에 대해 바로 그 자리에서 논의하고 계획을 세울 수 있는 다양한 전문 분야의 동료들이 있었다. 주위에 외과의사가 있어 대부분 갑상선암을 앓고 있는 내 환자의 치료가 더 쉬워졌다. 대부분 갑상선암의 경우는 거의 항상 갑상선기능저하증으로 이어지는 갑상선 수술이 필요하다. 하시모토병으로 인해 갑상선기능저하증이 발생한 환자도 많았다. 나는 내 경력 전반에 걸쳐 수천 명의 갑상선 질환 환자를 보았다. 앞으로 설명하겠지만, 특히 갑상선기능저하증은 몇 주 간격으로 매우 유사한 이야기가 있었던 두 명의 환자를 진료한 후 이 진료실에서 처음으로 내 관심을 끌었다.

일반적으로 갑상선기능저하증 환자에 대한 나의 일상 검진은 충분히 간단했다. 환자들은 검진 중 선별 혈액 검사에서 TSH 수치가 상승한 것으로 나타났기 때문에 다른 의사의 추천으로 내 진료실을 자주 방문했다. 사실 이것이 모든 곳에서 대부분의 갑상선기능저하증 사례가 진단되는 방식인데, TSH의 정상 기준 범위는 밀리리터 당 0.45~4.5마이크로유닛(μU/ml)이지만, 10μU/ml보다 높은 TSH 수치는 갑상선기능저하증을 강력하게 시사한다. 5~10μU/ml 사이의 값은 갑상선 문제를 나타낼 수 있지만 추가적인 고려가 필요하다. 또한 수술을 통해 갑상선의 대부분을 제거한 후나 방사성 요오드 치료를 받은 후 갑상선기능저하증 진단이 예상되는 경우도 있다. 수술의 경우, 비정상적인 TSH 수치가 검출되기 전이라도 퇴원 즉시 치료를 시작할 수 있다.

징후와 증상은 갑상선기능저하증 진단에 도움이 되지만 그러한 혈액 검사 없이는 진단을 내릴 수 없다. 갑상선기능저하증에 대해 잘 모르는 사람들의 권유로 많은 환자들이 갑상선기능저하증을 자가 진단하기 위해 아침에 가장 먼저 기초 체온을 측정한다. 낮은 체온은 명백한 갑상선기능저하증(명시적인 갑상선기능저하증이라고도 함) 사례의 징후일 수 있지만, 이 접근법은 충실한 진단 도구로 사용하는 데 필요한 감도와 특이성이 부족하다. 하나의 집중적인 연구 분야는 TSH와 관련되거나 TSH를 대체할 수 있는 혈액 표지자를 찾는 것인데, 이러한 분자들을 일컫는 바이오마커는 종종 갑상선기능저하증을 탐지하기 위한 대안으로 생각되지만 현재로서는 연구 수준 이상에서 사용할 수 있을 만큼 충분히 개발되지는 않은 상태이다.

그래서 병원에서 그 환자들을 보았을 때, 나의 접근 방식은 새로운 TSH 측정값과 갑상선 호르몬 수치(정상 이하로 감소될 수 있음)를 구하여 검진에서 혈액 TSH의 상승을 확인하는 것이었다. 갑상선기능저하증 환자에서 나타나는 TSH 혈중 농도의 상승은 갑상선이 더 많은 호르몬을 분비하도록 자극하려는 것이라는 점을 기억할 필요가 있다. 그러나 이 환자들은 갑상선이 없거나 갑상선이 제대로 기능하지 않아 TSH 자극에 반응하지 못한다.

따라서 나는 T4 정제를 사용하여 부족한 갑상선 호르몬 수치를 보충하는 표준 치료법을 TSH 수치를 정상 기준 범위로 되돌릴 수 있는 투여량으로 처방하곤 했다. 나는 몇 달 후에 TSH 수치가 정상화되었는지 확인하고 "의뢰해 주셔서 감사합니다"라는 편지와 함께 환자를 주치의에게 돌려보곤 했다. 가장 존경받는 모델들에 따르면, 그러한 과정은 아주 평범했고, 이는 현대 의학이 제공한 성공적인 치료의 한 예였으며, 100년 넘게 알려져 있고 치료된 질병을 다루고 있다.

다른 환자들은 임신에 어려움을 겪고 TSH 수치가 의심스러운 여성이거나, 임신 중 치료를 감독하기 위해 갑상선전문의가 필요한 갑상선기능저하증이 있는 임산부였기 때문에 나에게 의뢰되었다. 갑상선 호르몬은 출산 능력과 건강한 임신에 있어 중요하다. 임신 중에 태반은 T4와 T3의 대사를 촉진하여 태아가 받는 산모의 갑상선 호르몬의 양을 최소화한다. 이에 대한 반응으로, 건강한 갑상선을 가진 여성은 단순히 갑상선 호르몬의 분비를 가속화할 뿐이고 많은 경우 임신 중에 눈에 띄는 갑상선종이 발생하며 출산 후에는 정상으로 돌아온다. 그러나 갑상선기능저하증이 있는 사람에게는 갑상선이 제대로 기능하지 않거나 제거되었기 때문에 이러한 가능성은 적다. 따라서 새로운 임신 사실을 알게 된 즉시 의사는 갑상선기능저하증이 있는 여성에게 갑상선 호르몬의 태반 파괴 가속화에 대응하기 위해 T4 용량을 약 30%(주당 1~2알 추가) 증가시키도록 지시한다. 그렇게 하지 않으면 발달 중인 태아가 낮은 갑상선 호르몬 수치에 노출되어 IQ가 낮은 어린이와 같은 재앙적인 결과를 초래할 수 있다.

* * *

그러나 어떤 때에는 갑상선기능저하증 환자가 T4 치료와 정상 TSH 수치에도 불구하고 계속해서 갑상선기능저하증 증상을 경험했기 때문에 내 진료실을 찾기도 했다. 이 경우, 나는 그들의 진단을 확인하고 T4의 용량이 그들에게 적합한지 확인하곤 했다. 어떤 경우에는 투여량이 줄어들었고, 투여량을 조정하면 환자의 몸 상태가 좋아지곤 했다. 나는 또한 "잔류" 증상을 설명할 수 있는 다른 질병이나 상태를 찾아보곤 했다. 증상을 설명할 수 있는 것이 아무것도 발견되지 않으면 환자에게 잔류 증상은 갑상선과 관련된 것이 아니라고 말했다. 나는 1970년대에 개발된 새로운 치료법에 대해 의문을 제기하지 않았고 대신에–지금은 인정하는 것이 유감이지만–환자에게 심리 치료사를 만나도록 권하곤 했다. 잔류 증상을 다른 어떤 것이 설명할 수 있을까?

그러나 이 일상 진료 방침은 내가 두 명의 놀라운 환자를 만난 이후로 바뀌었다. 나는 몇 주 간격으로 그들을 만났고, 나에게 충격을 준 것은 두 사람 모두 중년의 교사였다는 것이다. 마이애미 안팎의 쿠바 지역 출신인 두 사람 모두 T4 치료에도 불구하고 갑상선기능저하증 진단을 받은 지 불과 몇 달 만에 직장을 그만뒀다.

한 환자는 갑상선 결절로 인해 갑상선 절제술(갑상선 제거)을 받았는데 갑상선 절제술은 부분적일 수 있으며, 이 경우 잔여 갑상선 단편이 생산량을 증가시키고 T4 보충 없이 정상적인 갑상선 분비를 유지할 가능성이 있다. 그러나 내 환자는 갑상선 전절제술을 받았다. 그녀는 이틀 동안 병원에 머물렀고 즉시 T4를 처방받았다. 이는 내분비외과 의사는 물론

이비인후과 전문의가 시행하는 매우 흔한 수술이다. 보수적인 추정에 따르면 미국에서는 매년 약 150,000건의 갑상선 절제술이 시행된다. 일반적으로 갑상선 절제술은 매우 안전하지만, 극히 소수의 경우 외과의사의 기술과 갑상선 질환 자체의 심각도에 따라 성대 및 기타 주변 선에 합병증이 발생할 수 있다. 내 환자는 처음부터 몸 상태가 좋지 않다고 말했다. 수술 전에는 역동적인 중학교 수학 교사였던 그녀는 치료 후에는 예전 생활 방식으로 돌아가는 것이 점점 더 어려워지고 있음을 깨달았다. 다른 환자도 다르지 않았다. 그녀는 바쁜 일정과 멀티태스킹에 집중하고 따라가는 능력을 서서히 잃어가는 매우 활동적인 고등학교 교사였다. 그녀는 의사를 만났고 그 의사는 갑상선기능저하증을 진단하였으며 즉시 T4를 처방했다. 그녀도 진단 전의 모습으로 돌아오지 않았다.

이 교사들은 집중력이 떨어지고 무기력해졌으며 살이 쪘다. 그들의 치료 계획은 지침에 맞게 적절했으며 혈액 검사 결과 두 사람 모두 T4의 정확한 복용량을 복용하고 있는 것으로 나타났다. 모든 것이 그들의 몸 상태가 좋아야 했음을 나타냈지만 그렇지 않았던 것이다. 두 사람 모두 극도로 불행하다고 느꼈고 좌절감, 수치심, 슬픔은 물론 학생들에 대한 배려 때문에 경력을 포기하게 되었다.

나는 내 일상 진료 방침을 따랐다. 다른 질환의 가능성을 조사했지만 아무것도 발견하지 못한 후 첫 번째 환자에게 심리 치료사를 만나도록 권했다. 그녀는 괴로워하며 울었고 같은 방에 있던 그녀의 남편도 눈에 띄게 화가 났다. 그들은 내가 하버드 출신의 갑상선전문의라는 말을 듣고 내가 도울 수 있기를 바랐다.

두 번째 환자에게서도 비슷한 이야기를 들었을 때 뭔가 잘못되었음을 깨달았다. 나는 처음으로 우리 의사들이 효과적인 치료법을 개발했다고 알려진 갑상선기능저하증을 이해하는 방식에 새로운 방향이 필요하다는 것을 깨달았다. 이 환자에게 나는 일상 진료 방침에서 벗어나 생애 처음으로 갑상선기능저하증에 대한 병용 요법을 제안했다. 때는 2011년이었다. 몇 주 후 그녀는 나에게 전화를 걸어 얼마나 감사한지 말했다. 그녀는

"마치 내 마음에서 안개 장막이 벗겨진 것처럼" 상당히 좋아졌다고 말했다. 나는 첫 번째 환자에게 전화를 걸어 그녀에게 T3로 동일한 요법을 실시했다. 불행히도 나는 그녀의 소식을 다시는 듣지 못했다.

* * *

T4로 치료하는 중에도 증상이 있는 환자들에 대해 더 많은 경험을 쌓고 이 환자들을 본 동료들과 이야기를 나누면서 많은 경우 갑상선(또는 갑상선기능저하증)이 원인이 아니라는 것이 분명해졌다. 우선, T4를 처방받은 모든 환자가 갑상선기능저하증에 대한 공식 진단을 받은 것은 아니며, 이는 실제 잔류 증상의 조사 및 치료를 복잡하게 만든다. 의사들이 환자에게 T4를 처방하는 기준이 다른데 이런 일이 상대적으로 쉽게 발생하는 이유는 T4가 안전하다는 인식과 갑상선기능저하증이 있다고 확신하는 환자가 치료를 요구하기 때문이다.

환자에게 T4를 처방하려는 동력은 강렬하다. 의사들은 T4가 완전히 효과적일 뿐만 아니라 안전하다는 다양한 형식의 메시지로 포격당하고 있다. 그래서 환자가 갑상선기능저하증을 앓고 있는지 의심스러울 때 많은 의사들이 어쨌든 T4를 처방하는 경향이 있다. 환자들은 좌절감과 불만을 가지고 찾아오며 진단과 치료를 기대하게 되는데 어떤 경우에는 처방전을 내놓으라는 환자의 분명한 압력이 있고 우리 중 일부는 이에 따르기도 한다.

이것이 T4 처방이 일어나는 방식이다. 갑상선기능저하증의 주요 증상(피로, 체중 증가, 인지 장애)은 다양한 조건으로 인해 발생할 수 있다. 빈혈, 당뇨병, 심부전 및 특정 비타민 결핍과 같은 기타 만성 질환은 잔류 증상을 닮거나 갑상선기능저하증 관리를 복잡하게 만들 수 있다. 따라서 암시적인 증상과 TSH 수치가 정상 상한치인 환자는 결국 T4를 처방받게 된다.

마이애미에서 본 45세 여성 환자를 생각해 보면 그녀는 기력 저하, 피부 건조, 추위에 대한 불내증, 변비 등 갑상선기능저하증의 전형적인 증상을 앓고 있었다. 그러나 진단 당시 그녀의 TSH 수치는 정상 상한선인 3.7μU/ml (대부분의 경우 정상 범위는 0.45~4.5μU/ml)로 정상 범위 내에 있었다. 국내 및 국제 지침은 그러한 환자에 대한 치료를 제시하지 않지만, 그녀의 이전 의사는 갑상선기능저하증 진단을 뒷받침할 수 있는 추가 검사나 소견 없이 T4 치료를 시작했다.

이 환자에게 T4를 처방함으로써 그녀의 전 의사는 그녀가 남은 생애 동안 갑상선기능저하증을 앓고 있다고 분류했지만 실제로는 그렇지 않았다. 그 이후에, 이 환자에게 앞으로 발생할 수 있는 모든 증상은 자동적으로 존재하지 않는 갑상선기능저하증 탓으로 돌려지게 된다. 실제로 그녀는 T4 치료가 효과가 없어서 나를 만나러 왔다. 기준선 TSH가 정상이었기 때문에(갑상선기능저하증이 없었음을 의미) 만약 효과가 있었다면 나는 놀랐을 것이다. 마이애미에서 진료할 때는 아마도 한 달에 한 번씩 갑상선기능저하증에 대한 적절한 진단 없이 약물 치료를 시작했기 때문에 환자의 T4를 중단하곤 했다.

시카고로 옮기도 나서도 마찬가지였다. 몇 년 전, 지인의 부탁으로 T4 치료를 받을 이유가 전혀 없었던 환자를 본 적이 있다. T4 치료를 받지 않았어야 한다는 말을 듣자 그녀는 좌절감을 느끼고 서둘러 내 진료실을 떠났다.

이런 현상은 널리 퍼져 있는 것 같다. 미국의 몇 개 그룹이 수행한 공동 프로젝트에서는 T4로 치료받고 있는 약 1,100명의 환자(86% 여성)를 분석했다.[7] 모든 환자에 대한 치료가 중단되었고 환자들은 갑상선기능저하증에 대해 재평가되었다. 놀랍게도 환자의 3분의 1은 T4가 중단된 후에도 정상적인 갑상선 기능을 갖고 있는 것으로 나타났다.

증상이 있는 환자의 또 다른 그룹은 이전에 갑상선기능저하증으로 진단 및 치료를 받고 증상이 해결된 환자로 구성되었다. 수년 후, 병이 재발하여 다시 증상이 나타났다. 갑상선기능저하증은 매우 빈번하여 다른 만성 질환과의 연관성을 보는 것이 일반적인데 폐경기 증후군은 이러한 연관성의 전형적인 예이다. 갑상선기능저하증은 여성에게 흔하며 모든 여성은 폐경을 겪게 되고 증상은 실제로 매우 유사하다. 운이 좋게도 몇 년 전 마이애미대학교 내분비학 펠로우십 졸업생이자 여성 생식 내분비학 및 갱년기 증후군 전문의인 제니퍼 그뤽을 우리 과에 합류시켰다. T4 치료를 받았고 TSH 수치가 정상인 갑상선기능저하증 환자 중 몇 년 후에 증상이 나타난 환자 다수는 폐경기 증후군을 겪고 있었으며 그뤽이 진료하고 적절한 경우 여성호르몬 대체 요법을 시작함으로써 큰 혜택을 받았다.

나와 동료들의 경험에 따르면 잔류 증상이 언제 시작되었는지 정확히 찾아내는 것이 항상 도움이 되었는데, 진단 시점에 시작되어 T4 치료 시에도 지속되는 증상을 T4에 부분적으로 반응하는 갑상선기능저하증 증상을 나타내는 것으로 해석한다. 반면, 증상이 수년 전이나 수년 후에 시작된 경우에는 T4 치료의 단점일 가능성이 적다.

이 모든 것을 고려한 후에도 잔류 증상에 대한 대안적인 설명을 찾을 수 없다면 환자가 T4 치료로 인해 완전히 혜택을 받지 못했다는 것은 분명하다고 가정하지만, 다음에 무엇을 해야 할지에 대한 로드맵은 없는 실정이다. 우리가 살펴본 것처럼, 환자들은 스스로 생활 방식의 변화를 추구할 것이고 소수의 의사가 병용 요법을 시도한다. 다른 사람들은 1890년대에 개발된 방식을 토대로 갑상선 추출물을 처방할 것이다. 한 가지는 분명한데 새로운 내분비전문의에게 가면 일련의 대규모 검사를 반복하고 아마도 비슷한 과정을 거칠 수도 있다는 것이다.

이 주기는 환자가 의사를 찾아 돌아다니는 데 너무 지치거나 자신의 좌절감을 해결할 수 있는 의사를 찾을 때까지 여러 번 반복된다. 우리가 실시한 설문조사에 따르면 갑상선기능저하증과 잔류 증상이 있는 많은 환자들이 5~10명 이상의 의사를 방문한 것으로 나타났다.[8)]

* * *

앞서 살펴보았듯이 갑상선기능저하증은 체내 갑상선 호르몬의 양이 부족하여 발생하는 질병이다. 따라서 1890년대부터 갑상선기능저하증의 치료에는 갑상선 호르몬 수치를 정상으로 회복시키는 것이 포함된다는 합의가 이루어졌다. 환자의 갑상선 기능 저하로 인해 부족한 부분을 보충하기 위해 적절한 양의 갑상선 호르몬을 투여해야 하며 이는 모든 의사들이 논쟁 없이 잘 받아들인다.

따라서 보충 요법의 목표는 정상적인 양의 갑상선 호르몬으로 신체를 회복하고 모든 기관에서 그 작용을 정상화하는 것이다. 갑상선 호르몬이 정상 수치에 도달하면 질병의 징후와 증상이 제거되고 과잉 또는 과소 치료 없이 삶의 질이 회복된다.

그러나 이것이 정확히 어떻게 달성되는가? 우리는 환자에게 무엇을 주고, 얼마를 주는가?

갑상선은 요오드 함유 호르몬의 혼합물을 생성하는데, 그 중 거의 대부분은 T4와 T3이다. 거의 모든 갑상선 분비물은 T4이지만 T4는 활성 호르몬이 아니다. 즉, 장기는 T4에 반응하지 않고 활성화되려면 T4가 T3로 변환되어야 한다. T3는 신체 전반에 걸쳐 갑상선 분비의 영향을 담당하는 활성 호르몬인 것이다.

T4의 활성화는 갑상선 외부에서 발생한다. 대부분의 기관은 T4를 T3로 전환할 수 있으므로 T4만으로 치료한 환자의 혈중에서 많은 T3가 발견될 수 있다. 따라서 질문은 다음과 같다.

> 갑상선기능저하증을 치료하기 위해 어떤 호르몬을 사용해야 할까? 천천히 작용하고 활성화 단계가 필요한 T4, 아니면 빠르게 작용하고 별도의 추가 단계 없이 강력한 효과를 전달하는 T3?

1890년대에 개발된 갑상선 추출물을 이용한 원래 치료법에는 두 가지 호르몬이 모두 포함되어 있었다. 갑상선 추출물은 T4와 T3를 약 4:1 비율로 혼합한 것인데 투여되는 갑상선 추출물의 용량은 증상의 해소를 기준으로 보정되었다. 즉, 모든 증상을 제거할 수 있는 최소량의 갑상선 추출물을 투여하는 것이 목표였다. T4와 T3의 합성 형태가 이용 가능해진 후에야 T4만, T3만, 또는 이 둘을 조합한 치료를 처방할 수 있었다.

실제로, T4 또는 T3를 서로 각각 사용하면 명백한 갑상선기능저하증의 징후와 증상이 극적으로 호전된다. 그럼에도 불구하고 T3는 갑상선기능저하증 환자의 장기적인 해결책으로 고려된 적이 없다. 신체는 T3를 빠르게 섭취(흡수)하고 처리(대사)하여 혈중 T3 수치와 그 효과에 현저한 변동을 야기하는데 이는 좋지 않다. 이는 정상인에서 하루 종일 관찰되는 일정한 혈중 T3 수치와 대조되며, T4를 사용하면 상황이 훨씬 더 매끄러워진다. 따라서, 제약회사에 T4를 도입한 이후부터 그 사용이 진지하게 고려되었던 것이다.

거의 90년 동안 의사들은 갑상선 추출물이 T4와 T3의 혼합물을 함유하고 있다는 것을 알고 처방했지만 이들 호르몬이 서로 밀접한 관련이 있는지, 갑상선이 왜 굳이 이 두 호르몬들을 생성하는지 알지 못했다. 1970년대 이후 의사들은 갑상선 추출물 처방에서 T4 처방으로 전환해서 치료했고 또한 증상 해결보다 TSH 수치의 정상화를 우선시하여 갑상선기능저하증 치료의 목표를 재정의했다. T4에서 T3로의 전환 기전은 현대 갑상선 연구의 획기적인 발견이었다. 모든 의료계에서는 새로 확인된 갑상선 호르몬 전환 기전을 이해한다면 T4를 처방한 의사가 생리학에 정통하고 최신 지견에 정통한 것으로 인식했다.

갑상선이 다른 기관에서 작용하기 직전에(T3로) 활성화되어야 하는 미완성 호르몬(T4)을 분비한다는 것은 참으로 매력적이었고, 이 새로운 경로는 나를 포함한 전 세계 수백 명의 과학자들의 관심을 끌었다.

* * *

환자들은 갑상선이 본질적으로 같은 일을 하는 두 가지 호르몬을 분비하는 이유와 이것이 왜 중요한지를 자주 묻는다. 왜 활성 호르몬인 T3만으로 이를 혈중에서 안정적인 수치로 유지하지 않을까?

대답은 먼저 다른 호르몬이 어떻게 작용하는지 살펴보는 데 있다. 혈중 대부분의 호르몬 수치는 안정적이지 않다. 이는 하루 중 시간, 식사 중인지 금식 중인지, 춥거나 탈수되었는지 등과 같은 다양한 상황에 따라 크게 변동될 수 있다. 예를 들어, 설탕을 섭취하면 우리 몸이 인슐린을 혈중으로 방출하여 혈액 내 인슐린 수치를 약 5~6배 올리고 인슐린 수치가 높으면 혈당이 정상으로 돌아올 때까지 혈중에서 다른 기관으로 설탕을 밀어낸다.

갑상선 호르몬에는 그런 일이 일어나지 않는다. 혈중의 T3 수치는 대부분의 조건에서 낮과 밤 내내 상대적으로 안정적이다. 그러나 T3 수치가 일정하다면 T3가 T3에 민감한 다양한 신체 기능을 어떻게 조절할 수 있을까? 이것은 오랫동안 갑상선 학자들이 관심을 갖던 질문이지만, 이 문제는 T4에서 T3로의 전환을 설명하는 기전을 더 잘 이해함으로써 해결되었다.

몇 년 전, P. 리드 라르센(나중에 더 자세히 소개하겠다)과 나는 이러한 점을 다루는 평설 "세포 내 폭풍을 둘러싼 고요한 혈장"을 준비했다.[9] 이는 혈액 내의 T3 수치의 상대적 안정성이, 빠른 롤러 코스터와 유사한 일부 기관 내부의 폭풍우 치는 것과 같은 환경과 어떻게 대조되는지 강조할 의도였다. 그렇다. 전부는 아니지만 일부 기관은 T4의 T3로의 국소 전환을 가속화하며 혈액 내의 T3 수치에 영향을 주지 않고 몇 시간 동안 T3를 유지할 수 있다. 그러나 혈액 내의 T3 수치만 보면 이런 일이 일어나는 것을 볼 수 없다. 나중에 전 동료인 스콧 리비치, 브라이언 킴, 그리고 나는 실제 작용이 해당 장기 내부에서 일어나고 있다는 점을 고려하여 이를 "내부 작업"이라고 불렀다.[10]

예를 들어, 내 연구실의 박사후 연구원인 주앙 페드루 워넥은 러닝 머신 운동이 마우스 골격근에서 T4에서 T3로의 전환을 가속화한다는 것을 보여주었다. 운동하는 동안 T4는 더 빠른 속도로 T3로 활성화된다. 그에 따른 T3의 국소적 축적은 근육의 에너지 생산 능력을 증가시킨다.[11] 따라서 골격근의 T3 작용은 운동 중에 맞춤화된다. 물론 이 모든 것은 T3의 혈중 수치에 변화 없이 발생하는데, 혈중에서 이 T3의 증가가 발생했다면 신체의 모든 기관은 운동 중에 T3에 의해 자극될 것이며 이는 바람직하지 않다.

대조적으로 국소 T4 활성화를 가속화할 수 없는 기관의 갑상선 호르몬 작용은 상대적으로 안정적이며 이는 혈중의 꾸준한 T3 수치를 반영한다. 필요에 따라 기관마다 특이한 방식으로 T4에서 T3로의 전환을 가속화하는 능력은 시스템에 상당한 유연성을 제공한다. 갑상선이 T3만을 분비한다면 이것은 불가능할 것이다.

* * *

놀랍게도 갑상선 추출물을 이용한 치료가 T4 치료를 위해 사라지는 동안 두 형태의 치료법을 비교하는 임상 시험은 없었다. 아마도 다들 알고 있겠지만, 임상 시험은 특정 약물이나 치료법이 질병 치료에 안전하고 효과적인지 여부를 결정하기 위한 통제된 임상 연구인데, 때로는 임상 시험에서 동일한 질병에 대한 두 가지 이상의 약물 또는 치료법의 성능을 정면으로 비교한다.

여러 연구에 따르면 T4 치료가 현성 갑상선기능저하증 증상을 해결했다. 그러나 누구도 T4가 갑상선 추출물보다 우수한지(또는 그 반대인지) 묻거나 시험하지 않았다. 두 제품 모두 미국 식품의약국[FDA]보다 오래되었으며 해당 기관이 설립되었을 때 그 권위를 인정받았다. 최근까지 두 약물 모두 FDA에서 공식적으로 승인하거나 규제하지 않았기 때문에 안전성과 유효성을 공식적으로 비교한 적이 없었다.

돌이켜보면 의사들은 1970년에 나타난 것처럼 합성 T4와 인간이 T4를 T3으로 전환할 수 있다는 사실에 너무 매료된 것 같다.[12)] 그들은 모든 환자가 새로운 치료법에 만족하는지 묻지 않고 기초 과학과 치료법 사이의 격차를 해소하기 위해 빠르게 움직였다. 우리 의사들은 교수들과 책들, 임상 지침이 말하는 대로 환자들의 TSH 수치가 정상이므로 만족해야 한다고 환자들에게 말했을 뿐이고 동의하지 않는 사람은 누구든지 무시했다.

* * *

이야기에는 또 하나의 반전이 있었다. T4가 치료의 표준이 된 이후, 갑상선 추출물을 계속 처방하는 의사들은 구식으로 보였고 여러 번 돌팔이로 낙인 찍혔다. 예를 들어 동료들이 우스꽝스럽고 의심스러운 얼굴과 함께 "아직도 갑상선 추출물을 처방하고 있어요", 또는 "조심하세요, 그녀는 T3로 환자를 치료하고 있어요"라고 거의 중얼거리는 소리를 듣곤 했다. 이것이 어떻게 발생했는지 이해하기 어렵다. 부분적으로는 "T4를 처방하지 않는다면 T4에서 T3로 전환되는 사실을 이해하지 못하기 때문일 것입니다."와 같이 T4 처방을 하라는 압력과 T4에서 T3로 전환하는 현상의 발견 때문이다. 그러나 이는 T3의 발견과 조제 이후 일부 의사들이 T3와 갑상선 추출물을 남용하도록 처방했기 때문이기도 하다. 그들은 갑상선기능저하증이 없는 "저대사" 환자에게 신진대사와 체중 감소를 촉진하기 위해 두 가지 약물을 모두 처방했다.

갑상선기능저하증이 없는 사람에게 갑상선 호르몬을 처방하는 것은 바람직하지 않으며 의학계에서는 이를 비난했다.[13)] 불행하게도 이러한 일이 오늘날까지 계속 발생하고 있다. 이 접근법의 이론적 근거는 T3가 실제로 지방 연소와 체중 감소를 가속화하는 매우 활동적인 분자라는 것이다. 그러나 이러한 대사 효과를 이끌어내려면 생명을 위협할 수 있는 바람직하지 않은 효과(아마도 심방세동, 뼈 손실 및 근육 소모를 유발할 수 있는)를 항상 유발하는 더 많은 양의 갑상선 호르몬이 필요하다.

나는 환자가 의사를 상대로 제기한 몇 가지 소송에서 전문가로서 이를 직접 목격할 기회가 있었다. 가장 최근의 소송에서는 공식적으로 갑상선기능저하증 진단을 받은 적이 없는 한 중년 여성이 하루 550μg의 T4와 병행하여 하루 최대 81μg에 달하는 투여량의 T3로 약 16년 동안 치료를 받았다(정상적인 일일 생산량은 T3의 경우 약 30μg, T4의 경우 약 90μg이다). 이 투여량은 매우 커서 최소 6명의 갑상선기능저하증 환자를 치료하기에 충분한 양이다. 환자가 이 진료실에서 치료받는 내내 혈청 TSH는 검출되지 않았다(고 투여량의 갑상선 호르몬을 반영함). 그리고 가장 놀라운 점은 T4 또는 T3 수치에 대한 단 한 번의 측정치도 얻어지지 않았다는 것이다. 환자는 마침내 심방세동으로 응급실에 입원하였고, 다행히 갑상선 호르몬 치료를 중단한 후 몇 주 후에 심방세동으로부터 자연 회복되었다.

따라서 실제로 갑상선기능저하증을 치료하기 위해 전통적으로 갑상선 추출물이나 병용 요법을 사용했던 의사들은 양쪽에서 타격을 받았다. 갑상선 추출물이나 T3를 처방하는 관행은 진짜 나쁜 약 및 부정적인 평판과 혼동되었으며, T4는 갑상선기능저하증에 대한 최선의 치료법으로 환영받았다. 결과적으로 일부 의사들은 갑상선기능저하증 환자에게 갑상선 추출물이나 T3를 처방하는 것을 비공개적으로만 인정했다.

나는 2014년의 갑상선기능저하증에 관한 학회에서 연사가 청중에게 병용 요법을 처방하는 사람들은 손을 들어달라고 요청했던 것이 기억난다. 약 100명이 앉은 방에서 두 사람이 손을 들었던 것 같다. 그러나 커피 브레이크 시간에 많은 사람들이 내게 다가와서 자신들에게 병용 요법을 받는 환자가 여러 명 있다고 말했다. 동료들의 압력으로 인해 그들은 손을 들 수 없었던 것이다. 또한 내 동료는 연구원과 레지던트에게 갑상선기능저하증 증상이 있는 환자에게 병용 요법을 처방하는 자신의 관행을 다른 의사들에게 알리지 말라고 요청했다.

* * *

돌이켜보면 우리는 많은 것을 당연하게 여겼던 것 같다. TSH 수치에 따라 용량이 조정된 T4가 도입되어 증상이 해결된 환자의 비율을 보여주는 임상 시험 없이 치료 표준이 되었고 훨씬 나중에 연구가 이루어졌을 때, 그 결과는 실망스러웠다. 영국, 네덜란드 및 미국에서 수행된 연구에서 볼 수 있듯이 T4 치료 환자 중 일부는 낮은 삶의 질을 보여주었고 인지 결핍을 겪었다.

또한 갑상선기능저하증 치료에서 T4가 갑상선 추출물과 어떻게 비교되는지를 평가하는 이중 맹검 무작위 연구는 없었다. 첫 번째 시험의 결과는 이제야 이용 가능하게 되었으며 일부 T4 치료 환자가 계속 증상이 있고 병용 요법으로 전환하면 혜택을 받을 수 있음이 확인되었다. FDA가 만들어졌을 당시에는 T4가 신뢰할 수 있고 실용적이며 부작용을 일으키지 않는다는 사실만으로도 FDA의 승인을 받기에 충분했다. 나중에는 전문 학회의 권고에 따라 치료의 표준이 되었다.

전문가들이 삶의 질과 인지를 회복할 때 T4의 효능이 불완전하다는 사실을 일반 의사와 환자에게 알리지 않은 이유는 분명하지 않다. T4는 좋은 약이며 대부분의 환자의 갑상선기능저하증 증상을 해결한다. 모든 환자의 증상을 모두 해결하지는 못해도 괜찮지만, 사람들에게 이를 알려야 한다. FDA는 환자의 우려에 대한 확실한 증거에도 불구하고 이러한 중요한 사항을 해결하기 위한 연구를 요청하지 않았다. 훨씬 뒤인 2012년경에야 전문 학회에서는 T4로 치료받은 환자에게 잔류 증상이 있을 수 있다는 사실을 지적했음에도 불구하고 T4를 치료의 표준으로 재확인했다.

나는 1980년대에 의료 활동을 하고 있었다. 솔직히 T4의 효과는 신조였고 누구도 의문을 제기하지 않았다. 나는 이것을 교수님들로부터 배웠고 그것을 실제로 적용했다. 당시에는 T4가 FDA의 철저한 조사를 받지 않았다는 사실을 거의 알지 못했었다. 동료들과 마찬가지로 내 생각에는 T4가 T3로 전환되었다는 사실을 아는 것이 T4를 첫 번째 선택으로 삼았고 T3를 건너뛰는 것을 정당화했다. 또한 T4에서 T3로의 전환을 관장하는 기전과 이것이 TSH 분비를 조절하는 데 어떻게 중요한지에 대한 발견이 우리의 생리학적 지식에 영향을 미치고 결과적으로 환자의 불만에 둔감하게 되었다.

TSH 조절에서 이러한 새로운 기전과 역할이 어떻게 나를 매료시켰는지 기억한다. 그것은 내 동료들도 매료시켰는데, 동시에 T4 치료를 받은 환자들이 잔류 증상을 경험할 수 있다는 생각에 동료들이 눈을 치켜 뜨던 기억이 난다. 인정하기 부끄럽지만 나도 그랬다.

* * *

이 위기, 즉 의사가 최적으로 치료한다고 생각하는 수백만 명의 갑상선기능저하증 환자의 잔류 증상은 갑상선기능저하증 치료에 변화가 도입된 후에 발생했다. 다음 장에서는 제약회사가 어떻게 이러한 변화를 가속화하고 의사들이 막대한 이익을 위해 반복적으로 판매되는 T4 브랜드명을 구축하도록 영향을 미쳤는지 설명한다.

제2장
제약회사와 그들의 영향력

T4는 20세기 초에 소개되었으며, 1950년대 후반에 박스터 트라베놀 래버러토리의 자회사인 플린트 래버러토리는 1927년 이후 다른 브랜드의 T4만 볼 수 있었던 미국 시장에 합성 T4의 새로운 브랜드인 신지로이드를 도입했다.[1)]

1950년대에는 FDA의 신약 승인이 오늘날만큼 엄격하지 않았다. 단순화된 절차였고, 대체 치료제인 갑상선 추출물과의 효과나 우월성을 비교하는 공식적인 임상 시험 없이 신지로이드가 승인되었다.

1962년에 안전성 테스트 기준이 상향 조정되었고 처음으로 효능 증명이 요구되었으며, 이 법은 신약에만 적용되었다. 역시 신지로이드는 기득권을 가졌고 제조업체는 시험 데이터를 제출하거나 공식 FDA 승인 절차를 거치도록 요청 받은 적이 전혀 없었다.[2)]

신지로이드가 도입된 후 의사들은 신지로이드나 다른 T4 브랜드를 거의 처방하지 않았다. 그 무렵 의사들은 T4와 T3의 관계가 명확하지 않아 T4를 처방받은 환자를 관리하는 데 어려움을 겪었다. 그들은 비록 일관성과 효능 표준화의 부족으로 어려움을 겪었음에도 불구하고 갑상선 추출물을 잘 이해하고 있었으며, 이를 수십 년 동안 사용하여 갑상선기능저하증을 성공적으로 치료해 왔다.

1970년의, T4가 많은 기관에서 T3로 전환되고 T4만으로 치료받은 환자가 혈중에서 상당한 수치의 T3를 축적한다는 발견은 갑상선기능저하증의 치료를 변화시켰고,[3)] 이 발견은 T4와 T3 사이의 관계를 명확히 하며 합성 T4의 광범위한 사용을 촉발시켰다. 그 후 10년 동안 합성 T4가 갑상선 추출물을 대체하여 갑상선기능저하증 치료의 표준이 되었던 것이다.

* * *

갑상선 추출물에서 합성 T4로의 전환 속도는 플린트가 신지로이드 브랜드 명을 구축하고 유지하기 위해 시작한 매우 성공적인 마케팅 캠페인의 대표적인 예가 되었다. 이 캠페인은 노스웨스턴대학교 켈로그 경영대학원에서 개발한 사례 연구의 주제가 되었다.[4)]

제약회사들은 의사가 환자를 치료하는 방식이 강의나 출판물과 같은 교육 활동에 의해 영향을 받을 수 있다는 사실을 오랫동안 알고 있었다. 이 회사들은 풍부한 자금을 보유하고 있으며 무제한의 자원에 즉시 접근할 수 있었기 때문에 의사가 제품을 처방하도록 설득하기 위해 정교한 방법을 사용하는 것이 업계의 일반적인 관행이었다. 1970년대에는 제약회사의 운영이 훨씬 더 자유로웠기 때문에 그들은 공격적일 수 있었다. (이러한 관행은 의사 협회와 대학병원에서 시행하는 더 큰 규제적 제한으로 인해 시간이 지남에 따라 변경되었다.) 신지로이드를 생산하는 플린트도 다르지 않았다. 그들은 갑상선 분야의 의사, 주요 오피니언 리더, 전문 학회에 로비를 했다.

캠페인은 의사 및 환자로 구성된 확장된 네트워크와 영향력 있는 관계를 구축하는 것을 기반으로 했다. 다른 제약회사와 마찬가지로 신지로이드 영업직원이 의원 및 대학병원에 의사와의 직접 대면를 위해 들어가는 것이 허용되었고 무료 샘플을 자주 배포하며 저녁 식사 및 여행과 같은 비금전적 혜택을 제공했다.

목표는 신지로이드가 갑상선기능저하증 환자의 갑상선 호르몬 수치를 회복시키기 위해 정확하게 전달될 수 있는 우수한 합성 분자라는 메시지를 전달하는 것이었다. "오래된 돼지의 갑상선 추출물은 잊어버리세요" 이 회사는 용량별로 다양한 색상으로 구분된 정제를 제공하면서 복용량 조정 과정을 단순화했다. 시의적절한 또 다른 과학적 혁신 덕분에 혈중 TSH 수치가 정상화되도록 T4 복용량이 조정되었다. 전체적으로, 갑상선기능저하증의 치료는 갑상선 추출물 입자에서 합성 T4 μg으로 빠르게 전환되었다.

이 모든 게 의사의 처방 패턴에 영향을 미치기 위한 것이었다. 제약회사 대표자들과 선택된 소수의 전문의들은 국내 모든 의료 서비스 제공자들에게 플린트가 신중하게 작성한 신지로이드의 우수성에 대한 메시지를 전달했다. 문제는 이 메시지를 뒷받침할 임상 연구가 없었다는 것인데 신지로이드의 효능이나 안전성에 대해 갑상선 추출물과 비교하는 공식적인 임상 시험은 수행되지 않았다.

* * *

플린트에는 몇몇 지역 관리자와 본사에 보고하는 형태의 미국 전역을 총괄하는 영업팀이 있었다. 2021년 여름에 나는 이 네트워크에 관련된 핵심 인물 중 한 명인 존(가명)과 길게 이야기를 나눴다. 제약회사 영업직원은 플린트의 기업 마케팅/영업팀에 보고했다. 그들의 업무는 의사와 수다를 떨고 의사와의 전문적, 사회적 관계를 공고히 하는 것이었다. 의사들을 방문하는 동안 그들은 사람에서 T4가 T3로 전환됨을 보여주는 1970년 연구를 강조했고 T4를 처방하면 혈액 내 TSH, T4 및 T3 수치를 포함한 갑상선 기능의 모든 수치가 정상화된다고 명확하게 말했다.[5)]

제약회사 영업직원들은 갑상선 추출물이 소와 돼지에서 나온 것이며 정제의 효능은 갑상선을 수확한 계절에 따라 달라진다고 강조했다. "선생님은 선생님의 환자가 합성되고, 예측 가능하며, 적절한 양의 두 가지 갑상선 호르몬을 모두 제공하는 것으로 입증된 약물을 복용하기를 원합니다."라는 본사에서 연습한 문장이었다.

존은 그들이 그들의 메시지를 강조하기 위해 보통 다른 의사들을 활용했다고 말했다. "교수들"은 갑상선 분야의 주요 오피니언 리더로 알려진 의사들이었다. 이들은 국가적 위상을 지닌 존경받는 의사들일 뿐만 아니라 특정 지역 사회 내에서 지역의 "다빈도 처방" 의사들이었다. 그들은 모두 자신의 전문적 지위와 대량 진료를 통해 다른 의사들에게 영향을 미칠 수 있었다. 지역 관리자들은 항상 연자군이라고 알려진, 함께 일할 오피니언 리더 15~20명의 목록을 갖고 있었다. 목록에 있는 모든 사람은 마케팅

이벤트에 참여하기로 동의했고 지역 관리자와 제약회사 영업직원들은 병원이나 지역 사회에서 의사가 참여하는 오찬, 만찬 또는 기타 사교 행사에 이러한 의사를 자동차나 비행기로 데려다 주었다.

이러한 행사 동안 오피니언 리더들은 플린트의 마케팅/영업팀에서 준비하고, 의학부에서 검토 후 법무팀에서 승인한 "발표 슬라이드"를 사용하여 갑상선기능저하증의 치료와 갑상선 추출물과 비교한 T4의 장점에 대해 이야기하였고 결국 사례금(급여)을 받았다. 그것이 의사가 발표 슬라이드 사용을 거부하거나 자신의 슬라이드 일부를 강의 자료에 포함시키려고 할 때마다 제약회사 영업직원과 법무팀이 민감해지는 이유라고 이 절차에 정통한 다른 관계자가 나에게 말했다.

현장에서의 지위로 인해 그들의 메시지는 매우 영향력이 컸다. 다른 의사들과 제약회사 영업직원들은 이 리더들이 얼마나 똑똑한지에 놀랐다. 결국 이들은 엄선된 우수한 의사들이었으며 모두 권위 있는 전문 내분비 및 갑상선 학회의 회원이었다. 존은 "교수들은 제약회사가 말해야 할 내용을 꼭 집어서 이해하고 늘 그 얘기를 했다."라면서 그 당시를 산업계와 학계 사이에 매우 긴밀한 관계, '우정'이 있었던 시대로 기억한다.

이러한 이벤트는 플린트의 마케팅 전략에 매우 중요했기 때문에 제약회사 영업직원과 해당 지역 관리자의 성과는 매월 주최하는 행사 수, 행사당 의사 수, 그리고 물론 그들이 담당하는 지역의 총 매출을 통해 평가되었다. 존은 1981년 어느 날 매출이 100만 불을 돌파한 첫 달을 기념했다고 회상한다.

* * *

의사들에 대한 영향력은 연자군으로 그치지 않았고 전문 학회, 회의 및 학술대회, 연구 분야로 확장되었다. 미국 임상 내분비 학회, 미국 갑상선 학회, 내분비 학회, 호르몬 재단, 미국 갑상선 재단, 갑상선암 생존자 협회 등은 어떤 방식으로든 신지로이드 제조업체로부터 자금을 지원받았다.[6]

전문 의료 학회는 사무실 직원, 연구 및 학술대회, 심포지엄, 진료 지침,

연구 보조금 및 기타 학술 프로그램과 같은 교육 활동을 지원하는 저예산으로 운영된다. 수입원은 거의 없으며 회비, 기부금, 학회지 수익, 그리고 제약회사의 지원 등이 잘 알려져 있다.

매년 수천 명의 의사를 고급 호텔이나 대형 컨벤션 센터에 모으는 데는 상당한 비용이 든다. 의사들은 등록비와 출장비를 본인이 부담하지만, 그것만으로 모든 비용을 충당할 수는 없다. 제약회사가 영향력을 행사하는 곳은 바로 여기다. 요즘에는 거의 불가능해졌지만 그 당시에는 행사 기간 동안 연자의 비행기 요금을 지불하고 특정 심포지엄을 조직하는 데 비용을 지불하는 것이 허용되었다. 그 기간 동안 전문 학회는 엄청나게 확장되었다.

* * *

전문 의료 학회에 영향을 미치기 위해 플린트는 마케팅/영업팀과는 별도로 기업 의료 부서를 통해 전개되는 매우 다른 전략을 수립했다. 이것은 현명한 일이었고 신지로이드 제조업체가 제공한 지원으로 많은 좋은 일이 이루어졌다. 그들에게는 "상식과 아무런 조건 없이 돈을 기부하는 것", 즉 "비 홍보적인" 업무를 담당하는 최고 학술 연락원이 있었다. 이것이 이 프로그램에 대해 매우 잘 알고 있는 사람이 나에게 설명해준 것인데, 이 모든 것의 핵심은 회사가 후원하지만 독립적인 갑상선 분야의 북미 의사과학자들을 지원하는 데 전념하는 갑상선 연구 자문 위원회TRAC라는 조직이었다.

TRAC는 1988년부터 2002년까지 운영되었으며 연구 지원으로 천만 불을 분배했다. 오늘날 갑상선 커뮤니티에는 거의 알려지지 않았지만 당시에는 갑상선 연구에 큰 영향을 미쳤다. TRAC는 정기적으로 연구 제안을 수락했으며, 갑상선 연구원과 플린트 과학자 등 8명의 TRAC 회원이 이를 검토하고 순위를 매겼다. TRAC 회원들은 흠잡을 데 없는 자격을 갖고 있었으며 미국에서 가장 영향력 있는 갑상선 과학자들이 포함되었다. 위원회는 전체 기간 동안 33번 회의를 열고 383개의 제안서를 검토했으며 그 중 98개는 프로젝트당 평균 7만 불의 자금을 1~2년 동안 지원 받았다. 이 숫자는 엄청나며, NIH 지원에 이어 두 번째로 큰 규모였다. TRAC 프로그램 덕분에 갑상선기능저하증 환자에게 직접적으로 도움이 되는 발견이 이루어졌으니, 이는 전체적으로 동료 검토 학술지에 실린 86개의 과학 출판물이다. 과학자들은 TRAC 자원을 사용하여 예비 데이터를 생성하고 나중에 NIH에 더 큰 제안서를 제출했다. TRAC 지원 수혜자 명단을 보면 오늘날의 갑상선 리더들이 거의 다 보이는데 이는 제약산업과 의료계 간의 성공적인 파트너십을 보여주는 훌륭한 사례였다.

"전임의 학술대회"는 갑상선 분야를 변화시킨 또 다른 성공적인 계획이었다. 미국 갑상선 학회는 전통적으로 전국 각지에서 수십 명의 내분비 전임의(내분비전문의가 되기 위해 훈련 중인 의사)를 연례 학술대회에 초대하여 종일 교육 프로그램과 연례 갑상선 학술대회에 참석하게 한다.

학회는 여행비와 숙박비를 지불하여 이 프로그램의 경쟁력을 높였다. 신지로이드 제조업체는 학회에 접근하여 연간 35만 불에서 40만 불에 달하는 향상된 프로그램 비용을 지불하겠다고 제안했다!

다른 것들도 있었다. 내분비 학회를 통해 플린트(나중에 부츠로 개명)는 연례 학술대회에서 젊은 의사의 최고의 발표에 매년 5만 불의 연구 보조금을 수여했다. 또한 마케팅 부서가 아닌 내분비내과장들이 선발한 연자에게 여행비를 지불하고, 이들이 전국의 다양한 내분비 진료 기관을 방문하여 전문의들과 전공의들에게 교육 강의를 제공했다. 조건이 붙어 있지 않았기 때문에 두 곳의 내분비 진료 기관의 전 책임자로서 나는 이 제도를 몇 번 활용한 적도 있다.

* * *

플린트가 기업 마케팅, 영업, 의학부를 통해 시작한 다면적인 접근 방식은 즉각적이고 장기적인 효과를 가져왔다. T4는 갑상선 추출물을 대체했으며, 우월성 시험이 수행된 적이 없음에도 불구하고 갑상선 및 내분비 분야의 모든 전문 학회에서 표준 치료로 채택되었던 것이다. T4는 전문

의학회가 마련한 임상 지침에서 갑상선기능저하증을 치료하는 유일한 옵션으로 등장했고 그 명성은 오늘날에도 남아 있다. 미국의 T4 시장은 2020년 소매 액 기준으로 약 59억 불로 정점에 달했다. 미국 시장은 가장 크며, 세계 다른 지역에서 T4를 더 많이 사용하고 가격이 인상되기 시작하더라도 변하지 않을 가능성이 높다.[7)]

* * *

그 당시 존의 일상에는 자신이 사는 지역의 의사들을 방문하는 것도 포함되었다. 그 대상은 수천 명이었다. 진료실에서 의사를 만나기 위해 기다리는 동안 그는 무료 샘플과 홍보 팸플릿을 전달하고 대기 구역에서 환자들과 대화도 나눴다. 언젠가 그는 환자들로부터 "내 뇌가 예전처럼 예리하게 작동하지 않는 것 같다", "의사가 내 힘을 안정시키는 데 어려움을 겪고 있다" 등의 말을 듣고 당황했다. 존은 이 상황에 뭔가 문제가 있다고 생각했다. 의사들은 환자들이 매일 약을 복용하고 있는지 의문을 제기했고 환자들은 그렇다고 맹세했다.

이 모든 것에 존은 놀라지 않을 수 없었다. 그는 T4가 갑상선기능저하증에 대한 올바른 치료법이라고 믿었으며 환자가 잔류 증상을 경험할 수 있다는 것을 주요 오피니언 리더로부터 들어본 적이 없었다. 명확한 설명을 얻기 위해 그는 자신과 가까운 의사들에게 무슨 일이 일어나고 있는지 교묘하게 물었다. 그는 의사들이 틀림없이 환자들에게서 비슷한 말을 듣고 있다고 생각했으며, 역시 그랬다. 그러나 그들은 TSH 수치가 정상이라고 말하면서 무시했던 것이다.

동시에, 그 의사 중 한 명이 존에게 일부 환자에게는 여전히 T3가 필요하다고 말했고 존은 이것에 대해서도 놀랐다. 그 후에 그는 갑상선 추출물을 투여 받고 있는 환자들과 이야기를 나눴다. 그들은 T4 환자들이 가지고 있는 것과 같은 문제가 없는 것 같았다. 존은 "그것을 알아내는 데 로켓 과학자가 필요하지 않다"고 생각했다고 말했다. 그러나 오피니언 리더와의 신지로이드 마케팅 전략은 강력했다. 그것은 복음과도 같았다.

***

10년 후인 1980년대 초, 갑상선 추출물을 둘러싼 싸움에서 승리한 신지로이드 브랜드의 다음 주요 문제는 다가오고 있는 저가 브랜드 및 제네릭과의 경쟁이었다. 신지로이드의 특허는 몇 년 전에 만료되었지만 미국 시장에서 약 85%의 점유율은 특허보다 더 강력한 것, 즉 생물학적 동등성 장벽으로 보호되었다.[8] 설명하자면 FDA는 제네릭 의약품이 유명 브랜드와 동일하고 상호 교환 가능하다고 간주한다. 이는 생물학적 동등성이라고 알려져 있으며 1984년 해치-왁스만 개정안으로 시작되었다. FDA가 생물학적 동등성 목록에 새로운 제품을 추가하면 각 주에서는 약사가 해당 목록에 있는 제품을 교환하도록 허용할 수 있다. 예를 들어, 의사가 환자에게 신지로이드를 처방할 때 약사는 일반적으로 훨씬 저렴한 제네릭 또는 기타 생물학적 동등성 브랜드로 처방전을 대신할 수 있다. 의사들은 원할 경우 처방전에 단지 "대체 불가"라고 기재함으로써 이를 중단할 수 있다. 그러나 일반적으로 해치-왁스만 개정안의 적용으로 소비자는 수십억 불을 절약할 수 있었다.

1986년에 영국 회사인 부츠 제약사는 박스터로부터 플린트 래버러토리 사업부를 무려 5억 5,500만 불에 구매하기로 협상 중이었다.[9] 부츠와 플린트가 거래를 협상하는 동안 플로리다의 다니엘스 제약회사는 T4의 새로운 브랜드 명을 개발하기 위해 진지하게 노력하고 있었다. 그들은 솔로진이라는 수의학용 T4를 만드는 것으로 알려져 있었지만 FDA에서 신지로이드와 생물학적으로 동등한 것으로 승인된 레복실이라는 새로운 제품으로 인체용 시장에 진출했다.[10] 그들의 다음 작업은 뉴저지주 내에서 약사에 의한 제품 대체를 허용하도록 요청하는 것이었다.

존은 그 순간 플린트가 공황 상태에 빠졌다고 말했다. 그들은 뉴저지의 승인이 다른 주에도 같은 일을 할 수 있는 문을 열어 부츠와의 전체 거래를 위험에 빠뜨릴 수 있다는 것을 두려워했다. 존은 "레복실을 중단시켜라"라는 지시가 있었다고 말했다. 그들은 생물학적 동등성이 발행되지 않도록 신지로이드를 옹호하기 위해 관리자와 뛰어난 갑상선 전문가를 뉴저지의 영업 사원들과 만나도록 보냈다.

결국 플린트와 부츠의 거래는 성사되었지만 뉴저지는 다니엘스의 제출을 승인했다. 다니엘스는 그때에 신지로이드 시장에 타격을 줄 수 있는 사람 환자용 제품이 있다는 것을 알고 있었다. 각 주들은 하나하나 레복실을 처방서에 승인했다. 결국 신지로이드의 새로운 소유자가 된 부츠는 그제서야 이 문제를 깨닫게 되었다.

일단 승인을 받은 레복실을 위한 전략은 간단했다. 단지 의사들에게 신지로이드의 1/3 가격에 FDA가 인정한 생물학적 동등성의 T4 대안이 있다는 사실을 알려주는 것이었다! 존에 따르면 다니엘스는 레복실을 위해서 말하도록 의사에게 돈을 지불한 적은 없지만 전문 학회를 지원한다고 말했다. 그들은 또한 다니엘스 제약회사의 본거지인 플로리다에서 시작된 미국 임상 내분비 학회를 창설하는 데 처음 만 불을 기부했다.

부츠는 신지로이드 시장에 레복실과 레보티록신의 제네릭 제제가 진출하는 것을 막기를 원했는데 어떻게 그럴 수 있었을까? 그들의 첫 번째 접근 방식은 마케팅이었다. 그들은 플린트에서 물려받은 영업 방식을 사용하여 의사와 환자 모두에게 똑같이 영향을 미치고 다른 T4 브랜드 및 제네릭에 대해 강력한 공격을 시작했다. 그들은 신지로이드가 우수하고 다른 제제는 실제로 생물학적으로 동등하지 않다고 주장했다. 그러나 훨씬 더 많은 것이 있었다.

* * *

나는 이 즈음에 진료를 하고 있었는데, 부츠가 시작한 다면적인 접근 방식이 효과가 있었다. 신지로이드 이외의 다른 약물을 처방하는 데 대한 장애물은 모든 곳에서 나타났다. 나는 항상 환자들에게 제네릭 T4를 처방해 왔다. 많은 환자들은 내가 그들에게 값싸고 덜 효과적인 것을 주는 것 같다고 생각하면서 저항했다. 많은 경우 그들은 다른 의사로부터 신지로이드가 제네릭 제제보다 우수하다는 말을 듣거나 언론에서 그렇게 읽었다. 나도 많은 동료들로부터 이 말을 들었다. 따라서 우월성은 상대적으로 높은 가격을 정당화했고 결국 이 전략은 역사적 주요 경쟁자인 갑상선 추출물에 불리하게 작용했던 것이다.

그러나 갑상선 추출물에는 효능의 가변성과 같은 문제가 있었다. 반면 부츠는 T4 제네릭이나 레복실에 대해 대응할 만한 것이 많지 않았다. 플린트가 원래 만들어낸 일관성과 정확성의 메시지는 훌륭했지만 더 많은 것이 필요했다. 규제 기관과 의사를 설득하려면 데이터가 필요했던 것이다.

따라서 1988년에 부츠의 기업 마케팅/영업팀은 캘리포니아대학교 샌프란시스코 분교(UCSF)의 두 학자, 약학 교수인 베티 J. 동과 저명한 내분비학자이자 갑상선 전문의인 프랜시스 그린스팬에게 연구를 의뢰했다. 이 연구는 6개월 동안 갑상선기능저하증이 있는 22명의 여성을 대상으로 신지로이드, 레복실 및 두 가지 T4 제네릭의 생물학적 동등성을 비교하는 것이었다. 부츠는 연구 비용을 지불했지만 함정이 있었다. 동은 부츠의 명시적인 허가 없이는 결과를 발표하지 않기로 동의하는 비공개 계약에 서명하라는 요청을 받았던 것이다. 나중에 월스트리트 저널은 "그녀는 조항에 서명하지 않았어야 했는데 순진하게도 그렇게 했다. 그녀는 동료들과 상의했지만 변호사와 상담하지는 않았다."라며 그녀가 계약에 동의했다고 보도했다.[11)]

일반 대중이 연구 결과를 듣는 데는 유난히 오랜 시간이 걸렸다. 그러다가 1996년 4월에 우리는 월스트리트 저널의 기자인 랄프 T. 킹의 보도를 통해 이 연구가 몇 년 전에 완료되었지만 그 출판이 부츠에 의해 차단되었다는 사실을 알게 되었다. 그들은 동에게 출판을 허락하지 않았다. 결과는 "좋지 않았다"였고, 타이밍은 "그냥 맞지 않았다"였다. 6억 불 규모의 미국 시장과 임박한 독일 BASF에 14억 불이라는 높은 가격에 예정된 신지로이드의 매각이 위태로웠다.

랄프 킹은 동의 연구가 신지로이드와 다른 세 가지 약물이 생물학적으로 동등하며 본질적으로 상호 교환 가능하다는 것을 밝혔다고 보도했다. 또한 연구 설계, 결과 및 해석은 연구와 관련이 없는 USCF 전문가의 광범위한 검토를 거쳤고 출판이 허가되었다고 보도했다.

동과 그녀의 팀은 그녀의 위치에서 다른 사람들이 했을 일을 해냈다. 그들은 결과를 담은 원고를 준비하여 권위 있는 미국 의사 협회 저널JAMA 에 출판하기 위해 제출했다. JAMA는 최소 5명의 동료 검토자가 동의 원고를 조사하게 했다. 원고는 수락되었으며 1995년 1월 25일 호에 출판될 예정이었다. 저자들은 자랑할 만한 검토본이 있어서 기뻐했다.

그러나 논문은 출판되지 않았다. 부츠는 출판을 중단하기 위한 계약상의 권리를 행사했으며 논문의 신빙성을 떨어뜨리고 결론을 억제하기 위해 공격적으로 캠페인을 벌였다. 부츠는 환자 관리 및 데이터 분석의 실수로 인해 연구 결론이 기각되어야 한다고 주장했다. 연구를 시작한 부츠의 임원은 월스트리트 저널 기사에서 "나는 내가 해야 할 일을 했습니다.", "나는 수백만 명의 환자를 위험에 빠뜨릴 수 있는 결함이 있는 연구를 중단했습니다."고 말했다.

BASF와의 거래는 1995년 3월에 완료되었으며, 이전의 약물 사업부는 뉴저지주 마운트 올리브에 있는 BASF 계열사인 크놀 제약회사의 일부가 되었다. 부츠는 연구가 매각 협상에서 공개되고 논의되었다고 말했다. 랄프 킹은 월스트리트 저널에 보낸 보고서에서 부츠 경영진이 동의 연구 발표가 BASF에 대한 매각에 어떤 영향을 미쳤을지에 대한 추측을 거부했다고 말했다. 그러나 기사를 위해 인터뷰한 한 분석가는 출판이 부츠에게 "재난"이었을 것이라고 말했다. 그는 "이로 인해 거래 가치가 크게 낮아지고 브랜드 쇠퇴가 가속화될 수 있었다"고 말했다.

* * *

연구 내내 부츠의 경영진과 UCSF 연구팀 사이에 논쟁이 있었다. 초기인 1989년에 임상시험자를 모집하는 동안 매사추세츠는 뉴저지가 몇 달 전에 했던 것처럼 레복실을 처방집에 추가하는 것을 고려하고 있었다. 부츠는 매사추세츠 관리들을 설득하기 위해 동에게 자신의 연구에서 얻은 예비 데이터를 요청했지만 동은 거절했다. 임상 시험이 완료되기 전에 데이터를 공개하면 편견을 방지하기 위해 사용되는 시험의 눈가림 안전 장치가 손상될 수 있기 때문에, 실제로 이는 환자가 위험에 처한 경우에만 정당화된다.[12)]

1990년 말에, 연구가 완료된 후 동은 데이터를 부츠에 넘겼고 그들은 4개의 T4 제품이 생물학적으로 동등하다는 것을 알게 되었다.

이에 대해 부츠는 연구가 수행된 방식에 반대하는 여러 편지를 동에게 보냈다. 월스트리트 저널 보고서에 따르면 부츠는 결국 136개의 기술적인 문제를 제기했다. 1991년 6월에 부츠 경영진은 동의 학과장에게 편지를 보내 연구를 중단해야 한다고 말했다. 그 다음에 그들은 두 명의 컨설턴트를 고용했는데, 그들은 연구팀의 의심스러운 관행을 언급하면서 연구 실행에 심각한 결함이 있다고 결론을 내렸다.

이로 인해 UCSF는 자체 조사를 시작했고 약 1년 후인 1992년경, 임상 시험 약사이자 임상 시험을 감독하는 UCSF 위원회 위원인 스콧 필즈는 대부분의 불일치가 "사소하고 쉽게 수정 가능"하다고 월스트리트 저널 보고서에 말했다.

1994년 1월에 동은 부츠로부터 받은 모든 논평과 비평을 통합하고 분석을 위해 원고의 최종 초안을 보냈다. 그들의 경영진은 방어 태세를 갖추고 피해 통제 모드에 돌입했다. 회사의 마케팅 부사장은 여러 통의 편지를 보내 그의 팀에게 행동을 촉구했다. 동에게 그녀가 가질 수 있는 이해 상충에 대해 묻는 편지가 발송되었다. 만족하지 못한 부츠는 동과 그녀의 부서, UCSF 약학대학에 제공되는 지원이 있는지 알아보기 위해 컨설턴트를 고용했다. 부츠는 UCSF 팀이 레복실 제조업체에 정보를 유출했다고 믿었지만 조사 결과는 "결정적이지 않았다."

그 후에 부츠는 원고의 변경을 제안했다. 그러나 월스트리트 저널은 그린스팬과 동이 모두 이 제안을 거부했다고 보도했다. 마지막 수단으로 부츠 계약서의 비공개 조항을 근거로 소송을 제기해 저자들을 위협했지만, 대학 변호사들은 저자들의 편에 섰다.

1995년의 첫째 주에, 논문이 인쇄소에 가기 전날 밤, 동은 부츠 문제를 처리하기 위해 UCSF가 새로 임명한 변호사의 보좌진으로부터 전화를 받았다. 그녀는 비공개를 준수할 것을 권고 받았고, 이는 본질적으로 이전 변호사가 취한 입장을 뒤집는 것이었다. 보좌진은 이를 따르지 않을 경우 동과 논문의 공동 저자 6명이 대학의 도움 없이 법정에서 스스로를 변호하게 될 수 있다고 경고했다. 수십억 불 규모의 회사와 장기간의 법적 분쟁이 예상됨에 따라 저자들은 포기했다. 동은 JAMA에 편지를 쓰고 전화하여 편집자들에게 자신의 논문 게재를 중단하라고 지시했다.

UCSF의 연구팀은 큰 좌절감을 느꼈다. 그들은 수년 동안 연구한 내용을 출판할 수 없었다. 소문을 들은 친구들이 회사의 요구에 대해 전화를 걸었다. 그러나 그들이 볼 수 있는 것은 연구를 수행한 사람들에게 감사를 표하지 않고 부츠 직원이 16페이지 분량의 논문으로 발표한 것 뿐이었다. 더 나쁜 것은 UCSF 팀이 생성한 데이터를 재분석하여 발표했지만 그 조제용 물질들이 "치료적으로 동일하지 않다"는 정반대의 결론에 도달했다는 것이었다.[13]

그리고 2년 후 또 다른 놀라운 일이 일어났다. 크놀이 회사가 공개하지 않은 동의 연구에 대한 대안적 분석을 가지고 있다는 것을 당시 알고 있던 FDA의 압력을 받아, 크놀의 새로운 경영진은 UCSF의 총장과 협상하여 뉴욕타임즈의 로렌스 K. 알트만이 보도한 바와 같이 JAMA에서의 임상 시험의 출판을 더 이상 차단하지 않기로 동의했다. JAMA는 2년 전에 설정된 증명을 전혀 변경하지 않고 연구를 발표했다. 이 연구는 대부분의 환자들에게 비용이 덜 드는 제네릭 형태의 약물이, 신지로이드 및 제네릭 약물과 가격이 비슷한 또 다른 브랜드인 레복실만큼 효과가 있다는 것을 확인했다. 동과 그녀의 동료들은 그들의 결과에 따르면 의사들이 대부분의 환자들에게 T4의 일반적인 제제를 처방한다면 매년 3억 5천만 불 이상을 절약할 수 있다고 말했다.[14]

* * *

동의 출판물에는 논평과 몇 개의 서신 및 각각의 답변이 첨부되었다.

"갑상선 폭풍"이라는 제목의 논평에서는 부츠가 연구 결과의 출판 허가를 거부하면서 연구 결과를 불신하게 만드는 캠페인을 벌였음을 확인했다.[15] 신장내과 전문의이자 JAMA의 부편집장이면서 UCSF의 겸임 교수인 드럼몬드 레니가 저술한 논평은 분쟁에서 연구자와 학문의 자유를 보호하지 못했다는 이유로 대학을 꾸짖었다. 저널의 논평에서 대학이 학문의 자유를 "즉각적이고 단호하게 옹호"하고 "계약의 문구에도 불구하고" 그러한 기본적인 문제에 대해 교수진을 지원했어야 한다고 말했다.

논평에서 FDA도 갑상선 약물에 관한 무간섭 접근 방식으로 인해 공격을 받았다. 예를 들면, 약물 생체 이용률에 대한 T4에 특정적인 표준을 설정하면 의사가 제네릭 약제가 브랜드 약품만큼 효과가 있는지 여부를 결정하는 데 도움이 된다.

실제 경험에 따르면 브랜드 약품과 제네릭은 똑같이 갑상선기능저하증을 치료할 수 있다. 그러나 그것들이 모든 환자에게 생물학적으로 동등하지는 않다. T4 분자는 모든 제제에서 동일하지만 정제를 제조하는 방법과 내용물(필러)이 다르기 때문에 이론적으로 매일 몸에 들어오는 T4의 양은 T4 제품에 따라 약간 다를 수 있다.

합병증이 없는 환자(잔류 증상을 보고하지 않는 사람)의 경우 TSH 수치(정상 참고 범위 내)의 사소한 수시 변동이 용인된다. 이것이 동의 연구가 시사하는 것이다. 그러나 그것은 민감한 환자에게는 용인되지 않는다. 예를 들면, 일주일에 반 알 씩 조절하면 변화가 생긴 환자들이 있었다. 따라서 환자는 브랜드든 제네릭이든 가능한 한 하나의 제품을 고수하고 상호 교환을 피해야 한다는 것이 확립된 합의이다.

논평의 핵심은 제약 산업과의 과도한 관계에 대한 미국 갑상선 학회를 향한 비판이었다. 실제로 플린트, 부츠, 크놀의 임원들은 학회 임원들과 함께 흔히 만날 수 있었다. 이들 경영진은 전략적 회의와 사교 행사에 참석했다. 그들은 총명하고 소통하기가 매우 즐거웠다. 멀리서 보면 직업 활동과 사회 활동을 구분하는 선을 구분하기가 어려울 정도였다. 하지만 제약회사 임원들은 의사들에게 영향을 미치는 자신의 일을 하기 위해 거기에 있었다고 확신해도 된다.

나는 1990년대 후반 경에 미국 갑상선 학회의 전국 회의에서 열린 연회에서 신지로이드 제조업체 영업직원들이 학회 앞으로 되어 있는 백만 불 수표를 가지고 들어왔던 것을 기억한다. 그 수표는 연구 보조금을 위한 것이었고, 연회장 안에서 두 사람이 들고 다녀야 하는 큰 틀에 걸려서 모두의 박수와 기쁨을 받았다. 그날 밤 더 늦게 나는 경쟁사인 T4 브랜드를 생산하는 다른 제약회사의 의료 책임자를 만났다. 나는 그녀에게 왜 라틴아메리카 갑상선 학회(당시 내가 총무 겸 재무 이사로 재직 중이던)가 백만 불 수표를 받지 못했는지 농담조로 물었다. 그녀는 미소를 지으며 "나에게 10억 불 시장을 주면 백만 불 수표를 써주겠다"라는 말로 답했다.

JAMA 논평은 또한 플린트, 부츠, 크놀이 미국 갑상선 학회에 제공한 넉넉한 규모의 연구 및 교육 보조금을 강조하면서 그 반대 측면인 의존성을 지적했다. 미국 갑상선 학회는 크놀로부터 상업적 후원의 60% 이상을 받았다고 언급되었다(당시 학회 이사장이 이 수치에 대해 강하게 논쟁을 벌였다).

그러나 내 생각에는 아마도 논평에서 가장 걱정스러운 비판은 저널이 동의 원고를 검토할 제약 제조업체와 재정적 관계가 없는 전문가를 찾는데 어려움을 겪었다는 사실일 것이다. 액면 그대로 이는 부츠가 갑상선 전문가에 대해 전례 없는 수준의 통제력과 영향력을 갖고 있음을 나타낸다. 아마도 연구하고 다른 의사를 교육한 주요 오피니언 리더를 장악했을 수도 있다. 여기에 학회와의 재정적 유대까지 더해 우려스러운 상황이 발생한 것이다.

공평하게 말하자면 제약회사와 전문가 사이에는 건전한 관계가 존재해야 한다고 생각한다. 제약회사는 의사처럼 환자와 소통하지 않기 때문에 이들 회사는 전문가의 의견이 필요하다. 그들은 환자의 요구 사항이 무엇인지, 그것을 어떻게 가장 잘 다룰지 알기 위해 전문가에게 의존하는 것이다.

갑상선기능저하증에 대한 새로운 치료법을 개발 중이거나 개발하려는 여러 회사의 컨설턴트로서 내 일은 갑상선이 어떻게 작동하는지, 환자에게 필요한 것이 무엇인지, 현재 치료법의 함정이 무엇인지 그들에게 설명하는 것이다. 예를 들어, 나는 어떤 결과를 측정해야 하는지, 어떻게 측정할지 등을 선택하는 등 임상 시험 설계를 도왔다. 이러한 유형의 컨설팅이 없으면 시간과 비용이 낭비되어 환자에게 해를 끼칠 것이다. 이는 학술적 의학이 작동하는 방식에 너무나 뿌리 깊게 박혀 있어 대부분의 일류 대학에서는 교수들이 자신의 시간 중 20%를 외부 회사와 상담하는 데 할애하도록 허용한다.

그러나 JAMA 논평에 묘사된 시나리오는 이보다 훨씬 더 많은 것처럼 보였다. 원고를 검토할 전문가를 찾을 수 없다는 것은 부츠가 연자군과 TRAC 프로그램을 통해 연구 프로그램에 대한 직접적인 보조금과 재정적 관계를 맺고 평소보다 더 큰 전문가 그룹과 주요 오피니언 리더에 대해 훨씬 더 넓은 그물을 던졌다는 것을 의미했다.

JAMA는 또한 출판을 차단한 것에 대해 사과하는 크놀 회장의 편지를 게재했다. 그는 "우리는 학문적 의미에 동등한 비중을 두지 않았으며 우리의 결정이 학문의 자유에 대한 지원 부족으로 해석된 것을 후회한다"라고 말했다. 그러나 "연구 실행의 결함과 저자들이 이를 해결하려는 의지가 없는 것 때문에 1995년 봄에 우리는 원고 출판 허가를 보류하는 특별한 조치를 취하게 되었다". 그는 또한 뉴욕타임즈 로렌스 알트만과의 인터뷰에서 "연구 결과에 대한 과학자들 간의 논쟁이 이 연구에 심각한 결함이 있다는 크놀의 견해가 입증될 것이라고 확신했다"고 말했다.[16] 그러나 결코 그렇지 않았다. 그럼에도 불구하고 2주 후 집단 소송이 이어졌고, 소비자들은 회사가 정보를 공개하지 않음으로써 아무런 이유 없이 돈을 잃었다고 주장했다. 2000년 8월 60건 이상의 집단 소송이 소비자에게 1억 3500만 불을 주는 것으로 합의되었다.

* * *

부츠는 저렴한 경쟁사 제품에 비해 자사 제품의 우월성을 보여주기 위해 생물학적 동등성 연구를 의뢰했다. 그러나 1990년 연구가 끝날 무렵 전략은 역효과를 냈고 결과는 실망스러웠다. 플린트가 1970년에 T4에서 T3로의 전환을 발견하여 신지로이드 브랜드를 만들었던 것처럼 동의 연구는 출판된 후 레복실의 마케팅 담당자가 판매를 늘리는 데 사용했다.[17)]

* * *

크놀에서는 문제가 막 시작되었다. 동의 연구 결과로 인해 FDA는 신지로이드 광고에서의 주장을 더욱 주의 깊게 살펴보게 되었다. FDA는 크놀에게 신지로이드가 다른 브랜드와 비교할 수 있는 T4의 표준이라고 더 이상 주장할 수 없다고 경고했다. 더이상 우월성을 주장할 수 없게 된 것이다.

1997년에 FDA는 갑상선 약물 제조업체를 통제하기로 결정하고 갑상선 약물을 제조하는 회사에 "신약"으로 승인을 받도록 명령했다. 회사들은 승인 신청서를 준비하는 데 3년의 시간을 보냈지만 역시 임상 시험이 요구되지 않았다. 대신 회사는 유통 기한이 최소 6개월이라는 제품 일관성만 입증하면 되었다. 이는 의사가 복용량을 조정하는 데 어려움을 겪고 있다는 환자의 불만에 대한 대응이었다. 환자는 T4 약물을 너무 많이 또는 충분하지 않게 복용하고 있었다. 신지로이드 운영에 관련된 플린트의 직원인 존은 의사와의 상담을 기다리는 동안 만난 환자로부터 이 말을 직접 들었다.

* * *

모두 T4의 저가 브랜드인 레보스로이드, 레복실, 유니스로이드의 제조업체들은 품질 데이터를 제출하고 2000년 8월에 FDA로부터 승인을 받았다. 그러나 신지로이드 제조업체들은 신약 신청을 거부했다. 그들은 항소했고 원래 3년 기한을 1년 연장받아서 기한이 2001년 8월로 연기되었다.

이런 일이 일어나는 동안 BASF 제약회사는 신지로이드를 애보트 레버러토리에 판매하려고 했다. 그리고 2001년 3월에는 크놀 제약회사를 포함한 BASF의 제약 사업부가 72억 불에 애보트에 매각되었다. 불과 한 달 후 애보트는 FDA가 항소를 거부해서 신지로이드가 시장에서 퇴출될 가능성이 높아졌다는 사실을 알게 되었다. 2001년 6월에, 월스트리트 저널과 뉴욕타임즈는 이 블록버스터 약물의 미래에 의문을 제기하는 기사를 게재했다.[18)]

다시 한번 내분비 및 갑상선 전문 학회들이 도움을 주었다. 신지로이드 제조업체가 영향력 있는 네트워크를 구축한 이 학회들은 다른 브랜드와 제네릭이 있음에도 불구하고 신지로이드가 시장에서 퇴출될 경우 환자가 위험에 처할 것이라는 우려를 표명했다. 미국 임상 내분비 학회 회장은 월스트리트 저널에 신지로이드가 안전하고 신뢰할 수 있다는 것을 보장하는 서한을 보냈다. FDA는 이 방침을 철회하고 애보트에게 또 다른 2년 연장을 제공했다. 그 후 애보트는 신약 신청서를 제출했고 신지로이드는 2002년 7월에 FDA의 공식 승인을 받았다.[19)]

* * *

조류가 바뀌었다. 2000년대 후반까지 의료 제공자와 제약 회사 간의 관계를 규제하는 경우는 거의 없었다. 이는 새로운 미국 제약연구제조업자협회[PhRMA] 윤리 지침이 도입된 2009년 1월 이후로 변경되었다. 지금까지 적어도 15년 동안 의사에 대한 접근과 진료실에서의 샘플 배포가 심각하게 축소되었다. 전문 학회는 여전히 제약회사로부터 지원을 받을 수 있지만, 대부분의 경우 지속적인 의학 교육을 위해 인증 위원회가 마련한 규칙에 따라 규제되는 연례 학술대회 및 과학 프로그램 조직에 대한 지원으로 제공된다.

오늘날의 가치관을 염두에 두고 2009년 이전의 시기를 되돌아보면 회의적이거나 비판적이지 않을 수 없다. 그러나 시대가 달랐고, 제약회사가 모든 의료 분야에서 의사와 전문 학회에 영향을 미치면서 자유를 갖는 것이 합법적이고 일반적인 일이었다. 환자 교육, 갑상선 분야에서 시작하는 젊은 의사들의 경력 지원, 직접적인 연구 지원 등 제약회사의 지원으로 많은 좋은 일이 이루어졌다는 점을 명심해야 한다. 미국 갑상선 학회는 성장해서 젊은 갑상선 학자들을 위한 연구 지원에 수백만 불을 분배하는 유력 집단이 되었으며 오늘날까지도 계속 그렇게 하고 있다(2010년부터 2020년 사이의 기간 동안 약 400만 불).

이 새로운 장에서도 제약회사와 관련하여 전문 학회가 탐색하는 길은 쉽지 않다. 한편으로 이들 회사는 연구, 교육 및 환자 치료에 대한 재정 지원의 원천이다. 다른 한편에서, 전문 학회에서는 자신을 지원하는 동일한 제약회사에서 제조한 약품을 사용하여 질병을 치료하는 방법을 자세히 설명하는 임상 지침을 준비한다. 이해 상충으로 보이는 것은 사실이다.

부츠와 동 사이의 난국은 좋은 주의를 촉구하는 일이 되었다. 그때부터 미국 갑상선 학회는 업계와의 관계를 명확히 하기 위한 조치를 취했다. 동의 연구와 관련된 문제를 알게 된 후 학회는 계약서에서 출판을 제한하는 조항을 삭제하도록 요청하는 서한을 제약회사에 보냈고, 회원들에게 그러한 조항을 피하도록 조언하는 편지를 보냈으며, T4의 생물학적 동등성 연구에 대한 적절한 지침을 FDA에 요청하는 편지를 보내기로 결정했다.

학회는 또한 대중의 신뢰를 유지하기 위한 필수 전제 조건인 기업 후원으로부터 더욱 독립적이 되도록 조치를 취했다. 학회는 갑상선 관련 업계의 여러 분야 대표자들이 1년에 한 번씩 미국 갑상선 학회 이사회와 만나 그들의 관계에 대해 논의하고, 새로운 아이디어를 듣고, 갑상선 질환의 추세를 관찰하는 등의 활동을 하는 기업 연락 위원회를 만들었다.

또한, 학회의 모든 임원 및 직원은 물론 임상 지침 준비를 위해 위임받은 태스크 포스 구성원에 대한 재정 공개가 존재한다.

모든 사례를 검토하는 지침 위원회와 윤리 위원회가 있으며, 이해 상충이 확인된 경우 개인은 특정 권장 사항에 투표하거나 특정 활동에 참여하는 것이 금지된다.

2021년 가을에, 나는 스위스 로잔대학교의 의사과학자이자 현 미국 갑상선 학회 회장인 피터 콥과 이야기를 나눴다. 그는 모든 이사회 회의가 시작될 때 새로운 이해 상충을 공개하는 관행을 포함하여 모든 절차가 여전히 시행되고 있음을 확인했다.

콥은 전문 의학계와 제약회사의 상호 의존성을 성찰하고 균형 잡힌 건강한 관계가 존재해야 한다고 결론지었다. 실제로 이러한 균형의 핵심은 특정 사회가 기업의 지원에 얼마나 의존하는지 아는 것이다. 의존성이 커질수록 문제가 될 가능성이 높아진다. 이를 염두에 두고 내가 미국 갑상선 학회 회장으로 재직하는 동안 우리는 대외적으로 공개되며, 모든 자금 출처와 이러한 자금이 어떻게 분산되는지 자세히 설명하는 기관 공개 문서를 만들었다. 지난 5년 동안 미국 갑상선 학회 수익의 약 15%는 제약회사에서 나왔으며, 그 중 2/3는 지속적인 의학 교육 규정에 의해 엄격하게 규제되었고 1/3은 연례 학술대회 비용을 상쇄하는 데 사용되었다. 제약 산업으로부터 허용 가능한 수준의 의존성을 결정하는 것은 이제 이 사회의 몫이다.

하지만 우리는 더 많은 것을 할 수 있었다. 오늘날 검토할 주제와 임상 지침을 준비하는 태스크 포스 구성 등을 이사회에서 선정해 보고한다. 또한 이사회는 태스크 포스의 최종 결과물을 출판용으로 제출하기 전에 승인한다. 내 생각에는 이해 상충의 인식을 피하기 위해 학회의 고위 회원들로 구성된 독립적인 그룹을 구성하여 주제의 선택과 적절성, 태스크 포스의 구성, 승인 절차를 감독할 수 있다. 이는 학회를 운영하고 재무 건전성과 제약 산업과의 관계를 책임지는 그룹으로부터 지침을 준비하는 그룹을 격리할 것이다.

* * *

지금까지 제약계와 갑상선기능저하증 치료를 형성하는 강력한 힘에 대해 살펴보았다. 다음으로, 갑상선기능저하증 치료에 대한 의사의 관점을 배울 수 있는 의사의 세계로 여러분을 안내하겠다. 우리의 견해는 전문 의학 학회가 의뢰한 전문가 그룹이 준비한 임상 지침의 형태로 구성될 수 있다. 그러나 학회는 의학 지침에서 논의된 약품을 제조하는 제약회사의 지원을 받는다. 갑상선기능저하증의 경우 중요한 정보가 임상 지침에서 빠졌다는 사실은 놀랍다. 그리고 핵심이지만 결함이 있는 두 가지 임상 신조가 지배력을 얻었으며 지난 50년 동안 갑상선기능저하증의 세계에 빠르게 침투했다.

제3장
신조와 지침

의사로서 우리는 갑상선기능저하증이 치료하기 가장 간단하고 가장 만족스러운 질병 중 하나라고 배운다. 나도 의과대학 1학년 때 생리학 강의에서 이것을 배웠다. 대체로 T4 치료가 졸음, 추위 민감증, 변비, 기억력 저하 등의 증상을 단 몇 주 만에 해결할 것으로 기대한다. 2~3개월 후에 T4 치료 환자는 증상이 없어질 것이다. 우리는 교수님과 참고 문헌을 통해 T4로 환자를 치료함으로써 신체 기능을 회복하는 데 필요한 갑상선 호르몬을 제공한다는 세뇌를 받았다.

매일 T4 정제를 먹으면 건강한 갑상선에서 정상적으로 생성되는 호르몬이 몸에 보충된다고 들었다. 몇 달간의 치료 후에 갑상선기능저하증 환자는 질병으로 인해 빼앗겼던 삶을 다시 누릴 수 있다. 문헌과 인터넷에는 갑상선 호르몬 치료로 인한 극적인 변화를 보여주는 갑상선기능저하증 환자의 전후 사진이 가득하다. 이 T4 신조는 6~70년 전에 확립되었으며 오늘날까지도 강력하게 남아 있다.

물론, 우리는 T4의 정확한 복용량이 환자마다 다르지만 각 경우에 적절한 양은 혈액 내 TSH 수치에 따라 정의될 수 있다는 것도 배웠다. TSH 수치는 혈중의 T4의 양을 알려주고, 갑상선기능저하증에서 볼 수 있듯이 T4 수치가 약간 떨어지면 혈액 내 TSH가 상승하는 데 충분하기 때문에 T4의 적절한 복용량을 정의하기 위해 TSH 수치를 사용하는 것이 상식적이다.

일반적으로 의사는 환자의 체중을 사용하여 시작 복용량을 추정한다. 약 6주 간격으로 혈액 TSH를 추적 측정하여 추가 조정이 이루어질 수 있다. 따라서 혈액 내 TSH 수치가 정상 범위로 회복된다는 것은 환자에게 충분한 T4가 공급되고 있다는 의미이고 이 시점에서 환자는 "갑상선기능 정상" 상태(정상 갑상선 호르몬 상태)에 도달하여 증상이 없어진다. T4

신조와 마찬가지로 이 TSH 신조도 1970년대에 확립되었으며 오늘날까지 변함이 없다.

이 두 가지 신조를 염두에 두면, TSH 수치가 정상이면서 불만족스러운 T4 치료 환자의 존재를 예상치 못한 이유를 쉽게 이해할 수 있지만 그래서는 안 된다. 그러나 이제 우리는 두 신조를 모두 업데이트해야 한다는 충분한 증거를 확보했다. 간단히 말해서, TSH가 정상인 T4 치료를 받은 환자에게서 갑상선 호르몬 수치가 항상 완전히 회복되는 것은 아니고 T4 치료 환자도 삶의 질 저하, 인지 장애, 대사 이상을 경험할 수 있는 것이다.

* * *

2011년에 미국 갑상선 학회는 나에게 조지타운대학교의 의사과학자인 재클린 욘클라스와 함께 갑상선기능저하증 치료를 위한 새로운 지침을 준비하는 태스크 포스의 공동 의장이 될 수 있는지 물었고, 나는 그 초대를 수락하게 되어 영광이었다. 전문 학회에서는 특정 질병의 환자를 진단, 치료 및 후속 조치하기 위한 최신 모범 사례를 권위 있게 기술하기 위해 임상 지침을 준비하고 출판한다.

지침은 전문가 의견과 환자를 대상으로 한 임상 시험에서 얻은 데이터를 바탕으로 작성된 권고로 구성되고, 이러한 시험은 의사가 수행하며 특정 임상 질문에 답하도록 설계된다. 예를 들면, 치료 A가 특정 질병에 대해 안전하고 효과적인가요? 동일한 질병에 대해 치료 A가 치료 B보다 더 낫거나 안전합니까? 등이다. 지침에 포함된 권고는 이용 가능한 증거의 강도나 신뢰도에 따라 등급이 매겨진다. 일반적으로 전문가의 의견에 기초한 권고는 약한 반면, 무작위 임상 시험 데이터를 기반으로 한 경우에는 강력하다.

임상 시험은 의학을 극적으로 변화시켰기 때문에 오늘날 많은 의사들은 일반적으로 결과 연구라고 하는 임상 시험의 설계와 해석에만 집중한다. 목표는 두 가지 이상의 치료법 사이의 관련 차이점을 발견할 수 있도록 충분히 많은 수의 연구 대상을 등록하는 편견 없는 임상 시험을 수행하는 것이다. 임상 시험 결과에 기초한 의료행위를 증거중심의학이라고 한다.

모든 임상 시험이 최적으로 설계되었거나 명백한 결론에 도달할 만큼 충분한 통계적 검증력을 갖고 있는 것은 아니기 때문에 중요한 것을 파악하고, 약점을 식별한 다음, 평가된 전체 정보를 기반으로 권고를 제시하는 전문 태스크 포스가 필요하다. 미국 정부는 모든 임상 시험을 게시해야 하는 ClinicalTrials.gov 웹사이트를 유지하고 있다. 마찬가지로, 대학과 내부 검토 위원회는 자원 봉사자 모집을 통해 임상 시험을 진행하기 전에 모든 임상 시험을 등록하도록 요구한다.

임상 지침은 논란을 최대한 해소하고, 특정 질병에 대한 궁극적인 지침이 될 수 있도록 작성되며 일반적으로 의사와 환자는 적절한 치료 표준을 알아보기 위해 이러한 문서를 찾게 된다. 그러나 주요 대학병원에서는 임상 지침이 대부분 레지던트와 수련 중인 다른 의사들에 의해 사용되고 있다. 교수들은 지침의 내용을 알고 있으며 이를 주로 훈련 중인 의사들을 가르치기 위한 참고 자료로 사용한다. 반면, 주요 대학병원 밖의 의료, 즉 국가의 대부분에서 이루어지는 의료는 개인 병원과 지역 병원의 의사에 의해 제공된다. 이러한 영역에서 의사는 임상 지침을 철저하게 따른다. 그것은 복음과도 같다. 나는 많은 의사들이 서류 가방에 지침 인쇄본을 넣거나 휴대전화에 PDF를 넣어서 증례 논의 중에 꺼낼 준비를 하는 것을 본 적이 있다. 이러한 문서는 환자 진료에 엄청난 영향을 미친다.

나는 미국 갑상선 학회를 대신하여 앞으로의 과제를 준비하면서 이 영역에서 어떤 일이 있었는지 찾아보았다. 나는 19세기부터 교수들과 의사들이 증례 모음을 자세히 설명하고 특정 갑상선 질환 환자를 진단하고 치료하는 방법을 설명하는 책을 집필한다는 것을 보았다. 1800년대부터 오늘날까지 출판된 주요 갑상선 교과서를 살펴보면 이 책들이 일련의 개인 보고서와 임상 경험에서 연구 및 임상 연구에 대한 수천 개의 참고 자료를 포함하여, 의견이 없고 내용이 풍부한 책으로 어떻게 발전했는지 이해할 수 있었다. 20세기 전반에 걸쳐 의사들은 관점을 일화적인 관찰에서 임상 시험에서 파생된 객관적인 데이터로 점진적으로 전환했던 것이다.

나는 세인트루이스에 있는 워싱턴대학교의 의사과학자인 윌리엄 L. 그린이 쓴 "점액수종 치료를 위한 지침"이라는 논문을 출발점으로 사용할 것이다. 이 논문은 1968년에 출판되었으므로 거의 같은 시기에 혈액 내 TSH를 측정하는 방법이 임상적으로 이용 가능해졌고, 인체가 T4를 T3로 전환시키는 발견도 이루어졌다.[1)]

그린은 갑상선 추출물이 우수하고 수십 년 동안 성공적으로 사용되어 왔다고 생각했지만, 효능이 일관되지 않은 잘 알려진 문제가 있었기 때문에 자신의 전문가 의견을 바탕으로 합성 T4 또는 T3 처방이 갑상선 추출물에 비해 의심할 여지없는 이론적 이점을 나타낸다고 결론지었다. 그린은 또한 정상적인 갑상선 분비물에 T4와 T3가 모두 포함되어 있다는 사실을 인정했지만, 병용 요법으로 갑상선기능저하증 환자를 치료할 가능성은 일축했다. 그는 두 화합물의 대사 효과에 있어서 중요한 차이가 입증된 것이 없다고 생각했다. 용량 조정에 관한 한, TSH를 측정하는 분석법은 아직 이용 가능하지 않았으며 그린은 임상 기준(징후 및 증상)이 치료에 대한 매우 신뢰할 수 있는 지침을 제공한다고 결론지었다.

그린은 갑상선 추출물이나 합성 갑상선 호르몬 등의 치료법의 효능이나 모든 환자의 증상 해결 능력에 대해 논의하는 것을 피했고, T4는 모든 갑상선기능저하증 환자에게 효과적인 것으로 추정되었다. 무엇보다도 T4를 사용하는 것이 실용적이었다. 이러한 견해는 T4가 T3로 활성화된다는 것을 보여주는 1970년 연구에 의해서 강화되었으며, 이는 T4 환자를 치료하는 것이 신체에 T3를 보충하기에 충분하다는 의미로 해석되었다.[2)] 이 발견은 갑상선기능저하증의 치료가 향후 27년 동안 어떻게 접근될 것인지에 대한 서술을 설정했다.

일련의 유사한 출판물이 그린의 "지침"을 따랐으며 T4의 복용량을 조정하는 방법에 대한 중요한 차이점을 제외하고는 그의 아이디어를 크게 반영했다. TSH 수치 측정은 갑상선기능저하증 진단을 위한 참고 자료로 임상적으로 이용 가능해졌고 이후 몇 년 동안 혈액 내 TSH 수치의 정상화에 점점 더 중점을 두었으며 환자의 증상은 덜 강조되었다.

이 새로운 접근 방식은 몇 가지 우려를 불러일으켰다. 1976년에 보스턴 피터 벤트 브리검 병원의 의사과학자인 헐버트 A. 셀렌코는 TSH가 실제로 유용하지만 때때로 T4로 갑상선기능저하증을 치료할 때 갑상선 호르몬 수치와 혈중 TSH 사이에 설명할 수 없는 불일치가 있었다고 지적했다. 그는 TSH 수치가 갑상선 호르몬 치료의 타당성을 측정하는 유일한 척도로 사용되어서는 안 되며, 갑상선 호르몬 제제의 최적 복용량에 대한 궁극적인 평가는 임상적 판단으로 남아 있다고 강조했다.[3] 그러나 그의 우려는 무시되었다.

갑상선기능저하증의 치료를 구체적으로 포함하는 최초의 "공식 지침"은 1995년에 출판되었다.[4] 이 문서는 미국 갑상선 학회가 치료 표준 위원회 위원들에게 의뢰한 것인데 그 당시 T4는 최소 25년 동안 광범위하게 사용되어 왔고 비록 일화적이긴 하지만 T4의 일부 환자가 증상을 유지했다는 보고가 있었다. 예를 들면, 런던 해머스미스 병원의 외과의사이자 과학자인 셀윈 테일러는 1970년에 "갑상선기능저하증을 앓고 있는 아주 작은 그룹의 환자들은 T4만으로는 완전히 건강하지 않다"고 지적했다.[5]

태스크 포스의 전문가 의견과 관련 출판물을 바탕으로 제정된 1995년 지침에서는 TSH 혈중 수치를 정상화하는 투여량으로 갑상선기능저하증의 일상적인 관리를 위한 선택된 치료법으로 T4를 단호히 권장했다. 그들은 또한 T4 + T3를 함유한 제제를 특별히 권장하지 않았지만 사용이 금기 사항은 아니었다. 그렇다면 안내를 위한 지침을 보고 있는 내과의사는 무엇을 해야 할까? "권장되지 않음"과 "금지되지 않음"을 어떻게 해석해야 할까? 이는 전문가들이 문제의 주변을 살금살금 돌아다니다 나머지 우리 모두에게 중요한 문제를 명확히 할 기회를 놓친 것처럼 들린다.

연구가 이용 가능했지만[6] T4 치료가 T3 수치를 정상화했는지, 갑상선기능저하증의 모든 증상을 제거했는지, 또는 이것이 공식 시험에서 테스트되어야 하는지에 대해서는 전혀 논의되지 않았다. 돌이켜보면 T4를 이용한 TSH 수치의 정상화는 공식적으로 증상 제거의 동의어가 된 순간이었으며, 이것은 데이터가 아닌 전문가의 의견을 바탕으로 이루어졌던 것 같다.

2002년에 미국 임상 내분비 학회가 갑상선기능저하증에 대한 지침을 발표할 차례였다.[7] 그때에는 영국 배로우 병원의 임상 심리 컨설턴트 나오미 로버츠가 수행한 연구가 이미 발표되었다.[8] 우리가 본 바와 같이, 그녀는 적절하게 치료를 받았지만 불만족스러운 갑상선기능저하증 환자 수백 명을 확인했다.

그럼에도 불구하고 T4가 모든 갑상선기능저하증 환자의 증상을 제거하지 못한다는 점을 인정하지 않고 가이드라인은 일부 환자가 T4 + T3 병용으로 더 나은 증상을 보인다고 언급했다. 하지만 어떤 갑상선기능저하증 환자가 T4 단독 요법보다 병용 요법으로 더 잘 치료될 것인지를 알 수 있는 근거가 불충분했다. 또한 지침은 일반적으로 갑상선 추출물, 갑상선 호르몬 복합체 또는 T3를 보충 요법으로 사용해서는 안 된다고 명시했다.

2002년 지침은 갑상선기능저하증 환자가 "T4의 고품질 브랜드 제제"로 치료되어야 한다고 단호하게 명시했는데, 이는 내가 진심으로 예상하지 못한 진술이었다. 낮은 품질의 브랜드 제제와 반대되는 높은 품질의 제제가 무엇인지 어떻게 알 수 있을까? 그들은 지지하는 증거 없이 의사들이 제네릭보다 브랜드 제제를 처방할 것을 권고했다. 실제로 신지로이드와 세 가지 제네릭이 FDA의 관점에서 생물학적으로 동등하다는 것을 보여주는 동의 연구가 불과 몇 년 전에 발표되었다(2장 참조).

* * *

이 두 가지 지침이 발표된 후 T4 치료 도중 증상이 남아 있는 환자와 T3와의 병용 요법으로 혜택을 받은 환자는 혼란스러워졌다. 두 개의 저명한 의학회의 태스크 포스는 수백만 명의 환자가 분명히 T4로부터 완전히 혜택을 받지 못했고 병용 요법을 선호한다는 사실을 강조하지 못한 것 같다. 그들은 갑상선기능저하증 치료에 대해 만족하지 못하는 환자가 있다는 것을 의사들이 더 걱정했어야 한다고 생각했다. 그럼에도 불구하고 태스크 포스는 침묵을 지켰다. 환자들은 당황했고 무엇보다도 많은 사람들이 효과적인 대체 치료법(병용 요법)이 가능하다고 생각했지만 이를 무시당했기 때문에 그 중 일부는 당연히 분노했다.

* * *

10년 후인 2012년에 갑상선기능저하증에 대한 새로운 지침이 발표되었다. 이번에는 미국 갑상선 학회와 미국 임상 내분비 학회가 공동으로 권고를 작성했다.[9] 이 문서는 T4에 대해 불만족스러운 수백 명의 환자를 대상으로 웨일스에서 수행한 광범위한 연구를 인정한 반면, 이러한 연구가 네덜란드에서 재현되고 추가로 확장되었다는 점은 언급하지 않았다.[10] 그럼에도 불구하고 공동 태스크 포스는 T4로 치료받은 단 29명의 여성을 대상으로 한 연구에 의존하여 T4 치료가 갑상선기능저하증 환자의 삶의 질을 회복했다고 밝혔다![11] 따라서 T4는 많은 환자들이 완전한 회복을 누리지 못했다는 아무런 경고 없이 갑상선기능저하증 치료의 표준으로 남게 되었다.

이 공동 지침이 작성될 때에는 병용 요법의 이점을 평가한 여러 임상시험의 결과가 나와 있었다.[12] 그 결과들은 지침에서도 인정되었으며, 합동 태스크 포스는 해당 연구들이 T4만의 요법에 대한 병용 요법의 이점을 확인하는 데 대부분 실패했다고 결론지었다. 이 2012년 지침 역시 갑상선 추출물을 이용한 치료를 지지하지 않았다.

* * *

1995년부터 2012년 사이에 발표된 이 세 가지 공식 지침은 T4로 치료받은 갑상선기능저하증 환자 중 상당수가 증상을 유지한다는 점을 의사에게 경고하지 않았다. 대신 그들은 연구들이 T4에 비해 병용 요법(T4 + T3)의 우월성을 입증하지 못했다는 사실에 초점을 맞췄다. 반면에 T4가 갑상선 추출물보다 우수하다는 사실을 보여주는 단일 연구나 T4가 모든 갑상선기능저하증 환자의 삶의 질과 인지 기능을 회복시킨다는 사실을 보여주는 단 하나의 연구도 없다는 것은 아이러니하다.

환자를 염두에 두었다면 지침은 이러한 점을 강조했을 수도 있고 T4가 모든 환자에게 완벽하지는 않다는 점을 지적했을 수도 있다. 그들은 불만족스러운 환자들을 위해 대체 치료법에 대해 좀 더 개방적이었을 수도 있다. 따라서 T4 치료에 한계가 있다는 경고는 의사가 병용 요법을 시도하거나 개별적으로 갑상선 추출물을 사용한 치료를 재개하는 것을 더 편안하게 만들 수 있었을 것이고 환자들은 이 접근법으로부터 이익을 얻었을 것이다.

돌이켜보면, 이 세 문서에서 증상이 있는 환자를 심각하게 고려하지 않고 T4를 치료의 표준으로 수용한 것이 환우회를 중심으로 환자를 조직하는 데 결정적인 활력을 불어넣는 힘이었다고 생각한다. 내 환자 몇 명은 "그때 우리는 고통에도 불구하고 우리 상태에 대한 진지한 고려가 우선순위가 아니라는 것을 공식적으로 보았습니다."라고 말했다.

* * *

거의 동시에, 유럽 갑상선 학회는 TSH 수치가 정상인 T4 치료 환자의 지속적인 갑상선기능저하증 증상에 대해 알려진 내용을 검토하고 이 분야에 대한 지침을 작성하기 위해 태스크 포스를 지명했다.[13] 2년 동안 작업한 후, 태스크 포스는 지속적인 증상이 존재하며 환자가 만성 질환을 앓고 있다는 사실을 인지해야 하는 부담, 갑상선기능저하증과 동시에 발생할 수 있는 관련 질환 등 여러 가지 이유로 설명할 수 있다고 결론지었다. 이는 미국 학회가 취한 입장과 매우 유사하게 들리지만, 유럽인들은 새로운 조치를 취했다. 생리학적 T4 및 T3 수치를 회복하기 위한 T4 치료가 부적절하여 잔류 증상이 발생할 수도 있다는 점을 명시적으로 밝힌 것이다. 그럼에도 불구하고, T4 단독 요법보다 병용 요법이 더 좋다는 근거가 불충분하여, T4 요법을 갑상선기능저하증의 표준 치료법으로 유지하도록 권고했다.

다음으로, 유럽 갑상선 학회는 또 다른 놀라운 일을 했다. 그들은 지속적인 불만을 가지고 있는 T4 치료 환자들에 대한 실험적 접근법으로 병용요법이 고려될 수 있다고 명시적으로 밝혔다. 단, 이 환자들은 이전에 그들 질병의 만성적 성격을 다루기 위한 지원을 받은 적이 있어야 하고 관련 질병은 제외되었어야 한다. 그리고 학회는 혁신적인 일을 했는데 그들은 이것이 어떻게 안전하게 이루어져야 하는지를 설명했다. 그들은 병용요법은 공인된 내과의사나 내분비전문의에 의해서만 시작되어야 하며 3개월 후에도 호전이 없을 경우 중단해야 한다고 조심스럽게 말했다.

* * *

갑상선기능저하증 환자를 치료하는 의사와 갑상선기능저하증 환자 모두에게 2012년은 혼란스러운 한 해였다. 대서양 한쪽에서는 미국의 두 저명한 전문 학회의 지침이 T4를 이용한 갑상선기능저하증 치료를 권장했지만 치료에도 불구하고 이들 환자 중 약 10~20%가 증상을 유지한다는 사실을 무시했다. 다른 한편에서 저명한 유럽 전문 학회의 지침은 T4 치료의 한계를 인식하고 증상이 지속되는 환자를 위한 합리적인 방법, 즉 병용 요법을 사용한 시험을 제안했다.

나는 유럽 갑상선 학회의 연례 학술대회에 자주 참석하는데 그 무렵 유럽에 있는 동료들은 미국의 입장에 의아해하며 미국의 지침에 의문을 제기했다. 이번 위기의 주요 주체인 제약회사, 의사, 지침 등의 연관성을 고려하지 않는 것은 어렵지만 갑상선 분야에서 우리를 위대한 발견으로 이끈 것은 과학이며, 나는 과학이 우리를 이 토끼 굴에서 이끌어 낼 것이라고 믿는다. 이 과학을 이해하려면 처음부터 시작해야 한다.

요오드가 중요한 이유와 갑상선이 어떻게 작용하여 T4와 T3를 분비하는지 설명하는 것부터 시작하겠다. 그 후에 신체가 T4를 T3로 변환하는 두 가지 방법을 소개하려고 한다. 이 책의 다음 부분에서는 갑상선의 필수 과학을 탐구한다.

제2부

과학

제4장
갑상선과 갑상선 호르몬의 작용 원리

때는 이른 아침, 갑상선기능저하증을 앓고 있는 47세의 올리비아 스톤은 침대에 누워 T4 125μg을 복용한다. T4는 음식이나 다른 약물과 함께 복용하면 안 되기 때문에 침대에서 복용하는 것이다. 식사나 다른 약과 함께 T4를 복용하면 흡수가 최대 50%까지 억제되어 궁극적으로 효율성이 저하될 수 있기 때문에 흡수를 위해서는 아침 식사 1시간 전, 저녁 식사 4시간 이후에 복용하는 것이 좋다. 그녀와 다른 많은 사람들은 그것을 가지고 침대에서 기다린다.

올리비아는 지난 여섯 달 동안 매일 T4 정제를 복용해 왔다. 정제가 그녀의 뱃속에 부딪혀 녹기 시작한다. 무게는 약 1/10g이고 T4의 함량은 정제의 아주 작은 부분에 불과하다. 나머지는 필러 또는 부형제(T4 분자에 안정성을 부여하는 물질)와 정제를 화려하게 만드는 염료인데 환자는 필러나 염료에 대한 과민증을 겪을 수 있으며, 이는 무색 정제나 액상 캡슐로 전환하면 해결될 수 있다.

몇 분 안에 정제가 올리비아의 십이지장(소장의 상부)으로 들어가 완전히 용해되어 T4가 순환계로 흡수될 수 있게 된다. 흡수에 문제가 없다고 가정하면, 대부분의 T4는 이미 혈중에 있는 전날 정제의 T4와 혼합되어 몇 시간 내에 흡수되었을 것이다.

정제에서 파생되는 T4는 갑상선에서 생성되는 T4와 동일하기 때문에 신체는 두 가지를 모두 동일하게 처리한다. 그러나 문제가 있다. T4만으로는 추위에 대한 민감성, 인지 장애, 나태함과 같은 갑상선기능저하증 증상을 완화할 수 없다. 우리의 몸은 T4에 반응하지 않는다. 흡수된 후 대부분의 T4는 혈액에 남아 있으며 단지 천천히 기관으로 들어간다. 그것이 T4가 T3로 바뀌는 순간인데, T4에서 요오드 원자가 빠져나와 T3가 될 때 발생한다. T3는 대부분 장기 내부에서 발견되며 신체 기능을 변화시킨다. 이는 모든 기관이 갑상선기능저하증의 증상을 완전히 완화할 수 있는 호르몬인 T3에 즉시 반응한다는 것을 의미한다.

따라서 T4에서 T3로의 전환이 모든 갑상선기능저하증 환자에 대한 T4 치료의 중심에 있다는 것은 명백하다. 이와 관련하여, 저차원적 기술인 갑상선 추출물(돼지 갑상선에서 추출)은 T4와 T3의 혼합물을 함유하고 있기 때문에 T4와 비교할 때 약간 다르게 작용한다. 따라서 갑상선 추출물 또는 다른 형태의 병용 요법으로 치료받은 갑상선기능저하증 환자는 흡수 시 작용할 준비가 된 일부 T3를 갖는 것으로부터 이점을 얻지만 T4의 활성화를 통해 T3도 생성해야 한다.

* * *

요오드가 건강에 중요한 요인인 이유는 흥미로운 이야기다. 최초의 생명체가 진화한 바다는 지구상에서 가장 큰 요오드 저장소이다. 따라서 생명은 요오드가 풍부한 환경에서 진화했으며 초기 유기체조차도 생명을 조절하는 방법으로 요오드를 단백질에 결합할 수 있었다. 대략 35억 년이 지난 후에 생명체는 쉽게 구할 수 있는 요오드에 의존하는 데 익숙해졌다고 말할 수 있다. 대륙에는 요오드가 풍부하지는 않지만 때때로 비로 인해 요오드가 뿌려진다. 토양에 보유되는 요오드의 양은 토양 유형에 따라 다르다. 토양의 요오드 양이 해당 지역의 모든 생명체에 영향을 미치기 때문에 이는 중요하다. 예를 들면 캄보디아, 레바논, 마다가스카르, 말리와 같은 요오드 결핍 지역에서 자라는 작물과 그 토양에서 자라는 모든 것을 먹는 동물도 요오드 결핍이 되기 때문에, 요오드 결핍 지역에서 얻은 모든 종류의 음식을 섭취하면 일일 요오드 섭취량이 줄어들고 요오드 결핍 위험이 높아지는 것이다.

약 4억 년 전에 동물의 생명이 대륙으로 확장되면서, 진화의 압력은 요오드를 농축하고 저장할 수 있는 유기체를 선호하게 되었고 이때 갑상선이 작용하게 된다.

갑상선은 수백만 개의 세포로 구성되어 있으며 각 세포는 심장에서 직접 나오는 동맥에서 분지하는 모세혈관으로 둘러싸여 있다. 이 혈액에는 매일의 식사에서 흡수된 요오드가 포함되어 있고 갑상선 세포는 요오드를 흡수하며 이를 갑상선 호르몬을 만드는 구성 요소로 사용할 수 있다. 그들은 갑상선 내에서만 생성되는 티로글로불린이라는 큰 단백질과 요오드를 결합하고, 요오드화 티로글로불린이라는 조합은 갑상선 내에 저장되며 T4와 T3를 함유한다. 시간이 지남에 따라 티로글로불린은 천천히 분해되어 T4, T3 및 소량의 기타 활성이 낮은 분자를 방출한다. 매일 최소 150μg의 요오드를 섭취한다면 갑상선에는 T3 분자당 약 14개의 T4 분자가 포함되며, 이는 T4가 갑상선 분비의 가장 풍부한 구성 요소인 이유를 설명하고 있다.

그러나 지구상의 광범위한 지리적 영역에서는 토양에 충분한 요오드가 함유되어 있지 않다. 사질 토양과 저점토 토양은 매우 낮은 수치의 요오드를 함유하고 있는 반면, 점토가 풍부한 토양, 유기물이 풍부한 토양 및 알칼리성 토양은 훨씬 더 높은 수치의 요오드를 함유하고 있다. 일반적으로 빙하 작용을 겪은 지형은 요오드를 보유할 수 있는 능력이 제한되어 있으며, 요오드 결핍은 요오드를 흡수하고 농축하는 능력을 증가시키기 위한 보상적인 갑상선 성장인 갑상선종을 유발한다. 실제로 갑상선종은 목에 있는 눈에 보이는 덩어리로 갑상선이 있는 곳에서 튀어나온 것인데, 무언가를 삼킬 때마다 위아래로 움직인다. 요오드 결핍이 심각하지 않다면 갑상선 성장과 갑상선 호르몬 경제의 기타 조정으로 요오드 결핍 지역의 성인이 거의 정상적인 삶을 유지할 수 있지만, 아이들은 그렇게 효율적으로 적응할 수 없으며 가벼운 요오드 결핍에도 여전히 취약하다. 여기에는 출생 전 어린이, 유아 및 모든 연령의 어린이가 포함된다. 예를 들어, 논의된 바와 같이 임신 중에는 요오드 요구량이 증가하여 일부 여성은 요오드 결핍 위험이 더 높아진다. 이것이 엄마에게 직접적인 영향을 미치지는 않더라도 아이의 정상적인 발달에는 영향을 미칠 것이다. 임신 및/또는 신생아 기간 중 심각한 요오드 결핍은 성장 지연 및 신경운동 이상을 초래하고 어린이의 IQ를 최대 10~15점까지 감소시킬 수 있다. 가벼운 요오드 결핍이라도 최대 5점의 IQ 포인트 손실을 초래할 수 있다.

우리 중 약 20억 명이 요오드 결핍 지역에 살고 있다. 요오드 결핍은 요오드 예방을 통해서만 해결 가능하다. 예를 들어 식염과 같이 일상 식단에 요오드를 첨가하는 것이다. 제네바의 스위스 의사인 장 프랑소와 코인데는 1820년에 요오드와 갑상선 사이의 연관성을 처음으로 인식한 사람 중 한 명이었고, 말린 해초나 해면을 섭취하면, 그것들의 요오드 함량이 높기 때문에 갑상선종 크기가 성공적으로 감소한다는 사실을 발견했다.[1)]

거의 같은 시기에, 1820년대 중앙 아메리카에서 지질 조사를 수행했던 프랑스 화학자 장 밥티스테 부생고트는 안데스 산맥 주위의 지역에서는 갑상선종이 흔하지만 구아카 계곡과 안티고이아 계곡 주민들은 갑상선종에 걸리지 않았다는 사실을 발견했다.[2)] 그는 이러한 이유가 요오드를 함유한 천연 소금의 사용과 연관되어 있음을 확인했고, 요오드 함유 소금은 풍토병을 예방하거나 퇴치하기 위해 다른 계곡으로 운반되었다.[3)]

5년 후 부생고트는 안데스 광산의 천연 소금에 요오드가 존재하는지 계속 연구하면서 풍토성 갑상선종을 예방하고 치료하기 위해 소금 요오드화를 권장했다. 그 후 1860년대와 1870년대에 유럽에서 일련의 성공적인 실험이 청소년들의 갑상선종을 감소시키는 데 요오드 정제의 효능을 입증했으며, 가장 큰 규모의 실험은 알비(프랑스 제네바 호수 남쪽) 공동체에서 실시되었다.

오하이오주 클리블랜드에 있는 레이크사이드 병원의 병리학자인 데이비드 마린은 미국에서 요오드 예방 요법을 주도했는데, 클리블랜드 지역의 개와 농장 동물에 갑상선종이 있다는 사실을 알고 나서 이 주제에 관심을 가지게 되었다. 그는 갑상선종 개를 요오드로 치료하면서 갑상선종의 크기가 줄어들고 건강이 극적으로 변화하여 "활동적이고 튼튼하게" 변하는 것을 발견했고, 이는 아마도 갑상선기능저하증에서 정상적인 갑상선 기능으로의 전환을 반영하는 것 같았다. 1910년대 후반에 마린은 오하이오주 아크론에 있는 여학생 그룹의 식단의 요오드를 강화하면서 그들의 갑상선 크기를 조사했다.

그는 요오드를 투여하면 갑상선의 크기가 크게 줄어드는 것을 확인했다.[4] 1924년에 마린은 자신의 연구 결과에 대해 강의하면서 아크론에서의 연구가 스위스와 이탈리아의 갑상선종 발생 지역의 학생들을 대상으로 한 몇 가지 성공적인 연구로 빠르게 이어져 해당 국가에서 요오드 결핍으로 인한 청각 장애를 극적으로 줄였다고 말했다.

안타깝게도 코인데가 발견한 지 백 년이 걸려서 데이비드 마린이 요오드의 안전한 예방적 가치를 확립했다. 초기 적대감의 이유 중 하나는 작은 갑상선종이라도 젊은이들이 프랑스 군대에서 병역을 면제받을 수 있다는 것이었다![5]

* * *

내가 1970년대 후반 상파울루에서 의대생이었을 때, 산타 카사 병원에서 본 환자 10명 중 약 1~2명은 갑상선종을 앓고 있었다. 요오드 결핍이 브라질의 넓은 지역과 라틴 아메리카의 다른 지역에서 풍토적으로 발생했기 때문이다. 20세기 초부터 라틴 아메리카 정부는 요오드 결핍을 예방하기 위한 전략으로 소금 요오드화를 사용하기로 결정했다. 이는 요오드 결핍을 해결하려면 정부의 노력이 필요하다는 프란시스코 프레이레 알레망 이 시스네이루의 1831년 권고에 따른 것이다. 알레망은 브라질 리우데자네이루에서 외과의사로 졸업했지만 파리 의과대학에 진학하기로 했고 거기서 소금 요오드화를 연구하고 "갑상선종에 대한 논문"이라는 제목의 논문을 발표했다.

그러나 소금 요오드화에는 제조, 운송 및 가정용 보관에 대한 엄격한 품질 관리를 요구하는 엄청난 노력이 필요하다(예를 들면, 요오드 첨가 소금을 뜨거운 난로 옆에 두면 요오드 기화를 가속화하여 요오드 함량을 빠르게 감소시킨다). 따라서 1970년대에도 브라질에는 갑상선종의 유병률이 여전히 높았다.

그러나 놀랍게도 브라질만이 아니고, 정부가 후원하는 요오드 예방 조치에도 불구하고 요오드 결핍은 20세기 대부분 동안 전 세계적인 문제로 남아 있었다. 1990년대에 머크 KGaA(독일 화학 및 제약회사, 머크라는 이름의 미국 회사와 관련 없음) 내에서 독일에서 지속되는 광범위한 요오드 결핍에 대한 내부 논의의 결과로, 회사는 6세부터 15세까지의 어린이를 대상으로 소변의 요오드 함량과 갑상선의 크기에 대한 공개 조사를 시작했다.

앞서 언급했듯이 갑상선종은 요오드 결핍의 초기 징후 중 하나이며 어린이는 가장 취약한 집단이다. 벨기에 의사과학자인 프랑소와 더랑어의 조언에 따라 회사는 초음파 목 스캐너와 소변 샘플을 보관할 수 있는 냉동고가 장착된 밴을 구입했고 나중에 소변을 처리하여 요오드 함량을 측정했는데, 이는 요오드 섭취량을 추정하는 상당히 좋은 방법이었다.

원래 아이디어는 밴이 전국을 계속 운행하는 것이었으나 사이로모빌 프로그램의 엄청난 성공으로 오스트리아, 벨기에, 체코, 프랑스, 독일, 헝가리, 이탈리아, 룩셈부르크, 네덜란드, 폴란드, 루마니아, 슬로바키아 등 12개 유럽 국가로 프로그램이 확장되었다. 수천 명의 어린이를 연구한 결과 유럽 전역에서 요오드 결핍이 나타났고 이는 풍토적인 요오드 결핍증을 제거하기 위한 자원을 투입하는 데 엄청난 도움이 되었다.

몇 년 후 라틴 아메리카 갑상선 학회는 머크 KGaA를 도와 사이로모빌 프로그램을 남미에 도입했다. 더랑어는 사이로모빌 밴의 야심찬 여행을 계획하는 동안 매사추세츠 종합병원에서 존 스탠베리와 함께 교육을 받은, 페루 리마의 의사과학자인 에드워드 프레텔과 긴밀히 협력했다. 밴은 멕시코에서 아르헨티나까지 13개국의 163개 장소를 방문했다.

사이로모빌 프로그램은 2000년대까지 연장되어 더 많은 유럽 국가를 방문했을 뿐만 아니라 아프리카, 인도네시아, 호주에서도 비슷한 야심 찬 프로그램을 실행했다. 전체적으로 32개국의 432개 장소에서 약 4만 명의 어린이를 연구했으며 이는 일반 대중의 이익을 위해 제약 업계, 학계 지도자, 정부 간 성공적인 협력의 특별한 예였다.

인공 소금 요오드화 및 기타 독창적인 전략(예: 논에 요오드 살포, 매년 요오드 첨가 기름 주입, 사이로모빌 프로그램과 같은 공공 조사로부터의 지침) 덕분에 심각한 요오드 결핍은 더 이상 지구상에 널리 퍼져 있는 상태가 아님에도 불구하고 이탈리아를 포함한 아프리카, 아시아, 유럽의 일부 지역에는 여전히 가벼운 요오드 결핍이 존재한다.[6] 또한 어린이와 임산부는 요오드 결핍이 발생할 위험이 있으므로 적극적으로 감시해야 한다.

* * *

요오드가 충분한 지역에 거주하는 체중 70kg의 정상인의 갑상선은 매일 약 90μg의 T4와 5μg의 T3만을 혈액으로 분비한다. 그렇다. 갑상선은 대부분 몸 전체에서 T3로 활성화되는 비활성 전구체 분자인 T4를 분비하지만 활성 갑상선 호르몬인 소량의 T3는 즉각적인 갑상선 호르몬 작용을 제공한다.

갑상선을 외과적으로 제거한 후에는 더 이상 갑상선 호르몬을 생산할 수 없다. 신체의 다른 어느 곳에서도 갑상선 호르몬을 생산할 수 있는 세포를 찾을 수 없기 때문이다. 따라서 그러한 수술 직후에 혈액 중 갑상선 호르몬 수치가 떨어지기 시작하고, 치료를 받지 않은 지 1~2주가 지나면 갑상선기능저하증 증상을 경험하게 되는 것이다. 세 번째나 네 번째 주가 되면 심각한 갑상선기능저하증이 나타날 것이다.

하시모토 갑상선기능저하증처럼 면역 체계에 의해 갑상선이 파괴되면 상황이 훨씬 더 느리게 진행된다. 갑상선이 거의 완전히 파괴되는 데는 6~12개월 정도만 걸릴 수도 있고, 완료되는 데 몇 년이 걸릴 수도 있다. 세포가 하나씩 파괴됨에 따라 T4와 T3의 일일 생산량이 천천히 감소하여 혈액의 TSH 수치가 상승하게 된다. 혈액 내 TSH가 높을수록 남아 있는 갑상선 세포가 더 열심히 일하도록 자극하여 죽은 세포를 보충한다. 갑상선 세포는 더 열심히 일하면 더 많은 T3를 생성하는 경향이 있다. 이를 통해 T4 혈중 농도가 T3보다 빠르게 떨어지는 이유를 설명할 수 있다.

갑상선이 T4와 T3를 모두 분비한다는 것은 갑상선기능저하증 치료에 있어서 매우 중요한 퍼즐 조각을 구성한다. 이것은 본질적으로 정상적인 갑상선 분비를 성공적으로 모방하려면 갑상선기능저하증 치료에 T4와 T3가 모두 포함되어야 함을 시사한다. 이러한 의미에서, 갑상선 추출물의 활용은 돼지의 갑상선이 약간 더 낮은 T4/T3 비율을 포함한다는 점을 제외하면 인간 갑상선이 하는 것과 가장 유사하다(일반적으로 T3 분자 하나 당 T4 분자가 4개, 반면에 인간 갑상선에서는 14:1).

갑상선 추출물이나 T3를 함유한 다른 형태의 병용 요법의 단점은 T3가 혈중으로 너무 빨리 흡수된다는 것인데 이는 돼지 갑상선 추출물에 약간 더 높은 T3 함량이 있다는 점과 함께 바람직하지 않은 효과를 일으킬 수 있다. 정제에 갑상선 추출물이 얼마나 많이 포함되어 있는지에 따라 혈중의 T3 수치가 기준 범위보다 높은 수치에 도달하여 심장 두근거림(심계항진), 미세 떨림, 발한과 같은 부작용을 일으킬 수 있다. 의사들은 특히 기저 심장 질환이 있을 수 있는 노인들의 경우 이에 대해 우려한다.

물론 정상적인 갑상선이 T3를 순환으로 방출할 때는 T3가 한꺼번에 방출되는 것이 아니라 24시간에 걸쳐 방출되기 때문에 이런 일이 일어나지 않는다. 갑상선 추출물을 복용하는 환자들과 이야기해보면, 바람직하지 않은 부작용이 존재하지만 흔하지는 않다는 것이 분명해 보인다. 내게는 갑상선 추출물을 복용하는 환자는 많지 않았지만 항상 부작용을 확인해 왔다. 때때로 환자가 불평을 하면 나는 자동으로 복용량을 낮추고 혈액 내 TSH의 새로운 측정값을 바탕으로 신중하게 복용량을 재조정했다.

T4를 이용한 갑상선기능저하증 치료는 무엇보다도 혈액 내 T3의 피크를 방지하기 때문에 매력적이 되었고, 이 치료법은 갑상선이 T3를 너무 적게 생성하여 신체의 다른 부분이 T4의 T3로의 전환을 가속화하여 갑상선에서 직접 분비되는 소량의 T3를 보충한다는 생각에 의해 뒷받침되었다. 정말 그럴까?

음, 그건 흥미로운 개념이다. 탈 요오드화 효소는 확실히 갑상선 호르몬 작용을 보존하도록 적응할 수 있지만 과연 그럴까? 이 점은 임상 지침에서 실제로 다루거나 논의된 적이 없다. 그리고 T3가 활성 갑상선 호르몬이기 때문에 이것은 중요한 포인트이다. 나중에 이 주제에 대해 더 자세히 설명하겠으나 실제로 T4 치료 환자에서 T3 생산이 보존되지 않는다면 약 50년 동안 신조로 자리잡았던 T4 치료의 기본 원칙에 결함이 있는 것이다.

* * *

흥미롭게도 갑상선은 활성 호르몬인 T3를 소량 분비할 가능성은 그대로 유지하면서 비활성 호르몬인 T4를 주로 분비하도록 진화했다.

T3 생산의 대부분은 갑상선 외부의 여러 위치에서 하루 약 25μg으로 발생하며 이는 조정 가능하다. 갑상선이 하는 일은 적절한 순간과 적절한 장소(갑상선 외부)에 T3로 활성화될 수 있는 비활성 전구체(T4)를 생성하는 것이다. 우리가 본 것처럼, 러닝머신 운동은 마우스의 골격근에서 T3 생산을 가속화한다.[7)]

갑상선에서 직접 분비되는 T3의 양은 하루에 약 5μg으로 상대적으로 적지만 조정도 가능하다. 덴마크 올보르대학 병원의 의사과학자인 피터 라우버그는 TSH가 갑상선에서 분비되는 T3의 양을 조절하는 핵심 요소임을 보여주었다. 예를 들면, 사람의 갑상선은 일반적으로 T4 분자 14개마다 T3 분자 1~2개를 분비한다. TSH 자극하에서는 분비되는 T3의 양이 T4 14분자에 대해 3~4분자에 도달할 수 있기 때문에, 갑상선 외부의 T3 생산이 허용할 수 없을 정도로 낮으면 TSH 수치가 증가하고 상대적인 갑상선에서의 직접 T3 분비도 증가하게 된다. 이 기전은 T3의 혈중 수치를 보존하여 등락 없이 혈중의 안정적인 수치를 유지하기 위한 것이다.

이러한 모든 사실은 갑상선이 제거되거나 더 이상 작동하지 않을 때 문제를 야기하는데 T4로만 치료하면 시스템이 경직된다. 활성 호르몬은 제공되지 않으며 신체는 대신 갑상선 외부의 기전에 100% 의존하여 T4를 T3로 전환하고 순환하는 T3 수치를 유지한다. 또한, 유전자에 따라 T4를 T3로 변환하는 능력에 추가적인 장애가 있을 수 있으며, 이로 인해 상황이 더욱 복잡해진다(나중에 자세히 설명). 환자가 합성 T4와 T3의 고정 혼합물이나 갑상선 추출물로 치료를 받는 경우는 문제가 줄어든다.

* * *

T4에서 T3로의 전환은 자발적으로 발생할 수 있다. 달리 말하면, 빛이 그 과정을 가속화하는 것처럼 보이기 때문에 내 환자 올리비아가 T4 용액이 담긴 컵을 주방 조리대 창문 근처에 남겨두면 다음 날 그녀는 소량의 T4가 T3으로 전환되는 것을 발견할 것이다.

그러나 T4에서 T3로의 자발적 전환 속도는 매우 느린데 신체에서는 이 반응이 훨씬 더 빠른 속도로 일어나야 한다. 신체에서 일어나는 모든 일은 효소, 즉 매우 느린 속도로 일어날 수 있는 반응을 가속화할 수 있는 "작은 엔진"에 달려 있다. 그리고 물론 T4에서 T3로의 전환은 효소 작용을 통해 가속화된다. 이러한 유형의 효소는 탈 요오드화 효소(요오드를 제거하는 효소)로 알려져 있다. T4가 혈류를 빠져나가 기관으로 들어간 후 탈 요오드화 효소에 의해 빠르게 유인되고 T4 분자는 아주 짧은 순간 동안 탈 요오드화 효소와 접촉하는데, 이는 탈 요오드화 효소가 T4에서 요오드 원자를 뽑아내기에 충분하다. 이것은 T3 분자로 바뀌어 세포 내부에 자유롭게 머물거나 혈중으로 다시 들어갈 수 있다.

탈 요오드화 효소는 T4 갑상선기능저하증 치료의 핵심인데 두 가지 유형의 탈 요오드화 효소, 즉, 1형 탈 요오드화 효소(DIO1)와 2형 탈 요오드화 효소(DIO2)가 T4를 T3로 전환할 수 있으며, 연구자들은 1970년대와 1980년대에 이들을 면밀히 연구했다.

DIO1의 발견은 1970년대에 이루어졌다. DIO1은 놀라운 속도로 T4를 T3로 변환한다. 약 10년 동안 T4를 T3로 전환시키는 것으로 알려진 것은 DIO1 뿐이었다가 1980년대 초 보스턴 브리검 여성병원의 리드 라르센의 연구실에서 뛰어난 젊은 연구자 팀–마이클 카플란, 잭 레너드, 엔리케 실바, 테오 비써–이 DIO1보다 1,000배 빠르게 T4를 T3로 전환할 수 있는 DIO2를 발견했다.[8)]

신체의 모든 DIO1과 DIO2는 함께 분당 약 16조 개의 T3 분자를 생성하기 때문에 탈 요오드화 효소의 관련성과 각 기관에서의 탈 요오드화 효소의 기능이 엄격하게 규제되는 이유를 이해하는 것이 쉽다. DIO1 및/

또는 DIO2 활동이 많을수록 T4가 T3로 더 빠르게 활성화된다. DIO2 경로는 인간에서 T4를 T3로 전환하는 주요 경로이고 DIO2는 혈액에 존재하는 대부분의 T3 생산을 담당한다.

과학자들이 DIO2를 발견한 것과 거의 동시에 몇몇 실험실의 연구가 또 다른 경로인 3형 탈 요오드화 효소, 즉 DIO3의 존재를 시사했다. 이는 일부 T4와 대부분의 T3가 비활성화된 후 신체에서 제거되는 경로인데 밝혀진 바와 같이, 탈 요오드화 효소 활성화와 비활성화 사이에는 균형이 있다. DIO1과 DIO2는 T3를 생성하는 반면, DIO3는 갑상선 호르몬 작용을 종료하고 T4와 T3를 제거한다. 태반에 DIO3가 대량으로 존재한다는 사실은 임신 중 갑상선기능저하증 환자에게 더 높은 용량의 T4가 필요한 이유를 대부분 설명할 수 있다.

세 가지 탈 요오드화 효소의 이 작용에도 불구하고, 내가 내 연구실에서 수행한 연구는 갑상선만으로도 탈 요오드화 효소의 도움 없이도 자체적으로 재조정하여 정상 범위 내 수치를 유지하기에 충분한 양의 T3를 분비할 수 있다는 것을 보여주었다. 달리 말하면, DIO1과 DIO2는 갑상선 기능이 정상인 한 혈중에서 T3 수치를 유지하는 데 필수적이지 않고 건강한 갑상선은 그 자체로도 충분하다.

따라서 DIO2 또는 DIO1 경로의 모든 결함은 T3의 갑상선 분비 조절을 통해 보상될 수 있다. DIO1 및/또는 DIO2 결함이 있는 경우 갑상선은 더 많은 T3를 생성하여 탈 요오드화 효소를 통한 T3 생산의 결함을 보완한다.

그 자체로 흥미로울 뿐만 아니라, 이는 갑상선 시스템이 T3의 혈중 수치를 유지하고 보존하도록 내장되어 있음을 명백히 보여준다. 갑상선이 어려움을 겪으면서 T3 생산을 극적으로 가속화할 수 있는 기전을 개발한다는 것을 고려하면 정상적인 T3 수치를 유지하는 것이 중요하다는 결론을 내릴 수밖에 없다.

* * *

의심의 여지 없이 갑상선은 순환하는 T3 수치를 유지하기 위해 작용하지만 올리비아의 갑상선은 T3 생산을 조절할 수 없다. 그녀는 자가면역 갑상선기능저하증을 앓고 있으며, 이는 갑상선이 면역 체계에 의해 파괴되어 전혀 기능하지 않는다는 것을 의미한다. (다른 사람들의 경우 갑상선기능저하증은 갑상선을 외과적으로 제거한 결과일 수 있다.) 따라서 건강한 갑상선을 가진 사람은 T4에서 T3로의 불충분한 전환을 보상할 수 있지만 그녀는 갑상선이 기능하지 않기 때문에 보상할 수 없는 것이다. 따라서 그녀는 신체의 모든 T3를 생성하기 위해 탈 요오드화 효소에 의존하므로 탈 요오드화 효소의 결함은 올리비아 및 그녀와 같이 T4를 복용하는 환자에게 주요 문제가 될 수 있다. 명백한 이유로 DIO1 또는 DIO2 경로를 손상시키는 모든 것은 T4에서 T3로의 전환을 방해하고 갑상선기능저하증을 치료하는 T4의 효과를 감소시킨다. 이것이 환자가 잔류 증상을 나타내는 데 기여할 가능성이 가장 높다.

내 경력 전반에 걸쳐 나는 갑상선기능저하증 환자들로부터 그들이 탈 요오드화 효소 결함이 있고 그것이 치료를 복잡하게 만든다는 메모를 많이 받았다. 나는 이러한 메시지를 무시했다는 사실을 인정하기가 부끄럽다. 첫째, T4 탈 요오드화가 T4 치료에 대한 갑상선기능저하증 환자의 반응을 정의하는 데 그렇게 중요한 역할을 한다는 사실이 나에게는 전혀 생각나지 않았었다. 둘째, 탈 요오드화 효소 결함이 과학적으로 입증된 사례는 보고된 적이 없었지만 이제는 더 잘 알고 있다.

오늘날 우리는 탈 요오드화 효소와 그 결함에 대해 더 많이 알고 있다. 유전자 다형성으로 알려진 DIO2를 코딩하는 유전자의 변화로 인해 발생하는 것과 같은 DIO2 경로의 작은 유전적 변이도 큰 역할을 할 수 있다. 이러한 다형성은 다수의 개인에 존재하며 DIO2 활동을 크게 손상시킨다(나중에 자세히 설명).[9)]

또한, 2018년 겨울에는 시카고대학교에서 탈 요오드화 효소 유전자의 최초의 유전적 돌연변이가 발견되었다.[10)] 내 동료 새뮤얼 레페토프는 갑상선 질환 유전학 분야에서 일하는 세계 최고의 의사과학자인데 학생들은 그를 사랑하며 우리 모두는 그를 갑상선 질환의 신 같은 존재로 존경해 왔다. 1960년대 후반에 갑상선 호르몬 저항성 증후군을 설명한 후, 레페토프는 수년에 걸쳐 설명할 수 없는 갑상선 질환에 걸린 가족의 혈액 샘플을 정기적으로 보내는 의사들로 구성된 세계 네트워크를 구축했다. 레페토프와 그의 팀은 임상 및 실험실 검사 결과와 환자의 DNA (가족의 DNA와 함께)를 마치 복잡한 퍼즐의 일부인 것처럼 분석하여 상태를 설명할 수 있는 하나 이상의 유전적 단서나 결함을 찾고 있다.

공동 연구 회의 중 하나에서 레페토프와 그의 팀의 의사과학자인 알렉산드라 드미트레스쿠는, 다른 이유로 진료 의뢰되었지만 DIO1 문제를 시사하는 갑상선 호르몬 수치에 변화가 있음을 발견한 두 가족을 보여주었다. 아니나 다를까, 연구팀은 이들 가족의 DNA 서열을 밝혔을 때 DIO1 유전자에서 두 개의 관련 없는 돌연변이를 확인했다. 다음으로 그들은 연구원 중 한 명인 모니카 프란카에게 실험실에서 돌연변이를 재현하고 그 돌연변이가 DIO1 활동에 영향을 미치는지 실험하도록 요청했다.

실제로 돌연변이는 DIO1 활성을 절반으로 줄일 정도로 극적인 효과를 가졌다. 이 사람들은 손상된 DIO1 활성을 보상하는 건강한 갑상선을 가지고 있었기 때문에 혈중에서 정상적인 T3 수치를 보였다. 그러나 이들 중 누구든 갑상선기능저하증이 발생하여 T4로 치료를 받는 경우 T3 생산 능력이 감소할 것이다.

이러한 발견들은 주목할 만한데 이들은 DIO2와 DIO1의 결함이 존재하며 일반적으로 건강한 갑상선의 정상적인 기능에 의해 가려진다는 것을 보여준다. 그럼에도 불구하고 이러한 결함은 T4 치료를 유지하는 갑상선 기능저하증 환자의 삶을 어렵게 만드는 것이다.

* * *

자연이 우리를 포함한 모든 척추 동물의 삶에서 중요한 역할을 하기 위해 요오드를 선택한 방법은 놀라울 따름이다. 갑상선이 어떤 일을 하기 전에 활성화(T3로 변환)되어야 하는 미완성 호르몬(T4)을 분비한다는 생각은 경탄스럽다. 나는 DIO1과 DIO2 이야기를 풀어낸 몇몇 사람들을 알고 그들과 긴밀하게 협력할 수 있었던 것을 영광으로 생각한다. 다음 장에서는 내가 어떻게 이 연구에 참여하게 되었는지 설명할 텐데 내가 어떤 맥락에서 일했는지 명확하게 이해할 수 있도록 내 경력, 내가 수행한 연구, 내가 발견한 것에 대해 조금 설명하겠다. T4에서 T3로의 전환은 갑상선 기능저하증 치료에서 매우 중요한 퍼즐 조각이기 때문에 나는 DIO2의 작용 방식과 이것이 TSH 분비 및 뇌 기능에 어떻게 영향을 미치는지에 대한 더 깊은 이해를 제공할 것이다.

제5장
T4가 T3로 전환되는 방법

브라질 상파울루에서 자랐던 10대 시절, 축구 경기와 미국 TV 쇼 사이에, 내 동생 살바도르와 나는 열대어를 사육하여 간단한 실험을 하곤 했다. 어느 순간 우리 집 주변에는 수십 개의 수조가 펼쳐져 있었고 우리는 부검을 위한 작은 현미경을 가지고 있었으며, 책을 많이 읽었다. 그러한 환경 및 생물학과 화학에 대한 사랑이 과학자가 되고자 하는 나의 관심을 촉발시킨 것 같다.

앞서 언급했듯이 나는 의대생 시절 카를로스 로베르토 더글라스의 지도를 받은 생리학 대학원생들을 도왔다. 칼로리 섭취와 영양소가 갑상선에 어떤 영향을 미치는지에 초점을 맞춘 그들의 연구를 도우면서 수년을 보냈다. 밤에는 상파울루대학교에서 생물학 학위를 위해 공부했다. 그 덕분에 낮에 의학 수업에서 배운 내용에 대해 훨씬 더 폭넓은 시각을 갖게 되었다.

내가 과학에 관심이 있다는 것을 알고 있던 엄마 엘리드가 지역 신문에서 독일 정부가 의대생을 위해 장학금을 제공한다는 광고를 본 덕에 나는 그것에 지원했고, 의학 과정이 끝날 무렵 독일 하이델베르크에 있는 막스 플랑크 연구소의 의사과학자인 빌헬름 하셀바흐와 함께 3개월 동안 일했다. 하셀바흐는 골격근에서 칼슘을 이동시키는 펌프를 발견한 것으로 가장 잘 알려져 있다. 그는 밝고 친절하며 겸손했다. 그곳에서 나는 처음으로 부유한 선진국에서 전문 과학자로서의 삶이 어떤 것인지 보았고 푹 빠져들었다.

그 몇 달 동안 나는 갑상선 호르몬이 토끼의 골격근에 어떤 영향을 미치는지 연구하면서 많은 것을 배웠다. MD를 취득하고 임상 수련을 마친 후, 막스 플랑크 연구소에서의 경험을 바탕으로 나는 갑상선의 근본적인 측면을 계속해서 연구하기로 결정했다. 상파울루대학교에서 이학

석사 과정과 인간 생리학 박사 학위 과정에 등록했고, 내 연구의 초점은 스트레스와 추운 환경에 대한 순응에서 탈 요오드화 효소의 역할이었다. 나는 또한 환자를 보는 것과, 상파울루의 파울리스타 의과대학의 의사과학자인 루이 M. B. 마키엘과 함께 갑상선 증례에 대해 토론하는 것을 즐겼고, 그곳에서 의사과학자이자 미래의 보스턴 룸메이트인 훌리오 아부캄을 만났다.

* * *

갑상선에 관한 책을 읽으며 접한 브리검 여성병원의 의사과학자인 P. 리드 라르센과 엔리케 실바의 영향력 있는 연구는 나에게 많은 인상을 남겼다.

라르센은 유명한 하워드 휴즈 의학 연구소 연구자였으며, 내가 약 25년 후에 맡게 될 갑상선 분과의 책임자였다. 나의 전 브라질 멘토였던 카를로스 더글라스와 마찬가지로 실바도 칠레인 국외 거주자였다. 그는 1970년대 초에 미국에 와서 브롱크스에 있는 몬테피오레 의료원에서 잭 오펜하이머 밑에서 일했다.

뉴욕에서 보낸 2년이 끝날 무렵 칠레의 상황은 좋지 않았다. 아우구스토 피노체트의 군사 독재가 대학을 장악했고 실바는 미국에 남아 있기를 원했다. 오펜하이머는 미니애폴리스로 이사하고 있었지만 실바는 중서부로 이사하고 싶지 않았다. 1975년 가을, 실바는 보스턴에서 열린 국제 갑상선 학회에 참석하여 라르센의 동료 중 한 명인 페루 출신의 후안 아뷔드를 만났다. 그는 라르센을 멘토로 높이 평가했다.

그 학술대회에서 실바는 라르센이 발표한 연구에 관심을 갖게 되었다. 라르센이 그가 미국으로 이주하기 전에 칠레에서 수행했던 연구를 우아하게 확장하고 확인한, 요오드 결핍에 관한 포괄적인 연구를 발표했다는 것을 알고 나서 라르센이 그의 다음 멘토가 될 수 있다고 결정하였다. 그는 오펜하이머를 통해 라르센에게 연락을 취해주도록 요청했다. 오펜하이머는 다른 계획을 가지고 있었고 실바가 함께 일하기를 원했지만 실바의 결심을 알고 라르센에게 연락해 훌륭한 추천을 해주었다.

엔리케 실바와 리드 라르센이 그 후 15년 동안 하게 된 일은 우리가 갑상선 호르몬 작용을 이해하는 방식을 바꾸는 엄청난 일이었다. 그들은 T4를 T3로 전환하는 DIO2 경로가 혈중의 T3 수치에 영향을 미칠 뿐만 아니라 다른 기관들 내에 있는 T3의 양도 조절한다는 것을 보여주었다. 예를 들면, 그들은 뇌에 DIO2가 너무 많아서 T3 수치가 다른 기관보다 높다는 사실을 발견했다.[1] 그들의 연구는 혁신적이었고 진정한 패러다임의 전환이었지만 관점의 변화와 마찬가지로 저항도 있었다. 두 사람 모두 이 주제에 대한 첫 번째 출판물의 심사 위원이 너무 회의적이었고 그 사람은 이 분야의 연구를 계속하면 그들의 경력이 위태로워질 수 있다고 썼다고 말했다.

쥐를 대상으로 한 연구에서는 DIO2 탈 요오드화 효소가 신체의 일부 부위에서 너무 많은 T3를 생성하여 상당한 양의 T3가 그것이 생성된 기관 내부에 12시간 이상 남아 있는 것으로 나타났다. 이러한 경우 T3는 오랜 기간 동안 국소적으로 유지되기 때문에 T3는 순환계에 들어가기 전에 자신이 생성된 동일한 기관에서 작용할 수 있다. 그들의 연구에서 DIO2를 발현하는 기관이 국소적으로 생성된 T3와 순환계에서 유입된 T3를 혼합하여 함유하기 때문에 갑상선 호르몬 작용이 강화된 것으로 나타났다.[2]

라르센과 실바는 DIO2의 이러한 특성이 두 기관을 기반으로 두 가지 방식으로 중요한 역할을 한다는 것을 즉시 이해했다.

(1) TSH가 생성되는 뇌하수체. 여기서는 DIO2의 존재로 인해 TSH 분비가 순환 중인 T4에 의해 조절될 수 있다. T4는 뇌하수체에 의해 흡수되어 DIO2를 통해 T3로 변환되어 뇌하수체 내부의 T3 수치가 혈중의 T4 수치를 반영하게 한다. 따라서 순환하는 T4 수치의 감소는 뇌하수체 내부의 T3 수치를 감소시켜 TSH 분비를 증가시킨다.

(2) 갑상선 호르몬에 매우 민감한 조직인 뇌. 여기서는 DIO2의 존재는 T3의 국부적인 양을 증가시켜 항상 충분한 수치의 T3가 존재하도록

> 보장한다. 또한 아마도 더 중요한 것은 DIO2 활동이 조정 가능하다는 것인데 혈중 T4 수치가 떨어지면 가속된다. 더 빠른 DIO2 경로는 순환하는 T4의 감소를 보상하여 뇌의 T3 수치를 보존한다. 라르센과 실바는 이것을 보상 기전으로 해석했다. 역시 충분한 양의 T3가 항상 뇌에 남아 있도록 보장하는 것이다.

그러나 뇌하수체와 뇌의 작용으로 인해 발생하는 이 두 가지 강력한 개념에 대해 생각해 보면 우리는 이 두 개념이 양립할 수 없다는 것을 깨닫게 된다. DIO2가 T4 수치의 저하를 충실히 반영하여(T3를 적게 생성함으로써) TSH 분비를 가속화하거나, DIO2가 T4 수치의 저하를 최소화하여(T3 생산을 안정화함으로써) TSH 분비의 변화를 방지하는 기능을 하는데 두 가지 방법을 모두 가질 수는 없다.

그럼에도 불구하고 임상적 관점에서 T4가 TSH를 정상화하는 방식은 뇌하수체의 DIO2 존재에 크게 영향을 받는다는 것이 분명하다. 대부분의 기관에는 DIO2가 없음에도 불구하고 50년 동안 우리 의사들은 TSH (DIO2에 의존함)를 전신의 T3 작용에 대한 참고 자료로 사용해 왔다. 이제 갑상선기능저하증 치료에서 T4의 복용량을 정의하기 위해 TSH 수치를 사용하는 것이 완벽한 것과는 거리가 멀다는 것이 분명해졌다.

* * *

1984년에 나는 대학원생으로 브라질에서 열린 내분비 학회에 참석하고 있었고 실바는 초청 연사였다. 루이 마키엘은 나를 호텔 수영장으로 데려가서 미쳐 생각하지 못한 일을 했다. 나를 실바에게 소개한 것이었다. (컨퍼런스가 진행되는 동안 수영장에 있다는 사실이 부끄러웠다.) 우리는 파라솔 아래 테이블을 찾아 앉아서 이야기를 나눴고 우리의 만남은 내 인생을 바꿀 것이었다. 실바는 두 개의 미출판 원고를 가지고 있었다. 두꺼운 종이에 인쇄된 그래프는 내가 그의 출판물에서 본 것과 유사하게 아름답게 구성되어 있었다(나중에 나는 이것이 “엔리케그램”이라는 애칭으로 불리며 전문 예술가가 작성했다는 것을 알게 되었다). 나는 감명받았고 우리는 내 연구에 대해 논의했는데 그가 좋아하는 것 같았다. 매우 놀라웠다.

한 시간 동안 대화를 나눈 후 나는 그와 함께 일하기 위해 보스턴에 가고 싶다고 말했다. 그는 더 생각해 보아야 하고 라르센과 논의해야 한다고 말했다. 실바는 나에게 답장을 보내지 않았고 몇 달 뒤에 내가 전화를 걸었다. 나는 아버지께 당시로서는 큰 일이었던 미국으로 국제 전화를 걸 수 있는지 물었고, 브리검의 교환원과 통화하여 그의 전화번호를 찾아 통화하려고 했었다. 내가 실바에게 전화를 걸자 그는 재빨리 수락한다고 답했다. 거의 1년 동안 편지를 교환하며 비자 서류를 받은 후에 나는 보스턴에 도착하게 되었다. 1985년 9월 30일은 늦은 계절의 허리케인 글로리아가 1등급 허리케인으로 롱아일랜드와 코네티컷을 가로질러, 1960년 이후 뉴잉글랜드 남부를 강타한 최초의 강력한 허리케인이 된 다음 날이었다.

* * *

실바는 좋은 사람이지만 그를 만족시키는 것은 어려웠다. 그의 지식, 기술적 경험, 에너지, 직업 윤리 역시 타의 추종을 불허했는데 나는 그것에 대해 어느 정도 알고 있었다. 마드리드의 갑상선 과학자인 마리아 헤수스 오브레곤은 이전에 실바 및 라르센과 함께 일한 적이 있었고, 그들에 대해서 나에게 미리 알려 주었던 것이다. 보스턴에 도착했을 때 당시 고급 계산기인 HP-15C (사용 방법도 알고 있음)를 갖고 있는 사람은 실바가 유일하다는 사실을 알고 기뻤다.

실바와 함께 일하는 것은 매우 보람이 있었다. 1년도 채 되지 않아 나는 세 권의 출판물을 출판할 만큼 충분한 자료를 갖게 되었지만 그 또한 치열한 시간이었다. 하루에 12시간 정도 일했다. 실바는 내가 일하는 동안 "상황을 모니터링"하기 위해 실험실 문을 열어 두었고, 몇 번이나 내가 그의 기사인 페기 매튜스와 이야기를 나누는 동안 내가 대화와 작업을 동시에 할 수 있는지 묻곤 했는데, 이는 농담이 아니었다. 실바는 나의 집중력을 높이고 앞으로 일어날 일에 대비하도록 했다. 나는 확실히 매우 다른 사람이 되어 브라질로 돌아왔다.

간단한 관찰이 실바와의 연구에 영감을 주었다. 다람쥐, 쥐, 마우스와 같은 작은 포유류는 추운 환경에서 번성하지만 이 동물들을 갑상선기능저하증으로 만들면 추위를 견디지 못하고 몇 시간 안에 죽게 된다. 작은 포유류는 열을 생산할 수 있는, 등에 짊어진 특수 기관인 갈색 지방 조직의 활성화를 통해 체온을 보존한다. 우리도 목과 가슴의 주요 혈관 주위에 이 조직을 가지고 있지만 상대적으로 설치류보다 훨씬 적다.

갑상선 호르몬은 대사율을 가속화하고 열도 생성한다. 의사이자 생리학자인 아돌프 마그누스-레비가 1895년 프랑크푸르트 시립병원에서 근무하던 중 이를 발견했다. 따라서 나는 갑상선 호르몬이 갈색 지방 조직에 작용할 수 있다고 생각했다. 이 가설은 주로 당시 라르센과 함께 작업하고 있던 잭 레너드의 최근 연구에 기반을 두고 있었다. 그들은 갈색 지방 조직이 높은 수치의 DIO2를 가지고 있다는 것을 발견했고 이것이 순환을 위한 T3의 공급원으로 기능한다고 생각했으며 나중에 실바가 이를 확인했다.

아마도 내가 뇌하수체에서 DIO2가 수행하는 역할에 지대한 관심이 있었고 논쟁의 여지가 있는 측면을 아직 이해하지 못했기 때문에, 내가 보스턴에 도착했을 때 DIO2가 갈색 지방 조직 자체에서 역할을 할 수 있고 국소적으로 T3를 생성하며 열 생산을 자극할 수 있는지를 실바와 논의했다. 몇 년 전에 한 유명 과학자가 갑상선 호르몬이 갈색 지방 조직의 기능을 억제한다는 사실을 밝혔고 이는 내가 제안했던 것과는 정반대였기 때문에 실바는 회의적이었다.

랩미팅에서 내 이론을 발표했던 기억이 난다. 레너드 역시도 회의적이었다. 그는 큰 소리로 말하며 나를 놀렸다. 나는 그 당시 영어가 아주 익숙하지 않았기 때문에 그의 말을 잘 이해하지 못했다. 사람들은 웃었고 실바는 화가 났지만 아무 말도 하지 않았다. 그는 나중에 내가 가설을 제시하기 전에 뒷받침할 만한 결과를 어느 정도 축적했어야 했다고 설명했다. 이러한 초기의 혼란에도 불구하고 나는 실바를 이 논란의 여지가 있는 가설에 대한 연구를 허용하도록 설득했다. 더 중요한 것은 그가 나중에 내 박사 학위 논문으로 발표한 이 연구에 대해 훌륭한 멘토가 되었다는 것이다.[3)]

* * *

DIO2가 세포 내부에서 어떻게 그렇게 많은 T3를 생성할 수 있는지는 15년 후에야 해결됐을 정도로 당시엔 미스터리로 남아 있었다. 무리나 바쿠이는 브리검 여성병원에 있는 내 연구실에서 박사후 연구원으로 일했다. 뛰어난 이미징 기술을 가지고 있었고 DIO1 또는 DIO2를 발현하는 배양된 세포의 아름다운 현미경 사진을 준비할 수 있었다.[4)] 그녀의 연구는 DIO1은 세포 주변, 즉 세포를 외부 공간과 분리하는 막에 위치한다는 것을 보여주었다.

대조적으로, 그녀는 DIO2는 세포 내부 깊숙한 곳에 위치하여 세포핵과 접촉한다는 것을 발견했다. 이것은 예상치 못한 일이었다. 그녀의 연구는 DIO2 경로에 의해 생성된 T3가 여러 시간 동안 세포 내부에 머무르는 이유에 대한 최초의 기계적 설명을 제공했다. 이는 해당 세포에서 갑상선 효과를 유발하는 T3의 국지적 축적을 허용하여 순환계로 빠져나가기 전에 세포 대사를 가속화한다.

* * *

유전자는 우리 몸의 사물이 어떻게 만들어지고 기능하는지에 대한 주요 정보를 함유한다. 유전자가 발현되면 세포 기능에 필수적인 단백질을 만드는 방법을 세포에 지시한다. 그렇다. 모든 단백질은 약 3만 개에 달하는 유전자에 의해 암호화된다. 1980년경에는 클로닝이라고 알려진 과정인 유전자를 식별하고 분리하기 위해 새로 개발된 기술을 사용하는 일이 급증했다. 클로닝을 통해 유전자를 포장하여 박테리아, 식물, 마우스

또는 인간 세포에 삽입할 수 있다. 이 과정을 거친 최초의 인간 유전자 중 하나는 인간 성장 호르몬을 암호화하는 유전자였다. 이것이 성장이 지연된 어린이의 치료에 많은 양의 성장 호르몬이 생산되고 사용되는 방법인 것이다.

탈 요오드화 효소 유전자의 클로닝은 엄청난 일이었다.[5)]

내가 1986년경 실바 연구실의 연구원이었을 때 리드 라르센의 박사후 연구원인 말라 베리가 DIO2 유전자 복제에 얼마나 열심히 노력했는지 기억한다. 적어도 두 개의 다른 실험실이 같은 목표를 향해 경주하고 있었기 때문에 늘 긴장이 있었다. 그녀는 많은 전략을 시도했지만 몇 년간의 연구 후에도 유전자를 찾아내지 못했다.

그 후에 그녀는 간에서 훨씬 더 많은 양이 발현되는 DIO1으로 초점을 옮겨 상당한 진전을 이루었지만 그 후 벽에 부딪혔다. 그녀는 DIO1 유전자일 수 있는 DNA 서열을 식별했지만, 서열 중간에 신호등이 있는 것처럼 서열이 중단되었다. 세포가 이 서열에서 DIO1을 만들려고 시도하면 조기에 멈추고 종료되었던 것이다. 1990년 여름의 대부분은 이 미스터리를 해결하는 데 바쳐졌다.

많은 좌절 끝에 라르센은 매사추세츠 종합병원의 과학자인 브라이언 시드와 퍼즐을 공유했다. 시드는 예외적인 경우에 이러한 조기 중단은 셀레늄을 함유한 희귀 아미노산(셀레노시스테인)의 결합을 의미한다는 것을 기억해 냈으며 베리에게 이러한 가능성에 대해 조사해 볼 것을 제안했다.

시간을 낭비하지 않고 베리는 셀레늄(시스테인)을 포함하지 않는 유사한 아미노산을 코딩하는 서열(코돈)을 사용하여 신호등을 재부호화 했다(즉, DNA 분자를 편집했다). 조기 종결이 사라졌고 베리는 자신이 대박을 쳤다는 것을 깨달았다. 그녀의 연구는 DIO1 유전자를 식별했을 뿐만 아니라 훨씬 더 중요한 것, 즉 셀레늄을 함유한 단백질이 어떻게 만들어지는지도 밝혀냈다.[6)] 그녀는 권위 있는 저널인 네이처에 두 개의 주요 논문을 발표했으며 몇 년 후 하와이대학교로 옮겨 그곳에서 생화학과장이 되었고 계속해서 셀레늄 세계에서 더 많은 발견을 했다.

밝혀진 바와 같이 DIO1은 셀레늄을 사용하여 T4를 공격하고 탈 요오드화 반응 중에 분자에서 요오드를 뽑아낸다. 이 분야가 폭발했다. 몇 년 후, 뉴햄프셔에 있는 다트머스대학교의 의사과학자인 도널드 생 제르맹이 3형 탈 요오드화 효소(DIO3) 유전자를 클로닝했다. 그는 갑상선 호르몬을 비활성화시키는 탈 요오드화 효소인 DIO3에도 셀레늄이 포함되어 있음을 보여주었다.

그러나 DIO2에서는 상황이 달랐다. 당시 우스터에 있는 매사추세츠 주립대학교의 레너드는 DIO2가 셀레늄을 포함하지 않는다는 점에서 다르다고 주장했다. 물론 이것은 DIO2 유전자를 충분히 클로닝하여 셀렌단백질임을 입증한 다트머스대학교 가이젤 의과대학의 과학자인 발 골턴의 연구와 상충된다.

흥미로운 시간이었다. 분야는 나누어졌고, 너무 개인적이고 분파적이었다. DIO2가 셀렌단백질인지 아닌지에 대한 문제가 회의에서 발표되거나 토론될 때마다 일부는 DIO2에 셀레늄이 포함되어 있지 않다고 주장하면서 레너드의 연구 편에 섰고, 다른 사람들은 DIO2에 셀레늄이 포함되어 있다고 인정하면서 골턴의 연구 편에 섰던 것을 기억한다. 다른 많은 사람들은 단지 방관하면서 기다리고 있었다. 논문의 원고와 연구비 검토자들은 반대 견해에 특히 불쾌해했다. 조금도 과장하지 않고 상황이 무척 어색했었다.

* * *

2001년경 어느 날, 내가 브리검 여성병원에 도착했을 때 라르센은 프랑스 방되브르에 있는 국립 연구 및 안전 연구소의 두 명의 과학자인 린과 모어 박사가 비정상적으로 높은 수치의 DIO2를 포함하는 중피종 세포주를 하루만에 도착하도록 보냈다고 말했다. 중피종은 많은 환자에게 치명적일 수 있는 공격적인 폐 종양인데 라르센은 나에게 이 세포를 연구하고 싶은지 물었다. 나는 그렇다고 답하고 그 상자를 대학원생인 신시아

쿠르시오에게 주었다. 우리는 세포가 DIO2에 셀레늄이 포함되어 있는지 여부를 단번에 보여줌으로써 논란을 해결하는 데 사용될 수 있다고 생각했다.

방사성 셀레늄을 사용한 일련의 실험 끝에 쿠르시오는 방사성 DIO2를 셀렌단백질로 식별할 수 있었다. 우리는 원고를 준비하여 출판을 위해 제출했고 저널은 기록적인 시간인 단 4일 만에 원고를 승인했다.[7)] 이 연구는 합리적인 의심의 여지 없이 DIO2 단백질의 본질에 관한 문제를 해결했다. 결국 골턴이 옳았다. 탈 요오드화 효소 중 "프리마 돈나"인 DIO2는 실제로 다른 두 가지 탈 요오드화 효소인 DIO1 및 DIO3와 매우 유사했다.

* * *

탈 요오드화 효소는 단백질이며, 단백질은 다양한 모양과 형식을 취할 수 있다. 예를 들면 단백질은 구형, 나선, 나선형 또는 시트처럼 보일 수 있다. 그것이 큰 단백질이라면 다양한 부분이 서로 다른 모양을 가질 수 있다. 그 당시에는 탈 요오드화 효소가 어떻게 생겼는지 아는 사람이 아무도 없었다.

아마도 우리는 항상 탈 요오드화 효소의 차이점에 초점을 맞춰왔기 때문에 DIO1, DIO2, DIO3는 매우 별개의 단백질이라고 생각했다. 말라베리, 발 골턴 및 돈 생 제르맹의 유전자 클로닝을 통해 이들이 몇 가지 유사점을 공유한다는 것이 분명해졌지만 전체 그림을 파악할 수 있을 만큼 충분하지는 않았다.

우리는 실험실에서 실험을 했지만 새로운 정보가 많이 생성되지 않았다. 내 아이들은 이때쯤 태어났다. 나는 집에서 컴퓨터를 하면서 아이들이 자는 것을 지켜보며 몇 시간을 보냈던 기억이 난다. 나는 "in silico" 접근 방식을 사용했다. 즉, 웹에서 사용할 수 있는 컴퓨터와 플랫폼을 사용하여 DIO1, DIO2, DIO3를 공부했다. 어느 날 밤, 나는 운이 좋게도 물 분자가 단백질과 상호 작용하는 방식을 고려한 비정통적인 방법을 기반으로 단백질을 분석하는 무명의 플랫폼을 발견했다. 나는 각 탈 요오드화 효소에 대한 데이터를 몇 번 입력해 보았다. 분석은 매번 제대로 되었지만 결과는 이상했고 이해할 수 없었다.

나는 결코 답장을 듣지 못할 것이라고 생각하면서 이메일을 통해 사이트 관리자에게 연락했다. 하지만 며칠 뒤에 "무엇을 원하시나요?"라는 간단한 이메일 답장을 받았다. 프랑스 국립 과학 연구 센터의 과학자인 이사벨 칼리바웃과의 중요한 협력이 뒤따랐다. 칼리바웃과 그녀의 남편 장 폴 모르논은 자신들이 개발한 방법을 사용하여 세 가지 탈 요오드화 효소가 모두 놀랍도록 유사하다고 예측했다. 탈 요오드화 효소는 줄기에 매달려 있는 한 쌍의 포도와 매우 유사한 이량체(2개 단위)인데 T4는 효소의 구조 속으로 들어가고, 그 내부 깊은 곳은 T4를 T3로 전환시키는 셀레늄이 있는 곳이었다.

실제로 탈 요오드화 효소들 간의 유사성은 너무 강해서 칼리바웃은 전략적 위치에 있는 아미노산 1~2개를 변경하면 DIO2를 DIO1으로, 또는 그 반대로 바꿀 수 있다고 예측했다. 과연, 우리는 실험실에서 그들의 예측을 테스트했고, 매번 그 자리에서 정확히 맞았다.[8)]

* * *

DIO2는 갑상선기능저하증 치료의 중심에 있는 특별한 효소인데 환자가 매일 복용하는 T4를 활성화한다. 다른 모든 기관보다 갑상선기능저하증 환자의 뇌는 정상적인 기능을 회복하기 위해 DIO2에 크게 의존한다. 갑상선기능저하증 치료에서의 미묘한 차이를 설명하기 위해 책의 다음 부분에서는 시간을 거슬러 올라가 갑상선기능저하증이 처음 인식된 시기와 방법, 어떻게 진단되었는지, 치료법이 어떻게 발전했는지 설명하겠다. 또한 의사, 병원, 정부가 이러한 노력에 어떻게 관련되었는지 설명하려고 한다.

제3부

역사

제6장
자연의 치유법들

빅토리아 시대는 영국 내에서 산업, 정치, 과학, 군사적 변화가 일어난 시기였고 의학의 관행을 변화시켰다. 몇 가지 발견이 의료 관행을 발전시켰고 치료를 원하는 환자는 새로운 진단 절차와 기술에 접근할 수 있었다. 의사들이 가운과 마스크를 착용하여 청결과 위생을 강화하는 조치를 취하면서 수술 방식이 극적으로 바뀌었고 흰색 가운과 청진기를 착용하기 시작했으며, 신체에는 일정하게 유지되기 위해 노력하는 내부 환경이 있다는 개념을 제시한 것으로 알려진 클로드 베르나르, 마취 및 의료 위생 개발의 선두주자인 존 스노, 백신 접종 · 미생물 발효 및 저온 살균의 원리를 발견한 것으로 유명한 루이 파스퇴르, 그리고 방사능 분야의 선구적인 연구를 수행한 마리 퀴리와 같은 과학 선구자들의 후광을 누렸다. 산업혁명의 한가운데서 도시가 성장함에 따라 건강에 엄청난 영향을 미쳤다. 사망률은 높았고 상황은 시골보다 도시에서 훨씬 더 좋지 않았다. 천연두, 발진티푸스, 결핵이 풍토병이었고, 콜레라도 놀랄 만큼 유행했다. 열악한 위생 상태와 종종 빈곤이 결합된 과밀화로 인해 많은 사람들이 질병 발병에 취약한 상태였다. 열악한 위생 및 수질 오염으로 인해 우려되는 풍토병 중 하나는, 갑상선기능저하증으로 인해 어린 아이들에게 발생하는, 돌이킬 수 없는 발달 장애성 증후군인 크레틴병이었다. 이 질환을 앓고 있는 어린이는 종종 갑상선종(갑상선 비대)과 관련이 있는 지적 장애와 성장 장애를 나타냈다. 발달에 장애가 있음에도 불구하고 그들은 나이가 들었고 때로는 작은 키와 정신 장애로 고통받으며 수십 년 동안 살기도 했다.

나폴레옹 보나파르트는 갑상선종이나 크레틴병으로 인해 병역 의무에 부적합한 수많은 젊은이들을 염려하여 1811년에 스위스 남부에서 가장 큰 피해를 입은 지역 중 한 곳에서 인구 조사를 시행하고, 갑상선종이 있는 인구를 더 건강한 지역으로 이주시켜 인식된 증후군의 원인으로부터 거리를 두도록 명령했다.

오늘날 우리는 이러한 상태가 임신 및/또는 유아기의 갑상선 호르몬 부족(갑상선기능저하증)으로 인해 발생한다는 것을 알고 있다. 요오드 결핍으로 인해 발생하는 경우가 많지만 유전적 결함으로 인해 증후군이 발생할 수도 있다. 갑상선 호르몬은 뇌 발달과 성장에 매우 중요하지만 당시에는 갑상선과의 이러한 관계를 이해하지 못했다. 알프스 전역에 걸쳐 이 질환의 두드러진 현상은 설득력 있고 충격적이었으며, 풍토성 크레틴병은 사회의 모든 계층에 영향을 미쳤다. 이 내용은 시골에서 크레틴병을 근절하려는 사명감으로 움직인 개화된 합리주의 의사에 관한 오노레 드 발자크의 1833년 저서 "컨트리 닥터"에 포착되어 낭만적으로 묘사되었다.[1] 1880년 저서 "유럽 유랑기"에서 마크 트웨인의 등장인물 여행자는 다음과 같이 말한다. "글쎄, 만족스럽습니다. 스위스 풍경의 주요 특징인 몽블랑과 갑상선종을 보았습니다. 이제 집으로 갑니다!"[2]

1845년에 사르데냐 왕국의 왕인 카를로 알베르토는 자신의 신하들 사이에 있는 문제에 관심을 갖고 "크레틴병의 역사와 진행에 대해 가능한 모든 정보를 종합하기 위해" 위원회에 보고서를 의뢰하기로 결정했고, 외과 교수이자 피에몬테의 내과-외과-약학 협의회(1839년 창설)인 protomedicat의 주치의인 갈로가 위원회의 의장을 맡았다. 다른 위원들은 외과의사, 광산 조사관, 지질학, 광물학, 화학 교수였다. 그들은 6년 동안 편지를 쓰고, 데이터를 수집하고, 여러 나라의 물 샘플을 분석하고, 가장 피해가 심한 곳을 방문하면서 일했다.

위원회는 1848년에 보고서를 발표하고 공기와 물의 질이 좋지 않은 저지대에 사는 것이 크레틴병을 유발한다고 결론지었다. 그들은 늪지를 배수하고, 범람하기 쉬운 강에 수로를 내서 통해 공기를 정화하고, 정기적으로 초목을 다듬고, 물과 안전한 거리에 집을 짓는 것을 권고했지만 우리는 이제 이것이 효과적이지 않다는 사실을 알고 있다. 그들은 또한 이전에 이 질환이 있는 아이를 출산한 적이 있는 임산부는 산간 환경(늪지대에서 멀리 떨어진 곳)에서 분만하고 그 후 몇 달 동안 거기에 머물러야 한다고 권고했으나, 이 역시 효과가 없다.[3] 그러나 위원회는 증후군의 유전적 측면을 인식함으로써 그것을 올바르게 받아들였다. 유전 상담의 기본적인 형태는 이 질환을 앓고 있는 것으로 알려진 구성원이 있는 가족 간의 결혼을 피하는 것이었다. 이는 뇌에 회복 불가능한 손상이 확립되기 전에 영향을 받은 어린이를 식별하는 신생아 진단 방법의 개발과 함께 폐기되었다.

위원회 위원들은 갑상선종과 지적 장애의 관계에 대해 확신이 없었지만 환경이 중요한 역할을 한다는 것을 느꼈으나, 불행히도 그들은 위생을 개선하면 질병을 예방할 수 있다는 생각에 집착하면서 잘못된 환경 요인에 대해 우려했다. 환경 중에 요오드가 중요하고 풍토성 요오드 결핍이 지적 장애를 초래할 수 있다는 개념은 훨씬 나중에 발전했다.

다른 정부에서도 비슷한 위원회를 조직했다. 비엔나 의사인 조셉 스코다는 1859년에 설립된 오스트리아 위원회의 의장을 맡았고, 그 직후인 1862년에 프랑스 위원회도 설립되었으며 의사 피에르 프랑수아 올리브레이어가 의장을 맡았다. 프랑스 단체는 프랑스에서 20세 이상 성인 약 37만 명이 갑상선종을 앓고 있고 관련 장애를 가진 사람이 약 12만 명(당시 프랑스 전체 인구는 약 3,600만 명)이었다고 기록했다.

이 질환이 당시 사람들에게 미친 정서적, 사회적, 경제적 영향을 파악하기는 어렵지만 1800년대의 크레틴병이 현재의 자폐증, 즉 자폐 스펙트럼 장애와 비슷하게 여겨졌다고 생각하는 경향이 있다. 물론 서로 매우 다른 질병이지만, 알 수 없는 질병의 원인과 가족에게 미치는 전반적인 영향은 관련이 있다. 자폐 스펙트럼 장애는 어린이(미국 54명 중 1명)에게 영향을 미치며 사회적 기술, 언어 및 비언어적 의사소통에 문제가 있어 영향을 받은 개인의 완전한 사회 통합을 손상시키는 것이 특징이다. 우리는 자폐 스펙트럼 장애가 유전적 요인과 환경적 요인의 조합과 연관되어 있다고 생각하지만, 그 원인이 무엇인지는 확실히 알지 못한다. 자폐 스펙트럼 장애를 치료할 수 있는 치료법은 없지만 몇 가지 중재를 통해 증상을 줄이고 기능과 지역 사회의 독립적 참여를 향상시킬 수 있다.

* * *

영국에서는 풍토성 크레틴병을 외래 질환으로 간주했지만 그 원인을 이해하는 데 큰 관심이 있었다. 중요한 발견은 런던의 주요 3개 병원인 왕립 런던 병원, 가이스 병원, 성 토마스 병원에서 30~40년에 걸쳐 이루어졌다.

왕립 런던 병원[4]은 런던 동쪽에 위치한 학술 기관이다. 이곳은 잉글랜드와 웨일스에서 최초로 의과대학과 연계하여 조직된 병원으로, 의대생들이 의료진 밑에서 공부하는 곳이다. 외과의사 토마스 B. 컬링은 이러한 독특한 환경이 제공하는 기회를 이용하여 모든 종류의 임상 문제를 연구하고 자신의 연구 결과에 대한 세심한 설명을 준비했다. 1850년에 그는 크레틴병을 이해하는 데 상당한 진전을 이루었는데 크레틴병과 매우 유사한 증후군을 앓고 있는 두 어린이에 대한 최초의 부검 보고서를 발표했다.[5] 그러나 이 어린이들은 갑상선 비대(갑상선종)가 있는 것이 아니라 갑상선이 전혀 없었다! 그는 갑상선의 부재가 이 질환의 원인이라고 제안했고 그 후에 그는 크레틴병이 알프스에서 관찰되는 풍토병(갑상선종과 함께)일 수도 있고, 갑상선종 없이 발생하는 경우 산발적일 수도 있다고 추론했다.

21년 후인 1871년에 런던의 또 다른 병원인 가이스 병원에서 산발성 크레틴병(갑상선종이 없는 어린이의 경우)이 보고된 일련의 증례가 있었다.[6] 당시 가이스 병원은 이미 1818년 인간 대 인간 수혈과 1855년 애디슨병(신장 바로 위에 위치한 부신이 기능을 정지할 때 발생하는 드문 질환)에 대한 최초의 기술을 포함하여 의학적 혁신을 달성하는 확고한 전통을 갖고 있었다. 이 증례들은 의사인 찰스 H. 패그에 의해 보고되었다.[7] 이전에 컬링이 보고한 두 증례와 마찬가지로 이 증례도 대형 갑상선종에서 발생하는 풍토성 크레틴병과 극명한 대조를 이루었다.

이제 우리는 이 증후군의 산발적 형태가 갑상선의 유전적 결함으로 인해 갑상선의 정상적인 발달 및/또는 기능이 손상되어 발생한다는 사실을 알고 있으며, 이를 선천성 또는 신생아 갑상선기능저하증이라고 부른다. 이 질환은 출산 후 며칠 동안 아기의 발에서 채취한 혈액 분석을 통해 진단되는데 갑상선 호르몬을 매일 투여하면 쉽게 치료할 수 있다.

대조적으로, 이 증후군의 풍토병 형태는 요오드 결핍으로 인해 발생한다. 앞서 살펴본 것처럼 갑상선 호르몬 생산에는 요오드가 필요한데 요오드가 없으면 갑상선의 크기가 증가하지만(요오드 흡수를 늘리려는 시도로) 결국 갑상선 호르몬의 정상적인 생산을 포기하고 유지할 수 없어 갑상선기능저하증이 발생하게 된다. 이것은 요오드 보충으로 쉽게 치료할 수 있다.

패그의 발견은 컬링의 생각을 확증했을 뿐만 아니라, 정상적인 갑상선의 부재가 산발적인 형태의 증후군으로 이어질 수 있다는 것을 알게 된 가이스 병원의 동료들에게도 깊은 인상을 주었을 것이다.

이 동료들 중 한 명은 윌리엄 W. 걸이었다. 걸은 또 다른 중요한 질환인 신경성 식욕부진이라는 섭식 장애를 기술한 것으로 유명했으며, 1871년에는 생명을 위협하는 장티푸스 발작에 시달리던, 웨일스 왕자이자 미래의 에드워드 7세가 될 알버트 에드워드를 성공적으로 치료한 것으로 유명했다. 이로 인해 걸은 빅토리아 여왕의 고용 의사 중 한 사람이 되었다.[8)]

패그가 보고한 지 불과 2년 후, 걸은 자신이 본, 이전에 건강했지만 크레틴병을 앓고 있는 어린이처럼 보였던 다섯 명의 성인 여성에 대해 이야기했다.[9)] 유사한 증례가 영국 북부 지역에서는 드물지 않았다. 이러한 증례는 영국 북동부의 노스 쉴즈 앤 타인머스 약국에서 근무하는 의사인 존 바이럼 브램웰에 의해 처음으로 인지되었으나, 걸이 런던의 임상 학회에 자신의 증례를 발표할 때까지 이 상태는 확실히 별개의 질병으로 간주되지 않았다.

걸은 1874년에 그 다섯 명의 여성에게 나타난, 그가 원래 설명한 증상의 원인이 갑상선 위축이라고 제안한 연구를 발표했다. 환경 내부(신체의 내부 매체) 개념에 관한 파리의 클로드 베르나르(1855년경)의 연구와 개의 갑상선 수술 제거의 효과에 대한 베른의 모리츠 쉬프(1859년경)의 연구에서 영감을 받은 걸은 갑상선이 어떤 중요한 물질을 혈류로 방출한다고 제안했다. 걸의 발표 이후 1870년대에 상당수의 논문에서 비슷한 증례가 보고되었지만 돌파구는 1877년 런던의 성 토마스 병원에 기반을 둔 의사과학자인 윌리엄 M. 오드[10)]에게서 나왔다.[11)] "성인 생활에서 발생하는 크레틴병 상태"에 대한 걸의 설명을 알고 있던 오드는 비슷한 상태의 여성 5명을 추가로 확인했고, 한 단계 더 나아가 이 질환을 앓고 있는 성인 환자 중 처음으로 한 환자의 부검을 준비했다. 부검 결과 갑상선이 원래 크기의 약 4분의 1로 감소한 것으로 나타났으며, 이는 오작동을 나타낸다. 오드는 또한 환자의 피부에 뮤신(겔을 형성하는 큰 단백질)이 과도하게 함유되어 있어 피부가 젤리처럼 부어오르는 것을 발견하고 이 질환에 점액부종(일명 점액수종)이라는 구체적인 이름을 붙였다.[12)] 오드는 과도한 점액이 어떻게든 이 질병을 유발한다고 믿었다.

* * *

의사들은 유럽과 미국에서 새로 발견된 질병을 공개했다. 그 후 몇 년 동안 유사한 환자에 대한 일련의 보고가 영국뿐만 아니라 뉴욕, 시라큐스, 시카고, 루이빌과 같은 미국의 도시 그리고 결국 풍토성 크레틴병과 갑상선종이 흔했던 스위스의 도시에서도 알려졌다. 알프스 산맥에서는 외과의사들이 목 압박 증상을 완화하기 위해 대형 갑상선종 수술을 위한 새로운 기술을 개발하느라 바빴으나 그러한 유형의 수술은 사망률이 매우 높기 때문에 두려워했다. 갑상선은 성대를 제어하는 중요한 신경 근처에 있어 영향을 받을 경우 기관을 통한 공기 흐름을 방해할 수 있고 혈액 내 칼슘 수치를 조절하는 4개의 다른 선(부갑상선)과 밀접하게 연관되어 있다. 이 선이 제거되었을 때 즉시 치료하지 않으면 빠르게 사망할 수 있다.

제네바 칸토날드 병원의 수석 외과의사이자 제네바대학교의 교수인 자끄스 루이스 레버딘은 그의 사촌 아우구스테 레버딘의 도움을 받아 갑상선의 수술적 제거로 인해 새로운 임상 상태가 발생했다는 사실을 발견했다. 수술 후 몇 주 이내에 환자들은 허약함, 창백함, 부은 얼굴 · 손

등을 보였고, 그들의 거동은 크레틴병 환자와 유사하게 변형되었다. 1882년에 레버딘은 자신의 발견을 제네바 의학 학회에 보고했는데 결과 오드의 발견을 인정하고 이 증상을 수술성 점액수종이라고 불렀다.[13)]

비슷한 시기에 베른대학 외과 진료소의 신임 원장인 에밀 테오도어 코허는 꼼꼼한 해부, 세심한 출혈 조절, 철저한 소독 방법에 초점을 맞춘 새로운 스타일의 수술을 창안한 것으로 유명했다.[14)] 재임 기간 동안 그는 수천 건의 갑상선종 수술에 참여했는데 그의 손에서 갑상선 수술로 인한 사망률은 약 13%에서 1% 미만으로 떨어졌다. 갑상선에 대한 연구로 코허는 1909년에 노벨 생리의학상을 받았다. 코허는 갑상선 수술 분야의 권위자였기에, 1913년 레닌의 부인 나데즈다 크룹스카야에게 그레이브스병으로 갑상선 수술이 필요했을 때 레닌은 수술을 수행하기 위해 코허를 선택했다.

오드와 레버딘의 연구 결과를 알지 못한 채 코허는 갑상선 전체 제거를 받은 환자에게서 유사한 임상적 양상을 발견했으며, 이를 1883년 베를린에서 독일 외과학회에 보고했고, 그는 "갑상선 악액질"이라고 불렀다.[15)] 한편 베를린에서의 코허의 발표에 성 토마스 병원에서 근무하는 런던의 이비인후과 전문의 펠릭스 세몬이 참석했다. 그는 즉시 갑상선 악액질 환자와 오드의 점액수종 환자의 유사점을 발견했다.

세몬이 런던으로 돌아온 즉시 그는 오드와 이야기를 나눴고 그들은 점액수종 환자의 사진과 더 자세한 내용이 담긴 편지를 코허에게 보냈다. 점액수종 환자와 갑상선 악액질 환자 사이의 유사성이 너무도 놀라워서 코허의 조수인 오토 란츠는 편지에 있는 사진을 보고 이 사진이 베른에서 자신이 직접 촬영한 증례 중 하나에서 찍은 것이라고 생각했다! 코허는 두 가지 질환이 동일하다고 확신하며 회신했다. "점액부종과 갑상선 악액질의 유사성에 대해 조금도 의심할 수 없습니다. 나는 점액수종의 사례를 본 적이 없어 이전에는 이를 인식하지 못했습니다."[16)]

곧 런던의 임상학회는 1883년 점액수종을 조사하기 위한 위원회를 구성했다. 오드는 걸, 세몬 및 4명의 다른 외과의사가 포함된 위원회의 의장을 맡았다. 그들은 갑상선과 점액수종을 연결하는 발견과 임상 증례를 분석하는 임무를 맡았다.

1888년 5월에 임상학회는 그 보고서를 듣기 위해 모였다. 보스턴 재향군인 병원의 의사과학자인 클라크 사원의 1991년 보고서 재인쇄본에 대한 환상적인 소개에 따르면 시즌 마지막 학회 회의에서 많은 군중이 애타게 보고서를 기다렸다고 한다. 보고서는 성인의 점액수종과 어린이의 크레틴병이 갑상선 기능 부전으로 인해 발생하며 갑상선을 제거하거나 파괴하면 두 증후군이 모두 발생할 수 있다고 강조하여 결론을 내렸다. 그 이후로 1877년 오드가 설명한 점액수종은 갑상선기능저하증으로 알려지게 되었다. 갑상선기능저하증이 임신 중이나 유아기 초기에 발생하는 경우, 이 증후군은 영아의 뇌가 아직 발달 중일 때 발생하므로 영구적인 지적 장애(크레틴병)를 초래할 수 있다.[17)]

성인의 갑상선기능저하증은 정상적인 생활을 하지 못하게 만들며 정신적, 육체적 부진을 초래하고 삶의 질과 전반적인 웰빙에 영향을 미쳤다. 1894년 저서 "점액수종, 크레틴병 및 갑상산종"에서 에드워드 블래이크는 "대체로 생명이 지속되는 한 그것은 짐이다"라고 썼다. 그 시대의 많은 환자들은 정신병원에서 생을 마감했다. 의사들은 "의심할 여지 없이 많은 사람들이 정신병원에 갇혀 있고, 정신 장애가 두드러진 특징인 점액수종을 앓고 있으며, [갑상선] 추출물을 사용하면 3개월 안에 치료될 수 있는 사람들"이 있다고 생각했다.[18)]

* * *

특정 요법이 가능해지기 전에는 갑상선기능저하증으로 인해 사망하는 경우가 많았다. 진단부터 사망까지 걸리는 시간은 일반적으로 10년이었다. 심각한 지적, 신경학적, 정신적 결핍이 환자를 덮쳤을 때인 질병의 말기까지 진단이 이루어지지 않았다. 환자들은 치매, 말하기 및 청각 장애를 포함한 쇠약하게 하는 신경병증, 저체온증을 자주 나타내었다. 이러한 증상은 오늘날 매우 드물게 나타난다.[19)]

1800년대 후반과 1900년대 초반에 갑상선기능저하증의 진단은 낮은 갑상선 호르몬 수치로 인한 징후와 증상을 토대로 대부분 임상에서 이루어졌다. 많은 경우에 명백한 갑상선기능저하증의 진단은 환자를 몇 분 동안 바라보고 대화하는 것만으로도 이루어질 수 있지만 전형적인 임상 특징은 종종 경미하고 다른 질환으로 인해 발생할 수도 있기 때문에 경미한 갑상선 기능 부전의 경우를 결정하는 것은 어려울 수 있었다. 확실한 진단 도구가 없었기 때문에 의사들은 환자를 갑상선기능저하증에 걸린 것처럼 간주하고 한동안 치료하는 치료 검사에 의존하는 경우가 많았다. 환자가 호전 및 증상 해소의 징후를 보이면 그 사람은 평생 동안 치료를 받았다.

갑상선기능저하증의 진단을 돕기 위해 개발된 특이 검사는 거의 없었다. 장기가 산소를 사용하는 속도인 대사율을 측정하는 방법은 1960년대까지 최초이자 가장 많이 사용된 방법이었다. 앞서 살펴본 것처럼 갑상선 호르몬은 신진대사 속도를 가속화하기 때문에 갑상선기능저하증은 느린 대사 속도, 즉 산소 소비 감소와 관련이 있다. 대사율은 밤새 단식한 후 측정하며, 환자에게 몇 분 동안 휴식을 취한 후 약 20분 동안 산소 수치를 측정하는 곳에 연결된 튜브를 통해 호흡하도록 요청한다. (나는 MRI라는 또 다른 검사를 받기 전까지는 항상 이 검사가 실용적이지 않다고 생각했지만 마음이 바뀌었다. 의사들이 일상적으로 많이 처방하는 MRI의 경우 주위의 매우 시끄러운 쿵쿵거리는 소음과, 거의 한 시간 동안 움직이지 못하는 불편이 있다.) 불행하게도 갑상선과 관련되지 않은 다른 질환도 대사 속도를 늦출 수 있기 때문에 이 방법은 위양성의 경향이 있었고 모든 경우의 진단에 유용하지는 않았다.

혈구 수치(갑상선기능저하증 환자는 빈혈이 자주 발생함), 콜레스테롤 수치(갑상선기능저하증 환자의 경우 상승), 혈액 내 단백질 결합 요오드의 양(갑상선기능저하증 환자의 경우 감소), 심부 힘줄 반사(의사가 일상적인 신체 검사 중에 망치를 사용할 때 유발되는 반사)의 이완(갑상선기능저하증 환자의 경우 지연됨)과 같은 훨씬 덜 특이적인 다른 방법도 있었다.

이 기간 동안 많은 갑상선기능저하증 환자들이 진단을 받지 못하였고, 다른 환자들은 실제로 갑상선기능저하증을 앓고 있지 않은 채 불필요하게 치료를 받았다고 가정하는 것이 타당해 보인다. 20세기 후반에 이르러서야 갑상선 호르몬의 혈중 수치를 측정하는 등 갑상선에 더욱 특이적인 방법이 등장하여 갑상선기능저하증을 진단하는 의사의 무기가 확대되었다.

* * *

크레틴병과 마찬가지로 점액수종은 환자를 따뜻한 환경에 유지하고 겨울 동안 더 따뜻한 곳으로 여행하도록 장려함으로써 증상을 치료했다. 약초인 자보란디와 약물 필로카르핀뿐 아니라, 철분, 퀴닌, 차아인산염이 함유된 강장제도 사용되었으며, 입증되지 않았지만 증상이 어느 정도 개선되었다. 그러나 오드의 보고서와 갑상선 기능 장애가 점액수종을 유발한다는 사실이 밝혀진 후, 과학자들은 동물 갑상선을 투여하여 환자를 치료하는 보다 논리적이고 특이적인 치료법을 빠르게 개발했다.

1890년대 초에, 명백한 갑상선기능저하증의 치료에 다양한 전략이 시험되었다. 성공적인 동물 이식 수술에 동기를 부여받은 런던대학교의 외과 교수인 빅터 호슬리는 갑상선기능저하증 환자에게 양 갑상선 이식을 주장했고 거의 동시에 리스본의 상조제[20] 병원과 리스본의학교의 외과 의사인 호세 안토니오 세라노와 안토니오 마리아 드 베텐코트 로드리게스도 그렇게 했다. 1890년 여름, 그들은 갑상선기능저하증이 있는 36세 여성의 양쪽 유방 아래 부위 피부 아래에 양의 갑상선 절반을 이식했다.

치료는 성공적이었지만 이식된 장기의 생존 기간은 짧았다. 놀랍지만 매우 일시적인 개선도 마찬가지였다. 외과의사들은 수술 후 유익한 효과가 너무 빨리 발견되어 이식된 갑상선의 기능에 기인한다고 생각하지 않았고 이식된 갑상선의 즙이 흡수되어 효과가 발생한다고 생각했는데, 이는 매우 중요한 결론이었다. 따라서 세라노와 베텐코트 로드리게스는 동일한 결과를 얻기 위해 갑상선 주스의 피하 주사를 제안했다. 몇 달 후, 그들은 그러한 치료를 기꺼이 받고자 하는 환자를 찾았다. 양 갑상선 즙

(추출물)을 4~5회 주사한 후 환자는 상당한 호전을 경험했고 1890년 11월에 자신들의 발견을 보고했다.[21] 같은 맥락에서, 호슬리 밑에서 훈련을 받은, 뉴캐슬에 있는 왕립 빅토리아 병원의 의사과학자인 조지 R. 머레이는 리스본에서 행해진 연구를 알지 못한 채 1891년 4월에 글리세린 기반의 양에서 추출한 갑상선 추출물을 준비했고, 피하 주사 바늘의 도움으로 갑상선기능저하증이 있는 여성에게 그것을 매일 주사했다. 치료법은 성공적이었으며 다른 의사들도 그 유익한 효과를 곧 얻었다.[22] 그러나 이 방법이 완전히 자유롭지는 않았다. 당시의 피하 주사 바늘은 금속으로 만들어져 일회용이 아니었다. 혈액을 깨끗이 씻어내고 재사용했는데 경사가 아닌 원뿔이었던 끝이 무디어졌다. 일부 환자는 피하 주사 바늘을 꺼렸고, 다른 환자들은 주사 부위에 농양이 생겼다. 또한 의사들이 직접 추출물을 준비해야 했지만 곧 뉴캐슬의 상업 기업에서 적당한 비용으로 매주 멸균 추출물을 제공하게 되었다. 이러한 획기적인 발전 이후 덴마크 프레데릭스베르 병원의 주치의인 프란츠 호비츠, 영국 왕립의료원의 자문 의사인 에드워드 롱 폭스,[23] 그리고 성 토마스 병원의 의사인 헥터 매켄지[24]는 1892년에 갑상선 경구 투여가 갑상선 추출물의 피하 주사와 동일한 목적의 역할을 한다는 것을 독립적으로 입증했다. 그리고 영국 위생 연구소의 종신 연구원인 에드워드 블레이크[25]와, 1893년에 갑상선기능저하증을 치료하기 위해 경구로 갑상선을 투여했다고 보고한 미국 보스턴의 제임스 A. 잭슨[26]을 포함한 다른 사람들이 빠르게 뒤따랐다.

머레이는 1900년 저서 "갑상선 질환"에서 동물의 갑상선을 먹는 것이 환자가 외딴 곳에 살거나 값비싼 치료를 받을 여유가 없을 때 가장 편리하다고 말했다. 갓 죽인 양의 돌출부의 약 8분의 1에서 4분의 1 정도가 일일 복용량에 적합했다. 갑상선에서는 역겨운 맛이 나서 이를 샌드위치로 위장하거나, 멸치장으로 살짝 튀겨 토스트에 올려서 먹거나, 커런트 젤리와 함께 먹거나 하는 시도도 있었다. 매켄지는 "약간의 브랜디"와 함께 갑상선을 제공했다. 그는 갑상선 추출물 주사에 대해 비판적이었고, 준비 과정에서 가장 세심한 주의가 필요하다고 생각했다. 주사는 때때로 의식

소실과 같은 걱정스러운 즉각적인 증상을 나타냈다. 이러한 주사로 평생 치료를 받을 수 있다는 전망은 경각심을 불러일으켰다.[27]

머레이를 포함한 대부분의 의사들은 갑상선 경구 투여로 전환했다. 그 때 머레이는 양 갑상선 풀에서 준비했기 때문에 효능이 더 안정적일 것이라고 생각한 갑상선 추출물을 사용하는 것을 선호해서, 주사 대신 갑상선 추출물을 용액으로 경구 투여했다. 이를 공식적으로 주류 갑상선이라고 불렀다.

갑상선을 입으로 투여할 수 없는 경우 에드워드 블레이크는 다음과 같은 방법으로 사용하도록 강력히 권고했다. "하루에 두 번, 뜨거운 스펀지로 닦고 세게 수건으로 닦은 후 갑상선 추출물과 에테르(마취제로 사용되는 휘발성 냄새가 나는 액체) 및 라놀린(양모를 생산하는 동물이 생산하는 왁스)을 혼합한 혼합물로 몸 전체를 잘 문지릅니다." 이제 우리는 피부가 빠른 속도로 갑상선 호르몬을 분해할 수 있고, 적용된 것의 약 20%만이 결국 일반 순환계로 흡수된다는 것을 알고 있기 때문에 나는 이 문질러 바르는 것이 효과가 있다는 것에 놀랐다. 아마 그들은 갑상선 추출물을 많이 사용하고 있었던 것 같다.

이러한 원시적 형태의 치료법의 효능은 매우 컸다. 이전에 심각한 손상을 입히고 때로는 치명적인 질병이었던 갑상선기능저하증은 갑상선 제제를 사용하여 성공적으로 치료할 수 있었던 것이다. 그러나 이러한 치료법은 실용적이지 않았으며 장기적인 증상 완화도 제공하지 못했다. 그것들은 곧 건조된 갑상선 추출물이 함유된 일일 정제로 대체되었다. 오늘날에는 이상하게 들릴 수도 있지만 장기 요법으로 알려진 장기 추출물을 사용하는 치료법은 유명한 그리스 의사 히포크라테스(BC 400년경)와 갈렌(BC 200년경)의 먼 옛날부터 사용해 왔다. 19세기에 부활하는 동안 장기 요법은 매우 인기를 얻었으며(해로워는 1920년 저서 "실용 장기 요법"[28]에서 의학적 용도로 사용되는 42개의 장기 추출물을 나열했다), 갑상선 추출물은 아마도 가장 성공적인 것 중 하나일 것이다.[29] 갑상선 추출물은 많은 종류의 동물의 갑상선으로부터 준비될 수 있었으며 그레인(1그레인

= 65mg)으로 측정되었고 매일 섭취할 수 있도록 정제로 포장되었다. 메릴랜드대학교의 의사인 허버트 리차드슨은 1905년 저서 "갑상선과 부갑상선"에서 미국에서의 가장 초기 형태의 갑상선 추출물이 소에서 나왔다고 썼다.[30] 그러나 1900년대에 이미 대규모 육류 포장 사업을 운영하고 있는 시카고의 아머 고기 포장 회사는 제약 및 갑상선 약물 분야에 진출하여 소와 돼지에서 추출한 갑상선 추출물을 마케팅했다(오늘날 모든 상업용 갑상선 추출물은 돼지 갑상선에서 나온다). 갑상선 추출물은 주요 성공 스토리였으며 20세기의 대부분에도 갑상선기능저하증 치료의 표준으로 남아 있었다.

* * *

이 질병 치료에 있어서 다음으로 분명한 질문은 각 환자에게 얼마나 많은 갑상선 추출물을 투여해야 하는가였다. 치료의 적절성은 환자가 어떻게 느꼈는지에 따라 주관적으로 판단되었다. 매사추세츠 종합병원의 제임스 H. 민스는 "치료의 목적은 이러한 목적을 달성할 수 있는 갑상선(추출물)을 최소한으로 섭취하여 환자의 증상을 제거하는 것이다."[31] 라고 썼다. 그러나 이 전략은 항상 과잉 치료를 초래했다. 리차드슨은 하루 3회 1그레인 복용량으로 시작하여 하루에 9그레인의 최종 복용량을 권고했다. 이는 오늘날 갑상선기능저하증이 있는 최소 4명의 성인 환자를 치료하기에 충분할 양이다.[32]

의사들은 갑상선 추출물의 복용량을 줄여야 함을 나타내는 "다루기 힘든 증상", 신경과민, 전 흉부 통증 및/또는 심계 항진이 자주 발생한다는 것을 알고 있었다. 처음부터 그들은 효과적인 치료와 과잉 치료를 구분하는 선이 모호하기 때문에 갑상선 추출물 투여에 매우 주의해야 한다는 것을 깨달았다. 이 치료 초기부터 의사들은 갑상선 중독증(두통, 심계항진, 불안 및 협심증)의 임상적 증거가 나타날 때까지 추출물의 양을 점차적으로 늘려 처방했다. 그 후에 치료를 중단하고 나중에 더 낮은 용량으로 재개했다. 일부 의사는 매월 1주일의 추출물 중단을 자동으로 처방한다.

다른 의사들은 추출물의 복용량을 나누어서 하루에 2~3회 복용하도록 하기도 한다.

많은 갑상선기능저하증 환자들은 갑상선 추출물의 전량 투여를 시작하는 것을 견딜 수 없었다. 심각한 갑상선기능저하증이 있는 환자의 경우 의사는 추출물 사용을 시작하기 전에 짧은 기간의 침상 안정을 포함하여 기존의 심장 질환을 먼저 안정시키고, 시간이 지남에 따라 점점 더 검사 결과를 보면서 보충 복용량을 안내함으로써 과잉 치료 문제를 최소화했다. 그들은 미리 정의된 검사실 결과를 목표로 하기보다는 항상 "도달할 수 있는 최소 용량으로 증상으로부터 자유로워지는 것"에 더 많은 의미를 부여했다.[33]

갑상선 추출물 제제는 효과적이었지만 단점이 있었다. 균일한 효능을 제공하기 위해 표준화할 수 없었던 것이다. 제조사마다 큰 차이가 있었고 같은 제조사의 생산 라인 간에도 큰 차이가 있었다. 또한, 갑상선 추출물을 함유한 정제는 때때로 임상적으로 비활성 상태였다. 이는 불안정성과 유통 기한의 단축 때문일 가능성이 높다. 추출물 준비 시 불충분한 품질 관리가 아마도 이러한 사실을 설명할 수 있을 것인데, 허버트 리차드슨의 책에서는 흡수 문제도 언급하고 있다.[34]

갑상선 추출물은 FDA가 창설되기 이전에 만들어졌다. 따라서 해당 제조 업체는 공식적인 승인 절차를 거치지 않았으며 FDA는 해당 추출물 사용의 기득권을 승인했다. 일관되지 않은 효능 문제는 T4가 사람에서 T3로 전환된다는 사실이 밝혀진 후 의사가 T4로 전환한 주된 이유였다. 얼마 지나지 않아 이는 다른 많은 척추동물에서도 확인되었다.

* * *

갑상선 추출물이 개발된 후 처음 20년 동안 의사들은 소량으로 시작하여 증상에 따라 천천히 조정하는 데 익숙해졌다. 충분한 경험이 축적되자 그들은 갑상선 추출물을 갑상선기능저하증에 대한 탁월한 치료법으로 여겼으나 1970년대와 1980년대에 T4 치료를 선호하면서 이를 포기했다.

이러한 전환은 제임스 H. 민스의 저서 "갑상선과 질환"의 여러 판에 포착되었다. 1937년 초판에서 그는 갑상선 추출물을 강력히 권장했다.[35] 그는 8가지 다른 상업용 갑상선 추출물 브랜드의 효능을 주의 깊게 설명하면서 의사들이 진료를 위해 적어도 2~3가지의 효능에 익숙해질 것을 권고했다. 그의 평가는 1948년과 1963년에 출판된 그의 책의 후속 판에서 변하지 않았고 그가 1967년에 사망한 후, 다음 판은 1975년에 출판되었다. 이때 새로운 편집자들은 "우리는 가장 일반적으로 만족스러운 약물로 레보티록신[T4] 또는 [T4와 T3] 혼합물(리오트릭스)을 선호하며 현재는 건조된 갑상선[갑상선 추출물]보다는 이를 일상적으로 처방한다."라고 말하며 갑상선 추출물이나 T4 치료를 권고했다.[36] 두 약의 복용량을 약간 줄였다는 점만 제외하고 기본적으로 동일한 권고가 1984년 판에서 이루어졌다. 마지막으로, 책의 마지막 판(1996)에는 "T4, T3, 리오트릭스(T3와 T4의 조합) 및 건조된 갑상선[갑상선 추출물]은… 생물학적으로 동등하게 기능하지만 레보티록신[T4]은 긴 반감기(체내에서 며칠 동안 지속됨), 혈액 내 정량화(측정) 용이성, 흡수 용이성 및 다양한 태블릿의 강도의 가용성으로 인해 선호된다."고 서술했다.[37]

***

2019년 가을에 나는 갑상선 추출물을 제조하는 공장을 방문했다. 그 공장은 거대하고 냄새도 좋지 않았고 마치 환기가 잘 안 되는 정육점에 갇힌 것만 같았다. 나는 1970년경에 방영된 오래된 SF TV 프로그램인 거인의 땅을 촬영했던 세트장으로 이동한 듯한 느낌을 받았다. 모든 것이 거대했다. 그들이 사용한 장비는 우리가 실험실에서 사용하는 것과 같았지만 스테인리스 스틸로 만들어졌고 거대하여 높이가 평균 15m였다. 이 공장은 미리 선정된 미국농무부 승인 도축장에서 식품 공급에 사용되는 돼지에서 수확한 냉동 갑상선을 매일 받았다. 갑상선의 T4와 T3의 양은 날씨, 토양, 계절, 동물에게 주는 음식에 따라 변할 수 있기 때문에 제조업체는 공급원에 따라 매우 특이한데 공급 업체가 사항을 일관되게 유지하도록 신뢰하는 것이 매우 중요하다.

갑상선 추출물의 제조는 FDA가 시행하는 현행 우수 제조 관리 기준을 준수해야 하며, 이를 준수하지 못할 경우 제품 리콜이 발생할 수 있다. 또한 미국에서 갑상선 추출물을 제조 및 상업화하는 회사는 미국 약전 기관USP에 설명된 절차와 표준을 따라야 한다.

갑상선을 깨끗이 씻어서 다지고, 섞고, 특정 효소와 화학 물질로 소화하면 수프 같은 물질이 만들어진다. 공정의 각 단계에서 수프는 거대한 스테인리스 스틸 파이프를 통해 한 방에서 다른 방으로 흐른다. 소화되지 않거나 불필요한 물질을 제거하기 위해 수프를 원심 분리한 후 저온살균과 유사한 멸균 과정을 거친다. 제품을 멸균한 후 건조하여 T4와 T3가 함유된 미세한 분말로 가공하고 분말을 수집하여 다른 시설로 배송한 후 주의 깊게 무게를 측정한 뒤 정제로 포장한다.

갑상선 추출물은 주로 제조 공정의 비일관성으로 인해 과거 갑상선기능저하증의 주요 치료법으로서의 자리를 잃었다. 오늘날 USP 프로토콜은 정교한 측정을 요구하며 결과는 해당 표준과 비교된다. 갑상선 분말은 T4의 양을 기준으로 정제로 제제화하고 최종 중량을 조정하여 정제의 효능이 권고를 준수하도록 한다. 즉, 1그레인 정(약 65mg)은 38μg의 T4와 9μg의 T3를 함유하며 오차 범위는 10%이다.

각 생산 라인의 데이터를 검토하고 제품이 출시 시점과 유효 기간 동안 해당 표준을 충족하는지 확인하는 것은 제조 업체의 몫이다. 나는 대규모 갑상선 추출물 제조 업체의 대표와 이야기를 나눴고 그들이 자발적인 약물 리콜을 초래할 수 있는 복용량과 효능에 대한 과거 문제를 비판적으로 인식하고 있다는 것을 알게 되었다. 실제로 특정 브랜드의 T4, T3 함량이 예상 기준 범위를 벗어났기 때문에 일괄적으로 리콜 됐다는 소식이 계속 들려오고 있다. FDA 자체 웹사이트는 제조 및 품질 문제, 약물 리콜, 공급 문제가 갑상선 추출물을 함유한 의약품에서 흔히 발생한다고 서술하고 있다.[38)]

* * *

내가 태어났을 때 의사들은 TSH 수치를 측정할 방법이 없었고 갑상선기능저하증 환자가 갑상선 추출물로 치료를 받았다는 사실이 내게는 놀랍다. 갑상선기능저하증을 치료하는 방식에 있어서 내 생애 동안 많은 변화가 있었다. 그 변화는 T4가 주요 갑상선 호르몬으로 확인된 때인 훨씬 이전부터 진행되었다. 다음 장에서는 이 획기적인 과학 연구의 드라마와 흥분, 그리고 외로움과 경쟁에 대해 이야기하겠다. 또한 발견에 협력과 행운이 얼마나 중요한지 보여줄 것이다. 그리고 나는 갑상선 추출물의 작용을 설명하기 위해 의사와 과학자들이 갑상선 추출물에 무엇이 들어 있는지 정확히 알아야 한다고 느끼는 "필요"를 보여주겠다. 독일과 미국의 선구적인 연구는 두 가지 새로운 분자인 T4와 T3가 확인될 때까지 몬트리올과 런던에서 수행된 그에 못지않게 훌륭한 연구에 자리를 내주었다. 이제 의사들은 갑상선 추출물을 넘어 더 순수하고 정량화 가능한 갑상선 호르몬으로 나아갈 수 있게 되었다. 하지만 실제로 그랬을까? 혁신에 대한 이러한 압력이 아직 완전히 검증되지 않은 새로운 치료법에 대해 서두르게 한다.

제7장
보다 순수한 치료법의 개발

갑상선 추출물 치료법의 성공을 위하여 과학자들은 환자에게서 나타나는 증상 개선의 원인이 되는 고유한 화합물을 서둘러 분리했다. 궁극적으로 두 가지 특정 분자, 즉 T4 및 T3가 이러한 추출물의 주요 성분이고 실제로 기능하는 갑상선을 가진 사람들에게 중요하다는 것을 알게 되었다. 로체스터 메이요 클리닉의 과학자인 에드워드 켄달은 그 분자들 중 하나인 T4를 분리했고, 런던 국립 의학 연구소의 찰스 해링턴은 그 구조를 해독했다. 국립 의학 연구소의 로잘린드 피트-리버스와 그녀의 동료 잭 그로스는 나머지 분자를 분리했다.

* * *

과학자들은 1890년대에 뮤신을 찾는 다양한 화학 기술을 통해 갑상선 추출물을 정제했다(우리가 본 것처럼 윌리엄 오드는 갑상선이 뮤신을 분비한다고 믿었다). 따라서 찰스 해링턴은 1933년 저서 "갑상선"에서 최초의 순수한 갑상선 추출물에 뮤신이 없고 활성이 없었을 때 놀라움과 실망이 컸다고 밝혔다.[1)]

점들을 연결한 사람은 테오도어 코허였다. 그는 갑상선종을 감소시키는 요오드의 예방적 역할에 대해 생각했고 1895년에 갑상선 자체에 요오드가 포함되어 있을 수 있다고 제안했다. 이듬해 프라이부르그대학교 외과 교수인 파울 크래스케는 당시 생리화학과장이었던 오이겐 바우만에게 환자 치료를 위한 갑상선 활성 물질의 안정적인 제제를 조제하도록 요청했고 크래스케는 갑상선종에 갑상선 물질이 좋은 영향을 미친다는 사실을 알게 되었다. 그 후에 바우만은 일련의 끓는 산과 알칼리를 통해 일반 갑상선 추출물을 처리하여 갈색 분말을 얻었고 추가 처리 후에 요오드의 보라색 특성을 얻게 되었다. 바우만은 코허의 제안에 회의적이었고 자신의 결과를 믿을 수 없었다. 그는 "처음 이 관찰을 했을 때 나는 요오드가 내 물질에 속한다는 것을 결코 믿을 수 없었다."라고 말했다.[2] 그는 이 생성물에 사이로이딘이라는 이름을 붙였고 나중에 요오드사이린으로 이름을 바꿨다. 이 신물질은 활성이 있었고 갑상선 절제술을 받은 개는 물론 갑상선기능저하증 환자의 증상을 완화하였으며, 비만인 개체의 상당한 체중 감소를 촉진했다!

바우만은 심장병으로 인해 49세의 나이에 조기 사망했다. 다른 사람들이 요오드사이린의 추가 특성화 작업을 계속했지만 가장 중요한 진전을 이룬 사람은 에드워드 켄달이었다.

갑상선을 연구할 운명이었던 켄달은 1910년 컬럼비아대학교를 졸업한 후 디트로이트에 있는 파크-데이비스에서 갑상선 호르몬을 분리하는 임무를 맡았다. 자신의 직업이 마음에 들지 않았던 그는 나중에 뉴욕으로 돌아와 세인트 루크 병원에서 일했지만 갑상선 호르몬에 대한 연구를 멈추지 않았다.

내가 수년 동안 미국 갑상선 학회의 임원으로 함께 일하면서 즐거움을 누렸던 메이요 클리닉의 의사과학자인 존 C. 모리스는 켄달이 메이요 클리닉에서 재직한 기간에 대해 잘 알고 있었다.[3] 그는 켄달이 급여 인상에 대한 그의 요청이 뉴욕에서 거절되었다는 사실을 알고 난 후 메이요에 지원했다고 말했고, 1913년 후반에 인터뷰 요청을 받았다. 그는 장래의 고용주에게 좋은 인상을 주기 위해 가장 순수한 갑상선 추출물이 담긴 작은 병을 가져왔으며, 그것은 효과가 있었다. 1914년에 윌리엄 J. 메이요는 그를 생화학과의 책임자로 임명했고 그에게 갑상선 호르몬의 분리를 추구하는 임무가 주어졌다. 그는 당시, 최근에 건설되었고 나중에 1914 빌딩으로 알려지게 되는 메이요 빌딩의 4층에 새로운 실험실을 배정받았다.

메이요 클리닉은 갑상선 연구에 남다른 관심을 갖고 있었다. 메이요 형제는 모두 외과의사였으며 엄청난 양의 갑상선종 환자를 보고 있었다. 앞서 살펴본 바와 같이 목의 압박 증상을 완화하려면 수술이 필요했는데, 1908년에 그들은 내분비학자인 헨리 S. 플러머와 함께 1,000번의 갑상선 수술 경험을 보고했고, 불과 3년 후에는 5,000번의 수술 경험을 보고했다. 이것은 보기 드문 숫자로 오늘날 갑상선 외과의사는 연간 100명이 넘는 환자를 수술하면 수술량이 많은 것으로 간주된다![4)]

시간을 낭비하지 않은 켄달은 같은 해 크리스마스 아침에 "알파 요오드"라고 명명한 요오드 함유 물질의 결정을 분리해 냈다. 그는 2,950kg의 돼지 갑상선을 처리한 후 며칠 동안 연구실에서 자고 생활하면서 갑상선 추출물의 가장 중요한 성분 중 하나를 분리하는 데 가까워졌다는 것을 알고 있었다. 1914년 12월 23일, 외부 온도가 섭씨 영하 21도였고 눈이 땅을 덮었을 때 켄달은 실험실에서 에탄올 속에 준비된 갑상선 추출물을 연구하다가 잠이 들었다.

그가 잠에서 깨어났을 때, 그는 에탄올이 증발하여 플라스크 바닥에 노란색 고리로 둘러싸인 흰색의 딱딱한 물이 남아 있는 것을 보았고, 재빨리 새로운 에탄올을 첨가하여 노란색 왁스 물질을 용해시켰지만 흰색 껍질은 녹지 않은 상태로 남아 있었다. 이 껍질을 버리려고 했지만 요오드 함량을 측정하기로 결정했다. 놀랍게도 흰 껍질에는 약 60%의 요오드가 포함되어 있었고 이는 그가 주요 갑상선 물질을 분리했다는 표시라고 생각했다.

켄달은 마침내 일반적인 실험실 화학물질인 수산화나트륨 몇 방울을 사용하여 흰 껍질을 용해시켰고 이번에는 강산을 사용하여 용액을 조금 더 수정하자 결정이 형성되었다. T4 결정. 이것은 1914년 12월 25일에 처음으로 현미경을 통해 시각화되었다.

성공 후 켄달은 즉시 더 많은 결정을 분리하기를 원했지만 다시 시도했을 때 결과는 실패였다. 부분적인 실패가 아니라 완전한 실패였다고 1964년 4월 메이요 100주년을 기념하는 기념 티록신 심포지엄에서 당혹한 청중들에게 말했다. 두 번째 시도도 실패했다. "스물여덟 살 청년을 낙담시키고, 좌절시키고, 결국에는 무서운 일이었다."라고 회상했다. 더 많은 결정이 15개월 동안 분리되지 않았다. 그는 "권위 있는 위치에 있는 사람들은 동정심이 많고 이해심을 갖고 있다"고 생각했다.[5)]

나중에 밝혀진 것처럼 분리 과정의 규모를 확대하려면 충분히 큰 유리 플라스크가 필요했지만 그것을 찾을 수 없었다. 차선책은 아연도금 철로 만든 훨씬 더 큰 탱크였으나 이것은 실수로 판명되었다. 아연 도금된 철이 티록신 분자를 파괴했던 것이다. 나중에 15개월의 중단이, 겨울 동안 얻은 갑상선에 갑상선 호르몬이 훨씬 적게 포함되어 있기 때문이라는 것을 깨달았다. 자신의 실수를 깨닫고 큰 에나멜 주전자로 바꾸자 그는 봄과 여름에 죽은 동물로부터 얻은 수백 파운드의 갑상선을 신속하게 처리하여 1915년 8월에 다시 한번 T4 결정을 얻었다.

결정이 활성인지, 즉 갑상선 추출물의 작용을 모방하는지 시험하기 위해 켄달은 개의 피부 아래에 결정 0.5mg을 매일 주사했을 뿐만 아니라 크레틴병이 있는 어린이 환자 한 명과 갑상선기능저하증이 있는 성인 한 명에게 결정을 투여했다. 모든 경우에 치료를 통해 명백한 갑상선기능저하증의 주요 증상이 즉각적으로 완화되었다.

결정의 화학적 성질을 알아내는 것이 다음 단계였으며 아마도 가장 어려운 단계였을 것이다. 물론 켄달은 공식을 갖고 있지 않았다. 이것은 완전히 새로운 분자였다. 그가 알고 있는 것은 갑상선 호르몬을 만들기 위해서 요오드가 단백질(아미노산)의 구성 요소 중 하나인 티로신이나 트립토판과 결합된다는 결론을 내린, 몇 년 전에 출판된 A. 뉘른베르크의 연구였다. 뉘른베르크는 트립토판을 지지했고 켄달도 동의했다. 그의 분석은 새로 결정화된 갑상선 화합물은 요오드와 결합된 트립토판을 기반으로 한 것으로 결론지었다.[6)]

트립토판에는 옥신돌 핵으로 알려진 구조가 포함되어 있으므로 그는 이를 "갑상선옥시인돌"로 이름을 바꾼 다음 "티록신 thyroxin"으로 줄였다. 그러나 그의 생각은 틀렸고, 몇 년 안에 이름은 e가 붙은 티록신 thyroxine 으로 바뀌었다. 어떻게 이렇게 되는지는 논란의 여지가 있지만 켄달과 찰스 해링턴 사이의 긴장 관계를 추측할 수 있다. 켄달은 갑상선 호르몬의 구성 요소가 트립토판이 아니라 티로신이라는 것을 깨닫고 이름을 바꾸게 되었다.[7)] 그러나 그의 깨달음은 1920년대 초에 시작된 해링턴의 연구를 통해 이루어졌다. 해링턴의 전기 작가들은 켄달의 결정을 티록신으로 바꾸는 것이 해링턴의 제안이었다고 시사했다.[8] 해링턴은 그의 책에서 다음과 같이 말한다. 끝의 e의 추가는 그것이 속한 화합물의 종류에 대한 영국의 화학 명명법 시스템을 따르기 위한 것이었다."[9] 1964년 메이요 클리닉 백 주년 심포지엄에서 피트-리버스는 켄달 외에는 누구도 포함되지 않은 메이요의 최고위층에게 켄달이 제안한 공식에 대해 해링턴이 어떻게 느꼈는지 섬세하게 설명해야 했다. 그녀는 "그는 티록신이 인돌 유도체라는 켄달의 제안이 개연성이 없다고 결론지었다."라고 설명했다.[10]

1917년까지 켄달은 g당 47만 원(오늘날 g당 980만 원에 해당)의 티록신 7g을 축적했다. 그 후 몇 년 동안 그의 연구로 그는 티록신의 준최종 화학 구조를 제안하게 되었지만 결정을 분리하는 데 드는 높은 비용으로 인해 연구 마무리가 지연되었다. 그럼에도 불구하고 그는 티록신을 추출하고 결정화하는 방법에 대한 특허를 성공적으로 취득했으며 나중에 해당 특허를 미네소타대학교에 선물했다. 대학은 결국, 나중에 제약회사인 브리스톨 마이어스 스퀴브가 된 스퀴브 앤드 손스와 라이선스 계약을 협상했으며 수익금은 켄달 티록신 기금 산하의 메이요 의학 교육 및 연구 재단에 전달되었다. 켄달은 10%를 받았고 그의 첫 번째 수표는 1929년 5월 16일 252.14불로 발행되었으며 다음 수표는 63.28불(현재 가치로 각각 약 540만 원과 135만 원)이었다.

* * *

찰스 해링턴은 1919년에 케임브리지대학교를 졸업하고, 1922년에 에든버러대학교에서 박사 학위를 받았다. 얼마 지나지 않아 그는 런던에 있는 런던대학교 의과대학에 새로 만들어진 화학 병리학 강사 직위로 임명되었으며, 여기에는 미국에서 1년을 보낼 수 있는 기회가 포함되었다. 그는 뉴욕으로 가서 록펠러 연구소에서 일했다.

아마도 그가 갑상선 질환에 많은 관심을 갖고 있던 에든버러 왕립의료원 치료학과의 연구 조교로 임명되었기 때문에 켄달의 연구에 깊은 관심을 갖게 되었겠지만, 켄달이 제안한 티록신 구조(요오드 원자가 3개만 포함되어 있음)의 타당성에 대해서는 점점 더 의심스러워졌다. 그는 뉴욕에서 영국의 화학자 헨리 D. 데이킨과 함께 일하면서 이러한 의심을 표명했다. 데이킨의 제안에 따라 해링턴은 약간의 망설임 끝에 영국의 새 직책으로 돌아와 티록신의 구조를 재조사하는 데 동의했다.

해링턴은 자신의 아이디어를 시험하려고 시도했지만 당시의 화학적 방법에는 10g 정도의 티록신 공급이 필요했기 때문에 그의 첫 번째 문제는 보다 효율적인 격리 방법을 고안하는 것이었다. 그는 결국 켄달의 공정보다 25배 더 많은 수율을 보이는 방법을 생각해 냈지만 자신의 방법을 대규모로 적용하려면 현금이 필요했다. 런던대학교 의과대학이 구조에 나섰고 상업 회사를 고용할 자금을 제공한 곳이 바로 이곳이었다. 순수 티록신의 적절한 공급으로 해링턴은 켄달의 실험식을 재검토했으며 5년 이내에 티록신의 새로운 화학적 구조식 알아냈고, 또한 실험실에서 처음부터 합성 티록신을 생산했다.

요오드 원자는 크고 무겁다. 예를 들어, 요오드 원자의 무게는 탄소 원자의 10배 이상이며, 수소 원자의 무게의 거의 130배이다. 이것이 바로 네 개의 요오드 원자가 갑상선 호르몬의 구조에서 그렇게 중요한 역할을 하는 이유인데, T4 분자의 다른 원자는 훨씬 더 작으며 요오드 원자를 함께 유지하여 올바른 공간 구조에 배치하는 백본 역할을 한다.

T4의 구조를 밝힌 것은 큰 성과였다. 티록신은 실험실에서 화학적으로 생산된 최초의 호르몬이었다. 한때 에든버러 동료였던 의사 데이비드 머레이 라이언이 쓴 해링턴의 논문 중 하나에 대한 부록은 그가 제안한 구조가 옳았다는 증거를 입증하였다. 라이언은 합성 티록신이 두 가지 명백한 갑상선기능저하증 사례의 증상을 켄달이 돼지 갑상선에서 분리한 결정만큼 효과적으로 해결했다고 보고했다. 켄달이 돼지 갑상선에서 분리한 결정도 마찬가지였기 때문에 해링턴이 자신의 결과를 생화학 학회에 전달했을 때 호평을 받은 것은 놀라운 일이 아니었다.

갑상선 분비물에 대한 연구로 해링턴은 1928년부터 1953년까지 6번이나 노벨상 후보에 올랐으나 매번 간과되었다. 반면 켄달은 호르몬 활성이 있는 다른 분자를 연구하기 시작했다. 1950년에 켄달은 부신 호르몬에 대한 광범위한 연구로 스위스 화학자 타데우시 라이히슈타인 및 메이요 클리닉의 의사 필립 S. 헨치와 함께 노벨 생리의학상을 받았다.

* * *

일련의 실험과 제2차 세계대전을 앞둔 개인적인 모험 끝에 로잘린드 피트-리버스는 캐나다 박사후 과정 학생 잭 그로스의 도움으로, 1952년 원래는 그로스와 찰스 레블롱이 "알 수 없는 것-1"이라고 불렀으나 나중에 T3로 인지된 T4의 동반자를 발견했다.

피트-리버스는 귀족 가문에 속했다. 화학에 대한 그녀의 관심은 12세에 그녀의 삼촌이 화학 세트를 주면서부터 시작되었다.[11] 그녀는 사촌인 옥스퍼드에 피트-리버스 박물관을 설립한 고고학자의 손자 캡틴 조지 헨리 레인 폭스 피트-리버스와 결혼했다. 그는 인류학자이자 우생학자였으며, 전간기 영국에서 가장 부유한 사람 중 한 명이었다. 1년 후 그들은 아들을 낳았지만 남편이 점점 친우생학과 반유대주의자가 되어 독일 우생학자들과 가까워지고 무솔리니와 히틀러를 칭찬하면서 그들의 결혼 생활은 급격히 악화되었다. 그녀는 1937년에 피트-리버스 사유지를 떠났고, 그녀가 떠난 후 곧 험악한 이혼이 이어졌다. 1940년까지 조지 피트-리버스는 런던 타워에 수감되었다.[12]

이혼으로 그녀는 다시 과학계로 돌아왔고 1937년 가을에 런던에 있는 런던대학교 의과대학의 해링턴에 합류했다. 아들의 가장 초기 기억 중 하나는 어머니가 동시에 아들에게 책을 읽어 주고, 뜨개질을 하며, 담배를 피우던 모습이었다.[13] 그녀는 해링턴의 생화학과에서 알버트 누른베르거 밑에서 박사 학위를 위해 연구했으며 1939년에 생화학 박사 학위를 취득했다.

피트-리버스는 해링턴의 그룹에 합류하여 1941년에 그와 함께 의학 연구 위원회의 과학 직원으로 국립 의학 연구소로 옮겼으나 제2차 세계

대전으로 인해 그녀의 경력 진전이 중단되었다. 그녀는 전쟁 중에 중요한 역할을 했다. 전쟁이 끝날 무렵, 그녀는 군대와 함께 벨기에로 배치되어 강제 수용소 수감자들의 영양 공급(영양실조 또는 굶주린 사람들을 위한 식량 재공급은 신중하게 이루어져야 함)을 도왔다. 전쟁이 끝나자 그녀는 국립 의학 연구소로 돌아와 활발하게 연구를 재개했다.

피트-리버스는 갑상선 분비의 효능과 T4 투여 후 효과가 감지되기까지 몇 시간의 지연이 있다는 사실이 궁금했다. 그녀는 T4가 신체에 영향을 미치기 전에 대사된다고 생각했고 실제로 그녀의 경력은 갑상선 호르몬 대사산물의 검색과 특성화로 이루어졌다. 이와 관련하여 그녀는 자동 방사선 촬영(방사성 분자를 사진 유제에 노출하여 시각화 하는 방법)을 발명한, 맥길의 이미징 전문가인 찰스 레블롱의 지도하에, 박사 학위를 취득하기 위해 노력하는 젊은 의사 잭 그로스가 몬트리올의 맥길대학교에서 수행하는 연구에 관심을 갖고 따라갔다.

그의 논문을 위해 그로스는 쥐에게 방사성 요오드를 주사했다. 우리가 본 것처럼 요오드는 일반적으로 갑상선에 갇혀 갑상선 호르몬을 만드는 데 사용된다. 방사성 요오드도 마찬가지로, 몇 시간 후 그로스는 쥐를 희생시키고 갑상선을 분석하여 방사성 분자의 존재를 확인했다. 그는 쥐의 갑상선이 T4를 만들기 위해 방사성 요오드를 흡수한다는 것을 알고 있었기 때문에 대부분의 방사성 분자가 단순히 T4라는 것을 알았을 때 놀라지 않았고, 또한 알려지지 않은 방사성 분자의 존재를 관찰했으며 이를 알려지지 않은 것-1이라고 명명했다. 1950년 가을에 그로스는 현재 런던 바넷 자치구 교외인 밀힐로 이전한 피트-리버스 연구소의 박사후 연구원으로 국립 의학 연구소로 옮겼다. 그의 가장 시급한 우선순위는 알려지지 않은 것-1을 식별하는 것이었다. 피트-리버스의 유기 화학 전문 지식은 이 작업에서 매우 귀중한 것으로 입증되었다. 알려지지 않은 것-1이 T3일 수 있다는 예감에 그녀는 즉시 실험실에서 T3를 생산하기 위한 작업에 착수했다. 그 후에 피트-리버스와 그로스는 두 분자를 나란히 연구하여 곧 합성 결정체 T3가 알려지지 않은 것-1과 동일하다는 것을 입증했다. 그들의 연구 결과는 권위 있는 저널인 란셋t에 발표되었으며 같은 저널에 2개의 논문이 더 게재되었다(하나는 T3가 합성 T4보다 더 강력하다는 것을 쥐에서 보여주고, 다른 하나는 T3가 인간의 갑상선기능저하증의 효과를 역전시킬 수 있음을 보여주는데, 후자는 런던에 있는 런던대학교 병원의 컨설턴트 의사인 윌프레드 R. 트로터의 도움을 받았다).[14)]

보스턴 재향군인 병원의 의사과학자인 클라크 사윈과의 일련의 서신에서 피트-리버스는 T3가 알려지지 않은 것-1이라는 것에 대해 알게 된 해링턴의 미지근한 반응을 설명한다. "오, 얼마나 실망스러운 일인가" 아마도 T3가 T4의 약한 분해 생성물이라고 생각했을 것이다. 나중에 T3가 T4보다 3~4배 더 강력하다는 사실을 알고 그는 깜짝 놀랐다. 이 소식은 T4가 정당한 갑상선 호르몬이라는 그의 오랜 믿음과 모순되었다.[15)]

켄달과 마찬가지로 피트-리버스도 치열한 경쟁에 직면했다. 이는 1951년 말과 1952년 초의 당시를 그들에게 매우 흥미진진하게 했다. 그들은 일주일에 7일 동안 밤 늦게까지 일했다. 그들은 세르추 리시츠키, 미셸 레이몬드, 장 로슈를 포함한 파리의 콜레주 드 프랑스 팀의 경쟁이 뜨겁다는 것을 알고 있었다. 실제로 그 팀은 거의 동시에 갑상선에서 T3를 독립적으로 식별했다. 날카로운 과학적 경쟁에도 불구하고 그녀와 미셸이 평생 친구로 남아 나중에 협력했다는 것은 피트-리버스의 성격을 드러내는 점이다.

* * *

T4와 T3의 구조가 밝혀지고 실험실에서 두 분자를 모두 만들 수 있게 되자 제약회사가 뛰어들었다. 그들은 서둘러 두 분자의 의약 등급을 준비하여 갑상선기능저하증 환자를 치료할 수 있도록 했지만, 갑상선 추출물이 매우 효과적이어서 의사들은 T4와 T3를 드물게만 사용했으며 잘 이해하지 못했다. 각 분자는 갑상선에서 생산되는 독립적인 호르몬으로 간주되었다. 두 호르몬 모두 갑상선 분비의 대사 작용을 재현하는 반면, 갑상선기능저하증 환자를 치료하기 위해 두 호르몬을 개별적으로 사용

했을 때 눈에 띄는 차이가 있었다.

따라서 다음 20년 동안 T4나 T3 모두 갑상선기능저하증에 대한 선택 치료법으로서 지배적인 위치를 차지하지 못했고 갑상선 추출물이 치료의 표준으로 남아 있었다. T4는 자연적인 갑상선 분비물이나 갑상선 추출물보다 효과가 더 오래 지속되며 느리게 작용하는 분자로 여겨졌다. 반면에 T3의 작용은 시작은 빠르지만 지속 시간은 짧아서, 활발하지만 수명이 짧은 임상 변화를 만든다.

보스턴과 뉴욕의 과학자들이 갑상선기능저하증 환자에게서 T4가 T3로 전환된다는 사실을 명백히 입증한 후에야 T4 치료가 추진력을 얻었다.

* * *

갑상선 추출물의 호르몬을 확인하기 위한 탐구가 프라이부르크, 로체스터, 런던 사이를 오가며 진행된 반면, T3의 탐구는 몬트리올에서 시작되어 런던과 파리에서 거의 동시에 끝난 것을 보는 것은 매우 흥미롭다. 다음 장에서는 현재까지의 내용을 소개하면서 이 책의 역사 부분을 마무리한다. 그 안에는 T4가 T3로 전환되었다는 발견에 대한 이야기와 이 발견이 이후 어떻게 철회되었는지, 약 15년 후에 재발견되었는지 자세히 설명되어 있다.

다음 장에는 또한 이 책의 주요 폭로와 주장 중 하나가 포함되어 있다. 의료 기관과 제약 업계는 앞으로 돌진하면서 그들의 관점 변화의 결과를 결코 고려하지 않았다는 것이다. 새로운 치료법은 효과적이었고 현재도 그렇다. 그러나 그들은 상당한 비율의 실패를 겪었고, 이로 인해 일부 환자들은 갑상선 추출물로 치료를 받았을 때보다 상태가 더 악화되었다. 의사들이 새롭고 덜 효과적인 치료법을 홍보했을 뿐만 아니라 데이터를 무시하고 우려를 표명한 환자들을 무시하기 시작한 순간이 바로 이때인 것이다.

제8장
검증되지 않은 치료법의 위험성

갑상선과 그 호르몬을 이해하기 위한 엄청난 과학적 진보에도 불구하고, 1960년대와 1970년대까지 갑상선기능저하증을 진단하고 갑상선 추출물의 복용량을 조정할 수 있는 충분히 특이성을 갖춘 객관적인 방법이 없었다. 이 질병은 거의 100년 전에도 그랬던 것처럼 징후와 증상을 토대로 임상적으로 계속 진단되고 관리되었던 것이다. 치료는 여전히 돼지 갑상선 추출물이 함유된 일일 정제를 기반으로 했다. 이는 훌륭했지만 완벽하지는 않았으며, 가변적인 유효 기간 및 신뢰할 수 없는 효능과 같은 문제가 의사들의 마음 속에 남아 있었다.

의사들은 소량의 복용량으로 치료를 시작했고 환자의 기분에 따라 매우 천천히 조정했다. 하지만 '기분이 좋다'와 '초조한 느낌'을 구분하는 것은 매우 주관적이었다. 환자에게 쉽게 갑상선 추출물이 너무 많이 주어질 수 있고 그것은 심계항진(빠른 심장 박동을 느낌)은 물론 가슴 통증, 두통, 떨림을 유발했다. 당시 진료하고 있던 동료들과 이야기를 나누다 보면 과도한 치료의 징후를 파악하기가 쉽지 않았으며, 특히 노인의 경우 더욱 그랬다는 점을 알 수 있었다. 첫 번째 징후 중 하나는 손의 미세한 떨림이었다. 이는 드물지 않았으며 증상이 사라질 때까지 추출물의 복용량을 낮추거나 중단해야 함을 시사했다.

TSH 검사는 1960년대 중후반에 개발되었으며, 1970년대 초반에 임상적으로 이용 가능해지면서 갑상선 기능을 평가하는 가장 정확한 방법이 되었다. T4가 갑상선 외부의 인체 조직에서 T3로 전환된다는 사실은 1970년에 발견됐다.[1] 당시의 해석은 이 발견으로 인해 T4와 T3가 모두 포함된 갑상선 추출물로 환자를 치료할 필요가 없어졌다는 것이었다.

그 결과로 치료법이 바뀌었지만 예상치 못한 결과가 발생했다. 증상을 완화하기 위한 것이 아니라 혈중의 TSH 수치를 정상화하도록 보정된 복용량으로 조심스럽게 조정된 복용량의 T4가 갑상선 추출물을 대체했다. 대부분의 환자는 괜찮다고 느꼈지만 일부 환자는 새로운 치료법을 즉시 거부했다. 당시 개업 중이던 동료들에 따르면, 많은 환자들이 새로운 치료법을 거부하고 다시 갑상선 추출물을 투여해 달라고 요청했다.[2)]

약간의 저항에도 불구하고 환자 치료 방식의 이러한 변화는 의사들에 의해 매우 잘 소개되고 받아들여져, 향후 10년 이내인 1980년까지 그들은 모두 갑상선 추출물의 사용을 거의 포기했다. 오래 전 크리스마스 아침에 에드워드 켄달이 돼지의 갑상선에서 분리한 것과 동일한 의약품 등급이 T4에도 매겨졌다. 신지로이드(및 기타)라는 브랜드 명으로 판매되는 합성 T4는 갑상선기능저하증 치료의 표준이 되었다.

* * *

수년 동안 과학자들은 TSH가 갑상선을 조절하는 호르몬이고 TSH 수치가 갑상선 활동에 반비례하여 변동한다는 사실을 알고 있었으나 임상적으로 사용할 수 있는 혈액 내 TSH 수치를 측정하는 강력한 방법은 없었다. 나는 그러한 방법을 개발한 사람의 옆 사무실에서 거의 10년 동안 일할 수 있는 특권을 누렸다. 그 기간 동안 로버트 D. 유티거는 뉴잉글랜드 의학 저널 및 기타 의학 저널의 편집실에서 근무하면서 심사 후 원고의 "최종" 버전이 나왔다고 생각되면 예비 저자에게 빨간 펜을 사용하여 광범위한 피드백을 제공했다.

1960년대 초 유티거는 국립보건원의 내분비학 부서에서 의사과학자로 일하면서 TSH에 대한 항체를 연구했다. 이 연구는 1965년 혈액 내 TSH 수치를 측정하는 새로운 방법에 관한 획기적인 출판의 기초가 되었다. 몇 년 전, 브롱크스에 있는 재향군인 병원의 과학자인 로절린 앨로는 혈액 내 호르몬을 측정하기 위해 방사면역측정법이라는 방법을 개발했으며, 이 방법으로 그녀는 1977년 노벨 생리의학상을 수상했다. 이 방법은 측정되는 호르몬에 대한 양호한 항체를 요구했는데, 성공을 거둔 그러한 방법들이 현장 전체에 쏟아져 나왔고, 유티거는 TSH에 대한 그의 항체를 사용하여 임상적으로 사용할 수 있는 TSH 테스트를 설정하는 데 시간을 낭비하지 않았다.

이후 몇 년 동안 유티거의 원래 방법은 개선되어 점점 더 적은 혈액 내 TSH의 양을 측정할 수 있게 되었으며 오늘날에는 초민감 분석법이 있다. TSH 수치를 측정하는 검사는 갑상선 질환 진단에 유용하기 때문에 여전히 의학에서 가장 자주 사용되는 검사 중 하나로, 혈액 내 정상 기준 범위는 0.45~4.5μU/ml이지만, 갑상선기능저하증 환자의 경우 10~100μU/ml 사이의 값에 도달하는 경우가 많다. (1장 참조) 혈중 TSH 수치를 측정하는 것은 갑상선기능저하증을 진단하는 가장 민감하고 구체적인 방법으로 밝혀졌으며, 시작 후 몇 년 만에 치료의 표준으로 빠르게 성장했다. 갑상선기능저하증을 진단하기 위해 TSH를 측정하는 것의 중요성은 아무리 강조해도 지나치지 않다. 이 방법은 90년 동안 시행되었던 방식을 바꾸었다. 즉, 더 이상 의사들이 민감도와 특이성이 부족한 증상, 징후, 실험실 매개변수를 기반으로 갑상선기능저하증을 진단하지 않게 되었던 것이다.

갑상선기능저하증을 진단하기 위한 TSH의 임상적 활용은 매우 명확하여 의사들은 갑상선 추출물을 복용하는 갑상선기능저하증 환자를 평가하기 위해 혈중의 TSH 수치를 사용하기 시작했다. 그들은 갑상선 추출물을 복용하고 기분이 좋은 환자들도 정상적인 TSH 수치를 나타낼 것으로 예상했다. 즉, 정상 범위 내의 TSH는 매일 갑상선 추출물 정제로 제공되는 갑상선 호르몬의 양이 충분하여 정상적인 갑상선이 매일 생산하는 양과 동일함을 나타낸다.

그러나 결과는 의사들을 놀라게 했다. 그들은 갑상선 추출물을 복용하여 잘 치료되는 환자의 TSH 수치가 정상 범위보다 훨씬 낮고 때로는 감지할 수 없는 경우도 있음을 확인했다. 그들은 TSH 수치를 정상화하는 데 필요한 것보다 훨씬 더 많은 갑상선 추출물을 투여 받았던 것이다. 이는 갑상선기능저하증의 증상을 해결하고 환자의 기분을 좋게 만드는 갑상선 추출물의 용량이 혈중의 TSH 수치를 정상화하는 데 필요한 용량보다 훨씬 높다는 것을 의미한다. 이로 인해 의사들은 환자들이 어떻게 느끼는지와 관계없이 TSH 수치에 따라 갑상선 추출물의 복용량을 점진적으로 줄여 나갔다.

불행하게도 의사들도 합성 갑상선 호르몬을 선호하여 갑상선 추출물을 포기하고 있었기 때문에 TSH 수치로 모니터링되는 갑상선 추출물 사용에 대한 경험을 축적할 기회나 관심이 없었다. 돌이켜보면 이런 일이 발생한 이유를 정확히 말하기는 어렵지만 이는 갑상선 추출물에 대한 일관되지 않은 나쁜 평판과 T4와 관련된 새로운 접근 방식에 대한 흥분이 결합되었기 때문인 것 같다. 우리 생각에는 TSH 수치가 정상으로 돌아오면 환자는 기분이 좋아져야 하는데 의사들은 갑상선 추출물을 너무 많이 섭취하면 부작용이 발생할 수 있다는 사실을 잘 알고 있다. 따라서 이러한 증상을 피하면서 TSH 수치를 정상화하는 것이 장점으로 간주되어 치료의 표준이 되었다.

* * *

T4와 T3의 분자 구조에 대한 발견과 지식으로 의사들은 갑상선기능저하증 치료에서 자신의 역할을 명확히 하기 위한 조치를 취하고 있었다. T4와 T3는 1950년대에 상업적으로 이용 가능하게 되었으며 각각 신체의 갑상선 호르몬과 유사한 대사 작용을 나타냈다. 볼티모어에 있는 존스 홉킨스대학교의 새뮤얼 P. 아스퍼는 갑상선 질환에 초점을 맞춘 뛰어난 임상 연구자였는데, 1954년경 그와 그의 동료인 헐버트 셀렌코는 6명의 갑상선기능저하증 환자를 T3로 몇 주 동안 치료한 후 T4로 전환했고, 두 치료법 중 하나를 사용하는 환자를 연구하여 두 가지 중요한 관찰을 했다.[3)]

첫째, T4 단독 또는 T3 단독으로 갑상선기능저하증 증상이 제거되었으나 두 치료법 모두 당시 의사들이 혈액 내 갑상선 호르몬의 양을 추정하기 위해 일반적으로 사용했던, 혈액 내 단백질에 결합된 요오드의 양을 나타내는 지표인 PBI의 혈중 농도를 회복하지 못했다. T4 치료는 PBI 수치를 너무 높였고, T3 치료는 PBI 수치를 너무 낮추었다. PBI가 높으면 전통적으로 갑상선 기능 항진증을 의미하고, PBI가 낮으면 갑상선기능 저하증을 의미했기 때문에 의사들은 이에 대해 혼란스러워 했다. 환자들은 어떻게 그렇게 전혀 다른 PBI 수치를 갖고도 괜찮다고 느낄 수 있었을까?

둘째, T3의 임상적, 대사적 특성은 T4 및 갑상선 추출물과 질적으로 동일하기 때문에, 그들은 주로 합성 화합물이 호르몬 효능의 변동(갑상선 추출물에서 관찰된 바와 같이)을 피했기 때문에 유리하다고 판단했다.

이러한 고무적인 결과에도 불구하고 증상 해결과 PBI 수치 사이의 명백한 단절은 의사들을 혼란스럽게 했다. T4와 T3가 상업적으로 이용 가능하더라도 갑상선 추출물은 T4와 T3의 혼합물을 함유하고 있기 때문에 갑상선기능저하증 치료의 표준으로 남아 있었다.

펠로우십 이후 셀렌코는 피터 벤트 브리검 병원에 채용되어 이후 40년 동안 그곳에서 근무했다. 그는 처음에 갑상선 연구소를 시작하기 위해 보스턴으로 불려왔고, 그곳에서 1956년부터 1975년까지 소장으로 재직했다(리드 라르센이 후임). 셀렌코는 동료들에게 훌륭한 멘토였으며 주로 갑상선 기능 항진증(그레이브스병)에 관한 몇개 연구를 함께 수행했으나 그는 홉킨스에서 아스퍼와 함께 시작한 T4와 T3를 비교하는 연구를 마음속에 간직했다. 그러다가 1964년에 그는 그 연구를 재개하기로 결심했는데 마빈 S. 울이라는 젊은 동료가 함께 일하고 있었다.

울은 셀렌코를 뛰어난 과학자로 간주하고 그의 지도를 따랐다. 셀렌코가 연구를 수행한 동기는 갑상선 호르몬의 생리학적 보충을 달성하는 최선의 방법을 정의하는 것이었다. 그들은 연구실 조교인 빅터 팡에게 T4와 T3의 정제를 조심스럽게 분쇄하여 고운 분말로 만들고, 서로 다른 비율로 섞은 다음 혼합물을 캡슐에 다시 포장하도록 요청했고 T4 또는 T3뿐만 아니라 다양한 비율의 T4 + T3를 함유한 캡슐로 치료받은 갑상선기능저하증 환자 21명을 모집했다.(캡슐을 준비하는 것은 노동 집약적이었고 울은 팡이 하루 중 대부분의 시간을 그 알약을 가는 데 보냈다는 것을 기억했다. 연구가 진행되어 예비 결과를 얻을 때에는 제약회사가 나머지 캡슐의 제조를 지원하도록 설득할 수 있었다.)

몇 가지 대사 매개변수를 연구한 후 셀렌코와 울은 최적의 치료가 약 175μg의 T4와 50μg의 T3 (3.5:1 비율)의 조합이라는 결론을 내렸다. 이 혼합물은 혈중에서 정상적인 PBI 수치를 생성하면서 정상적인 갑상선 호르몬 분비의 모든 대사 효과를 모방하는 임상적 이점을 가지고 있었다.

이러한 발견은 갑상선기능저하증 치료에서 T4와 T3가 서로를 보완하고 이들의 조합만이 증상을 제거하고 동시에 PBI를 회복할 수 있다는 생각으로 이어졌기 때문에 갑상선기능저하증 환자를 치료하려면 T4와 T3의 조합으로 갑상선 호르몬 보충을 해야 한다는 생각이 탄생했다.

결과는 매우 강력하고 설득력이 있어서 포레스트 래버러토리는 갑상선기능저하증을 치료하기 위해 제조된 합성 T4 + T3 (4:1) 혼합물인 리오트릭스를 판매하기로 결정했고 FDA는 1969년 12월에 갑상선기능저하증 치료용으로 리오트릭스(사이롤라)를 승인했다.

그러나 불과 6개월 후인 1970년 5월 보스턴과 뉴욕의 의사과학자들은 갑상선 세계를 영원히 바꿔 인간에서 T4에서 T3로의 전환을 보여주었다.[4] 우리가 살펴본 것처럼 의사들은 이것을 T3로 환자를 치료할 필요가 없고 T4만으로 치료하면 된다는 뜻으로 해석했고 그 결과로 갑상선 추출물의 불일치 문제를 해결하기 위해 만들어진 리오트릭스는 결코 인기를 얻지 못했다. 프랑스에서 몇 가지 연구가 발표되었지만 리오트릭스와 T4를 비교한 임상 시험은 없었다.

이는 중대한 기회를 놓치게 된 병용 요법 이야기의 전환점이었다. 리오트릭스에 대한 FDA 승인과 T4에서 T3로의 전환의 발견 사이의 격차가 더 넓었다면 의사는 TSH 테스트를 모니터링하는 경험을 얻었을 것이고 상황은 많이 달랐을 수 있다. 그 후 몇 년 동안 리오트릭스의 상업적 이용 가능성은 불확실했고 마침내 제조사인 앨러간이 리오트릭스를 시장에서 철수시켰다.

마빈 울은 개인 진료를 계속했으며 몇 년 전까지 수천 명의 갑상선기능저하증 환자를 보면서 절대로 병용 요법을 처방한 적이 없었다. 셀렌코와의 중추적인 연구에도 불구하고 그는 TSH 수치를 정상화하는 복용량의 T4가 모든 증상을 해결한다는 것을 완전히 확신했다. 2021년 여름에 그와 대화했을 때 그는 "TSH 수치를 조정하기 위해 T4를 여러가지 복용량의 정제를 모두 구비하는 것이 매우 편리했다."라고 말했다.

* * *

1950년대 초 T3의 발견으로 T4와 T3의 관계는 여러 차례 바뀌었다. 잭 그로스와 로스 피트-리버스는 T4가 기능하는 데 몇 시간, 심지어 며칠이 지연된다는 사실에 대해 계속 궁금해했으며 그 시간은 신체가 T4 분자를 효과를 유발하는 방식으로 수정하는 데 필요하다고 계속 생각했다. T4와 T3의 차이가 요오드 원자 하나뿐이라는 점을 고려하여 처음부터 그들은 갑상선이나 다른 기관이 단순히 이 요오드 원자를 제거함으로써 T4를 활성화할 수 있는지, 그리고 이것이 자연적인 과정을 반영하는지 궁금해했다. 그로스와 레블롱은 이것이 실제로 사실이라는 초기 증거를 얻었다.[5] 그리고 1954년 위스콘신대학교의 의사인 에드윈 올브라이트와 그의 동료들도 마찬가지였다.[6] 따라서 그 무렵에 T4에서 T3로의 전환은 갑상선 시스템의 정상적인 기능의 일부라는 것을 인지하는 추진력이 쌓였던 것 같다.

* * *

잭 그로스는 밀힐을 떠나 뉴욕주립대학교 다운스테이트 의과대학의 조직학 교수가 되었고 피트-리버스는 훨씬 더 강력하거나 더 빠른 T3 유사체(T3 유사 분자) 검색에 착수했다. 이는 1953년에서 1954년 사이에 해외에서 안식년을 보내기로 한 그녀의 결정과 일치한다. 그녀는 보스턴으로 와서 당시 매사추세츠 종합병원의 갑상선 분과장이자 의사과학자였던 존 스탠베리와 함께 일했다. 스탠베리는 매사추세츠 종합병원의 갑상선 연구실에서 의료 및 내분비 연구 분야에서 경력을 시작했다. 그의 열정은 갑상선과 요오드 결핍이 어떻게 그 당시 여전히 전 세계적으로 널리 퍼져 있던 갑상선종을 유발하는지에 대한 연구였다. 궁극적으로 식이 요오드 감소와 지적 장애 및 신경학적 결함 사이의 연관성을 입증했으며 2008년 저서 "요오드 발자취"에서 설명한 대로 식이 요오드가 부족한 국가에서 소금에 요오드를 첨가하는 것을 전 세계적으로 옹호하는 사람이 되었다.[7)]

나는 스탠베리를 몇 번 만났고 리드 라르센의 집에서 열린 모임에서 그와 오랫동안 이야기를 나누었다. 그는 키가 크고 체격이 건장한 사람으로, 제2차 세계 대전 중에 4년 동안 해군에서 복무했었다. 그는 1950년대에 아르헨티나로 날아가서 안데스 산맥 인근 도시를 답사하여 갑상선종 환자를 찾았다고 말했다. 가이거 계수기 및 스캐너와 같은 그의 중장비는 보스턴에서 배로 운송된 후 안데스 산맥으로 공수되었다. 그들은 방사성 요오드를 미국에서 공수해서 그 나라에서 최초로 사용하게 되었다.

피트-리버스가 인간에서 T4에서 T3로의 전환에 대한 확실한 증거를 얻은 것은 보스턴에서의 안식년 동안이었다. 그녀와 스탠베리는 그로스와 레블롱이 설치류를 대상으로 한 것과 유사하게 방사성 T4로 갑상선기능저하증 환자 6명을 치료했는데 놀랍게도 이들 환자의 혈액에서 소량의 방사성 T3를 발견했다. T4 투여 후 혈액 내 T3 수치는 급속히 증가하여 약 20시간 후에 최고조에 달했고 간행물에 제시된 데이터는 매우 설득력이 있었다.[8)] 그러나 찰스 해링턴과 마찬가지로 스탠베리도 T4가 갑상선에서 생성되는 주요 호르몬이라고 굳게 믿었으며 T3로의 전환이 갑상선 호르몬의 작용과 관련된 필수 경로를 반영하는지 확신하지 못했다. 예를 들면, T4가 신체에서 제거되는 첫 번째 단계에서 T3로 변형되었을 수 있다. 또한 T3를 식별하는 데 사용된 기술이 충분히 민감한지 궁금해했다.

스탠베리의 가장 큰 관심사는 T3를 분리하고 식별하는 데 필요한 시간 동안 발생할 수 있는 T4의 T3로의 자발적인 전환이었다. 이러한 기술적 우려에 더해, 피트-리버스는 T3의 효과가 너무 짧기 때문에 핵심 생리학적 분자로서 T3에 깊은 인상을 받지 못했다. 그녀는 아마도 T4나 T3 분자의 다른 변형이 생리학적으로 더 관련될 수 있다고 생각했다.

스탠베리와 피트-리버스는 모두 탈 요오드화(T4에서 T3로의 전환)의 생리학적 역할에 대해 회의적인 태도를 유지했기 때문에 1958년에 스탠베리는 논문을 철회했다. 그는 T4와 T3의 더 나은 분리를 제공했지만 이전 연구를 확인할 수 없었던 하강형 종이 크로마토그래피라는 대체 방법을 사용하여 실험을 반복했다.[9)]

몇 년 후인 1962년 인터뷰에서 피트-리버스는 T4가 T3로 변환될 때까지 활성화되지 않았다는 생각은 잭 그로스와 그녀가 T3를 발견했을 때 떠오른 가설일 뿐이라고 말했다. 그녀는 1959년에 국립보건원을 방문했을 때 도서관 테이블에서 생리학 책을 집어 들었고 그 책에서 "티록신이 더 이상 갑상선 호르몬으로 여겨지지 않는다는 놀라운 진술"을 읽었다고 회상했다. 현장에 도전하겠다는 그들의 과거 발언이 도약하여 교과서의 사실로 바뀌었다는 생각에 그녀는 고무됐다. 그녀는 "이걸 교과서에서 없애는 데 얼마나 걸릴지 궁금하다"고 말해 청중을 웃게 했다. 그녀는 T4가 T3로 활성화되는 것이 타당하지 않은 이유에 대해 몇 가지 이유를 제시했으나 인간에서 T4에서 T3로의 전환을 보여주는 스탠베리와의 1955년 연구에 대해서는 결코 언급하지 않았다. 그녀는 철회 후에 그것을 마음속에서 삭제한 것 같았다.[10)]

* * *

시드니 잉그바는 보스턴의 베스 이스라엘 병원의 의사과학자였는데 갑상선과 그 질병에 관한 세계적인 권위자였으며 혈액 내 단백질이 갑상선 호르몬에 어떻게 부착되는지에 대한 연구로 잘 알려져 있다. 나는 보스턴에 있는 동안 잉그바와 거의 교류하지 않았지만 그가 담배를 피우는 동안 실험실에 들어갈 수 없었기 때문에 문 옆에 서서 동료들과 이야기를 나누던 것을 분명히 기억한다. 카리스마가 넘쳤고 전 세계의 과학자들을 매료시켰다. 모두 합쳐 100명이 넘는 젊은 동료들이었으며 이들 중 다수는 미국, 유럽, 남미, 북아프리카 및 아시아에서 학문적 지도자가 되었다.

잉그바는 베스 이스라엘의 인턴 루이스 브레버먼의 가치를 인식하고 즉시 그를 연구에 참여시켰다. 실제로 브레버먼은 의사과학자, 내분비학의 거인, 갑상선 분야의 유명한 리더가 되었다. 브레버먼과 잉그바는 수년 동안 함께 일했던 동료이자 친구였다.

잉그바의 장남 데이비드는 당시의 신선한 기억을 가지고 있다. 주말이면 집에는 늘 동료나 연수생, 브레버먼이 찾아왔다. 그리고 그들은 노란색 리갈패드에 원고를 쓰고, 자르고, 붙이고, 긁었으며 나머지 시간 동안 일종의 스포츠 게임을 했다. 데이비드는 10대 시절 과학에 대해 끊임없이 흥미를 느꼈던 밝고 긍정적인 분위기를 기억한다.

잉그바는 고정 관념에서 벗어나 생각하는 것으로 유명했고 틀에 얽매이지 않는 아이디어를 추구하는 것을 즐겼다. 1960년대 후반에 그들은 인간에서의 T4의 대한 T3로 활성화의 생리학적 적절을 재검토하기로 결정했다. 이 주제에 대한 그의 관심은 더 일찍 촉발되었을 수도 있었다. 1956년에 그는 런던의 피트-리버스의 연구실에서 안식년을 보냈으며, 발레리 골튼은 박사 과정 학생이었다. 그들은 탈 요오드화에 대해 이야기했고 결국 T4의 작용이 T4가 대사되는 방식, 특히 탈 요오드화와 연관되어 있다는 가설을 설정했으며 몇 년 후 골튼은 잉그바 실험실의 밀턴 연구원으로 보스턴에 와서 이러한 개념을 더 탐구했다. 그들은 황소개구리의 T4 대사와 작용을 연구했지만, 그들이 쫓고 있는 생리적 현상에 대한 핵심적인 단서를 얻을 수 없었다.[11]

나중에서야 잉그바는 인간을 대상으로 루이스 브레버먼과 함께 이 문제에 다시 접근했다. 그들은 신지로이드(T4)로 치료를 받고 있는 갑상선기능저하증 환자 13명을 연구했는데 놀랍게도 그들은 13명의 환자 모두의 혈중에서 상당한 양의 T3를 발견했다. 그들은 또한 뉴욕에 있는 컬럼비아 장로교 의료원의 핵의학 의사인 케네스 스털링과 협력하여 그로스, 레블롱 및 피트-리버스가 수행한 것과 유사한 연구를 수행했다. 그들은 이 환자들에게 방사성 T4를 투여했고 그들의 혈중에서 방사성 T3를 성공적으로 검출했다.[12]

데이비드는 1970년에 대학으로 떠났지만(중요한 발견으로 이어진 지난 몇 년 동안) 아버지와 브레버먼이 연구에 대해 이야기하고 환자를 추적하며 무슨 일이 일어나고 있는지 지켜보며 큰 흥분을 느꼈던 것을 기억한다. 그들은 정말 특별한 것을 발견했다는 것을 알았고 이러한 발견을 인간에서 T4가 T3로 전환될 수 있다는 결정적인 증거로 받아들였다. 이 결과는 1970년 5월에 발표되었으며 T4가 갑상선기능저하증 치료에 사용될 수 있다는 전망을 다시 한번 새롭게 했다.

* * *

루이스 브레버먼은 넓은 마음을 갖고 아이들을 사랑했다. 2003년경에, 나는 당시 두 살이었던 세 쌍둥이와 함께 플로리다에서 열리는 갑상선 학회에 참석하러 가는 비행기를 타고 있었다. 나는 비행기 뒷좌석에서 딸과 힘든 시간을 보내고 있었다. 아이는 울음을 멈추지 않았는데 브레버먼은 소란을 듣고 앞 객실에서 와서 로라를 데리고 갔고, 잠시 후 아이는 조용히 잠을 자고 있었다.

2012년에 내가 마이애미대학교 내분비학과장으로 재직하고 있을 때, 브레버먼이 우리를 방문해서 요오드가 갑상선에 미치는 영향에 대해 훌륭한 강의를 하고 연구원들과 함께 저녁을 먹었다. 연구원들은 그에게 매료되었다. 나중에 그는 이메일 대신 우편으로 감사 카드를 보내 다시 놀라게 했고 나는 그것을 그의 책 중 하나에 보관하고 있다.

* * *

스털링은 브레버먼 및 잉그바와 함께 논문을 발표한, 같은 해인 1970년 9월에 정상 갑상선을 가진 건강한 개인에서 T4에서 T3로의 전환을 보여주는 또 다른 연구도 발표했다. 이번에는 지원자들의 방사성 T3 수치를 측정하기 전 연속 10일 동안 매일 방사성 T4를 정맥 주사했는데 이러한 모든 연구는 T4에서 T3로의 전환이 정상적인 인간 생리의 일부라는 것에 대한 의심을 잠재웠다.[13)]

몇 년 후 몬테피오레 의료원의 잭 오펜하이머와 그의 동료들은 갑상선 호르몬이 신체에서 작용하기 위해 혈류를 빠져나와 다른 기관으로 들어간 뒤 거기서 수용체와 결합한다는 것을 발견했다.[14] 그들은 또한 수용체에 가장 많이 끌리는 갑상선 호르몬의 분자는 T4가 아니라 T3라는 것도 발견했다! 이 발견은 T4가 T3로 변형된다는 지식과 결합되어 T4가 활성이 거의 없는 전구호르몬이고 T3가 갑상선 분비 활동을 담당하는 주요 갑상선 호르몬이라는 생각을 확인해 준다. T4가 T3로 전환된 후에야 몸을 통해 방출된 갑상선 분비물의 완전한 효과가 있는 것이다.

이는 중요한 임상적 의미를 담고 있기 때문에 실제로 매우 중요한 발견이었고 이러한 발견의 즉각적인 결과는 합성 T4가 적절한 복용량으로 투여된다면 갑상선기능저하증 환자를 치료하는 데 사용될 수 있다는 것이었다. T4는 혈중으로 흡수되어 기관으로 끌려가서 거기서 강력한 T3 분자가 생성된다.(역시 이 과정은 탈 요오드화, 간단히 말해서 요오드 원자 제거로 알려져 있다.) 당시 의사와 과학자들은 정상적인 양의 T3가 생성될 것이라고 가정했는데 T4가 더 약한 분자이고 천천히 활성 T3로 변환된다는 사실은 과잉 치료 및 바람직하지 않은 증상의 가능성을 최소화한다.

* * *

의학적 관점에서 볼 때 T4를 사용하여 갑상선기능저하증을 치료하는 새로운 접근 방식은 완벽하게 타당했다. 이는 갑상선을 조절하는 기전을 이해하는 데 있어 성공적인 진전을 반영한 것이었다. 또한 의사들이 신뢰성이 떨어지는 갑상선 추출물을 훨씬 더 높은 수준의 정확성, 정밀도 및 신뢰성으로 투여할 수 있는 분자인 T4로 대체할 수 있게 했고 마지막으로, T4로 갑상선기능저하증 환자를 치료하면 부작용(예: 강력한 분자 T3 또는 갑상선 추출물을 포함하는 치료에서 흔히 관찰되는 심계항진, 발한, 떨림 등)이 발생하지 않는다는 장점이 있었다. 이는 T4가 더 약한 분자이고 천천히 활성 T3로 변환되기 때문으로 T4가 우수하다는 가정은 T4와 갑상선 추출물을 비교한 임상 시험에서 공식적으로 시험된 적이 없다. 이 전환은 상식과 더불어 T4 치료가 TSH 수치를 정상화하고 추위 민감증, 변비, 눈 밑 붓기 및 체중 증가와 같은 명백한 갑상선기능저하증 증상을 해결한다는 보고에 근거한 것이다. 이 연구들에는 매우 적은 수의 환자가 포함되었으며 삶의 질, 기분 또는 인지 기능을 조사하지 않았다. 앞서 언급했듯이 전환 직후 새로운 치료법이 갑상선기능저하증의 모든 증상을 해결하는 데 효과적이지 않다는 것이 분명해졌고 TSH로 조절되는 T4로 치료되는 일부 환자는 "뇌 흐림", 기억 장애, 낮은 동기 부여 및 기력이 떨어지는 것과 같은 잔류 증상을 호소했다. 이것들은 정확하게 마이애미에 있는 나의 두 환자가 설명한 것과 같은 증상이었다(1장 참조).

런던 해머스미스 병원의 외과의사이자 과학자인 셀윈 테일러는 1970년에 이 효과에 대한 과학적 문서를 제공했다. 미국에서는 1980년대 초에 보스턴 재향군인 병원의 의사과학자인 클라크 사윈이 이를 뒷받침하는 증거를 발표했다. 그와 그의 동료들은 프래밍엄 심장 연구에 참여한 노인 약 120명을 확인했으며 그들은 갑상선 추출물을 복용하고 있는 것으로 나타났는데, 이후 몇 년 동안 이 환자들은 T4로 전환할 기회를 얻었지만 7년 후 재분석할 때까지 90명의 환자는 여전히 갑상선 추출물을 복용하고 있었다.[15)]

나는 이것을 수년 동안 직접 보았고 때때로 갑상선 추출물이나 병용요법을 받는 환자를 만나 달라는 요청을 받곤 했다. 나의 즉각적인 반응은 이 환자들에게 이러한 약물을 중단하고 T4를 처방하는 것이었다. 신체가 T4를 T3로 전환하여 갑상선 추출물이나 T3의 사용을 배제했다는 것을 설명하는 데는 오랜 시간과 노력이 필요했다. 그들의 반응은 거의 항상 같았다. "감사합니다. 하지만 그렇게 하지 않겠습니다". 나를 만나러 시카고로 날아온 은퇴한 주 상원의원부터 데이드 카운티 감옥에 수감된 여성 수감자까지의 대답은 항상 단호한 '아니오'였다. 둘 다 사회 경제적 지위와 생활 방식의 현저한 차이에도 불구하고 처음 봤을 때 천문학적인 양의 T3를 복용하고 있었는데 다른 그러한 환자들과 마찬가지로 나보다 먼저 많은 의사들이 같은 일을 시도했다고 말했다. 일반적으로 이러한 환자들은 주로 피로와 집중력 저하로 인해 T4만으로는 생활할 수 없다고 강조한다. 어떤 사람들은 내가 주장한 후 몇 주 또는 몇 달 동안 시도했지만 변함없이 오래된 치료법을 요구했다. 질병에 대한 나의 이해가 발전함에 따라 나는 그들이 바뀌도록 하려는 시도를 포기했다. 65세 미만의 모든 환자의 경우 나는 단지 TSH 수치가 정상 범위 내에 있는지 확인하고 같은 처방전을 다시 썼다.

* * *

우리는 갑상선기능저하증과 갑상선 호르몬의 역사에서 가장 중요한 측면을 다루었다. 책의 다음 부분은 매우 놀라운 핵심이다. 나는 약 10년 전까지 많은 사람들이 봤던 것을 알지 못했다는 점을 인정한다. 나는 경외감을 느끼면서 동료들이 이미 몇 년 전에 갑상선기능저하증의 잔류 증상이 있는 환자에 대해 발견한 사실을 알게 되었고 이러한 증상이 고통받는 10~20%의 소수 집단에서 여러 방식으로 기록되었다는 점에 놀라지 않을 수 없다.

다음 부분에서는 갑상선기능저하증이 있는 T4 치료 환자가 상대적으로 낮은 혈중 T3 수치를 유지한다는 사실을 무시하는 "TSH 신조"에 대해 내 연구실에서 수행된 작업이 어떻게 조명하는지도 논의한다. 이것이 그들의 잔류 증상 중 일부를 설명할 수 있지만, 그보다 훨씬 더 많은 이유가 있다.

제4부

환자

제9장
남겨진 사람들

1980년대 후반에, 웨일스 카디프 의과대학의 의사과학자인 콜린 다얀은 점점 더 불행해지는 환자들과 마주하게 되었다. 최근 들어 그는 호르몬 조정 시 환자의 증상 보다는, TSH 수치를 사용하여 T4 용량을 "미세 조정" 하기 시작하고 있었다.

다얀은 이러한 결과에 어리둥절했지만 그만 그런 것이 아니었다. 영국 클리블랜드의 노스 티즈 종합병원의 의사 데이비드 카 역시 환자의 증상(자가 평가 점수)이 나아지는 것을 보기 위해서는 TSH 수치를 정상화하는 데 필요한 것 이상으로 T4의 복용량을 늘려야 한다는 것을 깨달았다. 이것은 TSH의 정상치를 목표로 하는 T4의 복용량은 환자의 갑상선 저하 증상을 제거하기에 불충분하다는 것을 시사한다.[1]

이러한 현상은 다시 보면, 갑상선기능저하증 치료제로 T4가 갑상선 추출물을 대체하는 전환 기간이 끝날 때, 그리고 TSH에 기반한 T4의 용량 조정이 표준 치료로 확립되기 시작했을 때와 맥을 같이 한다. 다얀은 치료에 반응하지 않고 꾸준히 증상이 지속되는 환자들이 계속 늘어나는 것이 걱정되었다.

* * *

몇 년 후인 1996년 봄에 역시 영국에 있는 배로우 정신병원의 심리학자 나오미 로버츠는 생각보다 많은 자신의 환자들이 갑상선 질환을 앓고 있다는 사실에 놀랐다. 그녀는 자신이 목격한 것을 설명하고 독자들에게 갑상선 질환을 앓으면서 겪었던 심리적 문제에 대해 질문하는 공개 서한을 썼다. 그 해 여름이 끝날 때까지 로버츠는 118통의 편지를 받았다.[2] 몇몇 사람들은 다른 사람들도 자신만큼 이상함을 느꼈다는 사실을 알고 안도감을 느꼈던 이야기를 공유했다. 로버츠가 발견한 사실을 요약하자면, 많은 갑상선 저하증 환자들이 의사가 자신들의 심리적 증상에 "동조하지 않는다"고 느낀다는 것과 종종 이런 경우 환자들을 정신과 의사에게 의뢰한다는 것이었다. 34명의 사람들은 갑상선 기능이 일반적인 범위 안에 있음에도 불구하고 "정상"이라고 느끼지 못했다고 보고하였다. 많은 환자들이 우울해했고 다른 가족 구성원들에게 어떤 영향을 미칠지 걱정하였다.

갑상선기능저하증 환자가 보낸 74통의 편지 중 56통이 기억 장애를 언급하고 있었다. 환자들은 집중하고, 결정을 내리고, 명확하게 생각하는 데 어려움이 있다고 편지에 썼다. 몇몇 환자들은 필요할 때 사용할 적절한 단어를 찾는 데 어려움을 겪었다. 이러한 문제는 직업이 교사인 환자들에게 특히 어려운 문제였다. 그들은 학생들 앞에 서서 당황스럽고 혼란스러웠던 경험을 공유했다. 교사들의 고통을 들으면서, 나는 마이애미에서 더 이상 일을 계속할 수 없었던 두 환자가 떠올랐다. 갑상선 저하 문제는 운전, 돈 세기, 철자법, 요리, 바느질, 낱말 맞추기, 글쓰기(편지, 에세이, 혹은 시) 등 다양한 일상 활동을 쉽지 않게 하는 듯 했다.

같은 시기에 역시 웨일스의 의사과학자인 존 라자루스는 갑상선기능저하증의 증상을 회복하고 혈액 속의 T3 수치를 정상화 하기 위해서는, TSH 수치를 억제할 정도의 높은 용량의 T4가 불가피하다는 의견을 발표하였다.[3)]

* * *

1997년에 스위스 바젤의 의사과학자인 장 자크 스타윱은 갑상선 질환이 없는 약 100명의 "대조군"을 검사하고 인터뷰하였다.[4)] 그는 두 그룹 간에 어떤 차이도 관찰하지 못했다. 이것은 웨일스에서의 경험과는 뚜렷하게 대조되었지만, 그의 테스트와 인터뷰에서는 건조한 피부, 변비, 추위 민감증, 쉰 목소리, 얼굴 붓기와 같은 명백한 갑상선기능저하증의 고전적인 징후와 증상만 다루었을 뿐, 인지, 기분, 행동의 측면을 다루지는 않았다.

카디프로 돌아온 다얀은 이러한 간극의 기회를 보고, 이 공백을 해결하기 위한 연구를 설계하였다. 그들은 이것이 연구하기 어려운 분야라는 것을 알고 있었다. 왜냐하면 갑상선기능저하증의 많은 증상은 비특이적이며 다른 원인으로 인한 기분 저하, 스트레스 관련 질병 또는 우울증과 혼동될 수 있기 때문이다. 다시 말하면, 우울한 기분을 느끼는 것과 T4 보충을 해야 하는 갑상선 저하증은 모두 일반 인구에게 흔하게 찾아볼 수 있기에 이들 사이의 인과 관계가 잘못 유추되기 쉽다.

하지만, 연구팀은 환자들 사이에서 늘고 있는 T4 보충에 대한 불만족이 높아지고 있는 것을 느꼈다. 환자 혈액 속의 TSH 수치가 정상 범위임에도 불구하고 환자들의 증상이 나아지지 않는 것은 아마도 환자들의 갑상선 호르몬 보충이 완전하지 않다는 가능성을 제시하는 것으로, 조사의 필요성이 있었다.

다얀과 그의 팀은 인구 63,000명을 대상으로 하는 영국 남서부 지역의 5개 일반 진료소의 기록을 샅샅이 조사하였다. 그들은 최소 4개월 동안 T4를 복용해 온 거의 천 명의 성인 환자와, 동일한 나이와 성별을 가진 대조 대상을 식별하였다.

이 모든 개인에게는 두 개의 설문지가 우편을 통해 배송되었다.

첫 번째는 환자에게 정상적인 기대와 비교하여 현재 느끼는 감정을 설명하도록 요청하는 일반적인 건강 설문지였다. 두 번째는 나오미 로버츠의 환자들이 보고한 증상에서 파생된 갑상선 증상 설문지였다. 그들의 연구 결과는 2002년 10월에 발표되었다.[5] 그들은 정상적인 TSH 수치를 가진 약 400명의 환자들의 반응을 받았다. 항목당 1~4점의 척도로 표기되는 이 설문지에서 높은 점수는 더 많은 증상을 뜻한다. 일반 건강에 대한 설문 항목을 보면, 3점 이상을 보고한 수는 T4 치료 환자에서 49%인 반면, 대조군에서는 26%였다. 이러한 점수 차이는 연령, 성별, 기타 만성질환 여부를 일치시킨 후에도 유지되었다.

이 연구의 중요성은 아무리 강조해도 지나치지 않다. 왜냐하면 이 연구를 통해 처음으로, 그리고 과학적 접근 방식을 바탕으로 T4로 적절하게 치료된 갑상선기능저하증 환자의 상당수가 증상을 경험하고 있고, 삶의 질 또한 일반 인구와 비교했을 때 낮다는 것을 보여줬기 때문이다.

* * *

이것을 시점으로 유럽 대륙, 특히 네덜란드의 의사들도 심각성을 인지하기 시작했다. 암스테르담대학에서 갑상선 질환에 대한 폭넓은 경험을 갖고 있는 다재다능한 의사과학자인 윌마 위어징거는 이 문제를 해결하기로 결정하였다. 학회에서 자주 만나는 위어징거와 몇 년 전 파리에 며칠 머무르는 동안 길게 이야기를 나누고 그의 연구에 대해 더 많은 것을 알 기회가 있었다. 우리는 2010년 파리에서 열린 국제 갑상선 학회 프로그램을 준비한 위원회에서 유럽과 미국의 갑상선 학회를 대표한 적이 있다.

영국의 로버츠와 다얀의 연구와 그의 환자들이 그에게 말한 내용을 듣고 위어징거는 조금도 지체하지 않았다. 그는 연구 자금을 확보하고 2000년경에 이들 환자의 인지 기능에 초점을 맞춰 갑상선기능저하증 치료의 개선을 탐구하기 위한 연구를 시작했다.[6]

위어징거와 그의 동료들은 호르몬 보충 요법이 고전적인 명백한 갑상선기능저하증의 증상을 줄이는 데는 성공적이었는지 몰라도, 일부 환자들은 T4의 적절한 치료에도 불구하고 지속적인 증상을 나타냈다는 점을 알고 있었다. 이러한 증상은 피로, 근육통, 우울한 기분 또는 기억 기능 저하에 대한 것으로 대부분 모호하고 비특이적였다. 몇몇 소수의 환자를 기반으로 한 연구들은 T4를 이용한 갑상선기능저하증 치료가 전체 신경 인지 기능을 단지 부분적으로 회복할 뿐이라는 보고를 하였고, 그들은 이것이 계속 지속되는 비특이적 인지 능력 저하의 원인이 아닌가 궁금해했다.

이 문제를 해결하기 위해 위어징거는 자신이 속한 기관의 정신과 의사들과 협력하였다. 협력 연구를 통해 그는 당시 등록된 신경 심리학자였던 엘리 웨킹을 만나게 되었다. 그녀는 인지 검사를 감독하였다. 이는 시간이 많이 소요될 뿐만 아니라 적절하게 적용하려면 상당한 기술과 이해가 필요하다. 그녀는 또한 이러한 검사를 수행하고 웰빙 설문지를 적용하는 방법에 대해 두 명의 후배 의사와 심리학자를 감독하였다.

윌마와 그의 동료들은 암스테르담과 알메르 시의 13개 일반 진료소에서 약 140명의 성인 T4 치료 환자를 모집하였다. 이러한 진료소에서는 T4

치료를 받는 모든 환자를 식별하기 위해 처방 기록을 확인했다. 그들은 모두 하시모토병(갑상선을 파괴하는 자가면역 질환)을 앓고 있었고 최소 6개월 동안 치료를 받았으며 TSH 수치는 모두 정상이었다.

연구를 위해 환자들은 아침에 금식한 채 도착했고, 채혈 후 평소 복용량인 T4를 복용하고 아침 식사를 하게 하였다. 약 1시간 후 그들은 약 1시간 30분 동안 지속된 인지 검사 세션을 진행했으며 방문 전날 작성했던 기본 설문지를 전달했다. 이는 웰빙, 즉 정신 건강과 활력을 평가하는 데 사용되었다. 전반적으로 환자들은 일련의 복잡한 기억력 및 주의력 검사를 거쳤다.

연구에 따르면 T4에서 적절하게 유지되는 갑상선기능저하증 환자는 기준 집단과 비교했을 때 성적이 더 나빴다. 그들은 또한 전반적인 웰빙 수준이 낮았고, 건강 관련 삶의 질도 낮았다. 이 연구 결과는 2005년 12월에 발표되었고 결과적으로 몇 년 전에 영국에서 얻은 연구 결과를 확인하고 확장하였다.

* * *

1990년대 초 포틀랜드에 있는 오리건보건과학대학교는 메리 새뮤얼스를 의사과학자로 채용했다. 콜로라도대학교에서 저명한 의사과학자인 E. 체스터 (칩) 리지웨이에게 수련을 받은 그녀는 새로운 곳에서 갑상선기능저하증을 연구하기 위한 임상 갑상선 그룹을 시작하기로 했다. 수련 중에 그녀는 갑상선기능저하증이 있는 일부 환자가 T4로 적절하게 치료를 받았음에도 불구하고 증상이 남아 있다는 사실을 알게 되었다. 이러한 사실은 그녀의 멘토인 리지웨이도 잘 알고 있었다(당시 대부분의 내분비학자도 마찬가지였다). 그러나 그들을 포함해 많은 내분비학자들은 이러한 증상을 치료 실패로 간주하지는 않았다. 왜냐하면 다른 많은 이유들이 증상을 설명할 수 있다고 생각했기 때문이다. 지금도 그러하듯 새뮤얼스는 그러한 환자들에게 그들의 증상이 갑상선기능저하증과 크게 관련이 없다고 확신시켜 주려고 했다.

그녀는 새로운 장소에 팀을 꾸리는 동안, 두 명의 저명한 현지 연구자들, 노화 및 뇌 발달 전문가인 제리 자노우스키와 신진대사의 전문가인 내분비학자 조나단 퍼넬과 협력하게 되었다. 이러한 협력을 통해 새뮤얼스가 연구에 사용하는 접근 방식과 도구에 대해 많은 것을 배웠다. 곧 그녀는 자신이 습득한 지식과 새로운 도구를 사용하여 무증상 갑상선기능저하증 환자, 즉 TSH가 약간 상승했지만 T4 및 T3 수치는 정상인, 증상이 없는 환자를 연구할 수 있다는 것을 깨달았다.

새뮤얼스는 편견이 기분, 인지, 삶의 질 연구에 강력한 방해가 된다는 점을 알고 있었다. 예를 들면, 만성 질환인 갑상선기능저하증에 대한 진단(표시) 및 치료를 받는 것 자체만으로 해당 설문지의 응답에 부정적인 영향을 미칠 수 있다. 따라서 그녀는 이러한 편견을 피하기 위한 모델을 개발하였다. 그러나 이러한 연구는 많은 환자가 필요했고 그만큼 비용이 많이 들었다.

자금을 확보하기 위해 그녀는 단계별 접근 방식을 시도하였다. 먼저 그녀는 재단에서 종자돈을 얻어 훨씬 소규모의 예비 연구를 수행하였다. 그녀는 예비 연구의 결과를 사용하여 국립보건원에 더 큰 펀딩을 신청할 수 있었고, 전략은 성공적이었다.

그녀는 종자돈을 가지고 건강한 개인 20명과 T4로 치료를 받으며 TSH 수치가 정상인, 상대적으로 젊고, 갑상선기능저하증 외에는 다른 기저 질환이 없는 대체로 건강한 환자 34명을 연구하였다. 그녀는 삶의 질, 기분, 다양한 유형의 기억을 평가하기 위해 유럽 연구에서 사용된 것과 유사한 몇 가지 테스트를 사용하였고 그 결과는 놀라웠다. 그녀의 예상과 다르게, T4 치료를 통해 TSH 수치가 정상임에도 불구하고 갑상선 기능저하 환자들은 정상 갑상선 대조군에 비해 건강 상태, 심리적 기능, 작업 기억 및 운동 학습이 지속적으로 감소한다는 것을 보였다. 그녀는 2007년 3월에 자신의 연구를 발표하였다.[7)]

그 후로, 네덜란드 북부에 있는 그로닝겐대학교 의료 센터에서 또 다른 대규모 연구가 수행되어 2017년 2월에 발표되었다. 이 연구는 일련의 자기 기입식 설문지를 사용하여 T4로 치료를 받은 갑상선기능저하증 환자 약 360명을 건강한 개인과 비교하였다. T4를 사용하는 여성 환자들은 신체 기능, 활력, 정신 건강, 사회적 기능, 신체 통증 및 일반 건강을 포함하여 건강 관련 삶의 질의 몇 가지 영역에서 더 낮은 점수를 받았다.[8)]

* * *

유럽과 미국에서 2002년부터 2007년 사이에 발표된(그리고 2017년에 확인된) 많은 연구는 정상 TSH 수치를 가진 일부 T4 치료 환자가 기분이 좋지 않고 기분과 인지 기능이 손상되었다는, 논란의 여지가 없는 증거를 보여준다. 갑상선기능저하증의 유병률을 고려하면 이는 결국 수백만 명의 환자를 대표한다. 이러한 발견은 환자들이 집중력 장애, 기억력 문제 및 피곤함에 대해 토로했던 것들을 객관적으로 확인시켰다. 그들은 정상적인 삶으로 돌아가는 데 어려움을 겪고 있고, 의사들은 환자들의 고충을 이해하기 위해 노력해야 한다.

유럽의 의사들이 미국보다 증상이 있는 환자들에게 훨씬 더 빨리 반응했다는 사실은 주목할 만하다. 영국 갑상선 재단은 이러한 환자들이 우려를 표명할 수 있는 공간을 마련했고, 이는 카디프와 암스테르담에서 연구로 이어졌다. 대조적으로, 미국 오리건주 포틀랜드에서 실시된 연구에서는 우연히 이 문제를 다루게 되었다(그러나 매우 유사한 결과를 얻었다). 미국에서는 이 책을 집필하는 시점까지 이와 비슷한 연구가 시행되지 않았다. 3장에서 살펴본 것처럼 이러한 차이는 유럽과 미국의 전문 학회가 2012년에 발표한 갑상선기능저하증 치료에 대한 지침에 잘 나타난다. 유럽인들은 T4로 치료받는 모든 환자가 기분이 좋은 것은 아니라는 것을 인식하고, 증상이 있는 환자에게 접근하고 치료하는 방법을 설명하는 반면, 미국의 의사들은 갑상선기능저하증 치료에 T4 단독 요법이 충분하다는 것을 강조하였다.

* * *

우리 의사들이 T4로 치료 받는 갑상선기능저하증 환자로부터 자주 듣는 불만 중 하나는 체중 관리가 어렵다는 것이다. 물론 요즘에는 과체중이 훨씬 더 자주 발생하므로 많은 환자들이 갑상선기능저하증 여부에 관계없이 체중 관리에 어려움을 느낄 수 있다. 하지만 T4로 치료 받는 갑상선기능저하증 환자는 체중이 증가하는 경향이 있다. 시카고 러쉬대학교의 임상영양학자 사라 피터슨은 이 문제를 연구했다. 피터슨은 2001년부터 2012년까지 미국 국민건강영양조사 NHANES 에서 수집한 데이터를 이용한 연구를 수행했다.

NHANES 프로그램의 강점은 참가자가 특정 질병에 관심을 갖고 등록하는 임상 시험이 아니라, 미국 가정의 건강과 영양에 관한 정보를 수집하기 위해 고안된 인구 기반 조사라는 점이다. 참가자는 무작위 샘플링 방법을 사용하여 매년 약 5,000명의 전국 대표 표본을 조사한다. 인터뷰에는 인구통계학적, 사회 경제적, 식이 요법 및 건강 관련 질문과, 의료, 치과, 생리학적 측정뿐만 아니라 고도로 훈련된 의료진이 실시하는 실험실 테스트도 포함한다. 설문의 결과는 온라인에 게시되어 공개된다.

피터슨은 약 10,000명의 T4로 치료 받는 개인을 조사하여 T4로 치료를 받고 정상적인 TSH 수치를 가진 약 500명의 개인과,[9] 성별, 연령, 인종 배경 및 TSH 수치가 일치하는 동일한 수의 대조 개인을 식별했다. 그녀는 두 그룹에서 50개 이상의 NHANES 설문 조사에 포함된 변수를 비교하였다. 대부분의 변수들은 차이를 보이지 않았지만 T4로 치료 받는 개인은 신체 활동이 더 낮은 것으로 나타났으며, 더 적은 칼로리를 소비함에도 불구하고 약 4.5kg 정도 체중이 더 나가는 것으로 나타났다. 게다가 항우울제, 스타틴 또는 베타 차단제를 복용할 가능성도 30~40% 더 높았다. 또한 T4로 치료 받는 개인은 대조군과 비교할 때 "혼란/기억 문제를 경험할 가능성이 증가"하고 자신의 건강 상태가 "훌륭하거나 좋다고" 느낄 가능성이 감소하는 것으로 나타났다.

인지 문제 외에도, T4 치료에도 불구하고 일부 환자가 약간의 대사 저하 상태를 보일까? 체중과 스타틴 사용량의 증가가 그렇다는 것을 간접적으로 시사한다. 하지만 우리는 이것을 어떻게 확신할 수 있을까? 첫 번째 단계는 일반적으로 갑상선 호르몬에 민감한 대사 매개변수를 살펴보는 것이다. 특정 개인이 하루에 소모하는 칼로리의 양을 나타내는 대사율은 그러한 매개변수 중 하나다. 예를 들어 40세, 68kg, 167cm 여성은 하루에 약 1,400칼로리를 소모하는 반면, 40세, 81kg, 182cm 남성은 하루 약 1,800칼로리를 소모한다. 대략적으로 말하면, 이들 개인은 안정적인 체중을 유지하기 위해 각각 하루에 약 1,400칼로리와 1,800칼로리를 섭취해야 한다. 대사율이 낮아지고 음식 섭취량이 동일하게 유지되면 두 경우 모두 체중이 증가하는 경향이 있다. 명백한 갑상선기능저하증 환자는 신진대사가 느리기 때문에(칼로리 소모량이 적음) 쉽게 추위를 느끼고 체중이 증가하는 경향이 있다. 즉, 다시 말하면, 대사율을 정상으로 회복시키는 것이 갑상선기능저하증 치료의 가장 중요한 목표가 되어야 한다.

그러한 연구들은 놀랍게도 TSH 수치가 정상인 T4 치료 환자가 지속적으로 정상보다 느린 대사율을 보인다는 사실을 보여주었다. 메이요 클리닉의 의사과학자인 콜롬 고먼은 1979년에 이것이 사실이라는 힌트를 얻었다.[10)] 그는 T4 치료 전과 치료 중에 갑상선기능저하증이 있는 7명의 환자 그룹의 대사율을 측정하였다. T4 정제는 모든 환자의 TSH 수치를 정상화했고 대사율도 가속화했지만 대사율을 정상화하지는 못했다. 5명의 환자는 정상보다 느린 대사율을 보였고, 단 2명의 환자에서만 대사율이 정상 수준으로 돌아왔다.

나는 그 결과에 대해 2016년 여름 고먼과 통화를 할 기회가 있었다. 그는 당시에는 모든 환자의 대사율이 정상으로 돌아올 것으로 예상했기 때문에 크게 생각하지 않았다고 말했다. 이것은 전혀 이상하게 들리지 않았다. 하지만, 연구 당시 환자들은 6개월 동안 T4로 치료를 받고 있었다. 나는 고먼이 말하는 것이 무슨 뜻인지 정확히 알고 있었다. 왜냐하면 나도 거의 나의 직업 생활 내내 같은 느낌을 받았기 때문이다. 내가 참석한 컨퍼런스와 내가 읽은 논문에 따르면 T4가 제 역할을 하고 있지 않다고 의심할 이유가 전혀 없었다. 그러던 중 1980년에 보스턴의 매사추세츠 종합병원에서 일하던 칩 리지웨이의 또 다른 연구를 발견하게 되었다.[11] 그와 그의 동료들은 T4로 치료한 갑상선기능저하증 환자를 연구한 결과 TSH가 정상화되더라도 대사율은 정상화되지 않았다는 것을 발견하였다.

36년 후인 2016년에 포틀랜드의 의사과학자인 메리 새뮤얼스는 보다 정교한 기술을 사용하여 T4 치료에서 정상적인 TSH 수치를 보이는 80명의 여성의 대사율을 연구하였다.[12] 새뮤얼스는 이들 여성의 대사율이 16명의 건강한 대조군과 비교했을 때 4% 더 느리다는 것을 확인하였다.

T4 치료 환자의 느린 대사율은 유럽과 비만 환자에서도 관찰되었다.[13] 이탈리아 몬자에 있는 폴리클리니코 병원에서 근무하는 의사 그룹은 T4로 치료 받고 정상적인 TSH 수치를 가졌으며 갑상선기능저하증이 있는 85명의 비만 환자를 관찰하고 약 650명의 비만 여성과 비교하였다. 나이, 체질량 지수, 신체 구성, 신체 활동 수준을 조정한 경우에도 T4로 치료 받는 여성의 대사율은 6% 더 느렸다.

이와 같은 결과는 전반적인 신진대사에 영향을 미치는 큰 문제임을 보여준다. T4 치료 환자에서 발견된 대사율 감소는 작은 것처럼 보일 수 있지만 시간이 지나면 결과가 따르게 마련이다. 예를 들어, 시속 80km로 달리는 자동차와 약간 느린 속도인 시속 77km로 달리는 자동차를 상상해 보자. 이것은 작은 차이처럼 보일 수도 있지만, 24시간이 지나면 두 자동차는 거의 80km 떨어져 있을 것이다.

나는 대사율이 저하된 갑상선기능저하증 환자에게 중요한 것을 떠올릴 수 없었다. 그리고 왜 이러한 발견이 더 강조되지 않았는지 이해할 수 없었다. 수십 년에 걸친 이러한 연구들는 T4 단독 치료가 대사율을 완전히 회복시키지 못한다는 것을 여실히 보여준다.

갑상선기능저하증을 앓고 있는 내 환자들은 치료를 받고 있음에도 불구하고 체중 조절의 어려움을 지속적으로 보고하였지만, 나는 계속해서 그것이 사실이 아니라고 부정하였다. 나는 TSH 수치를 회복하는 것만으로도 신진대사를 정상화하는 데 충분하다고 믿고 있었다. 그것은 내가 배웠던 것이지만, 돌이켜 보건데 나는 틀렸었다.

* * *

때로는 실험실 동물을 대상으로 수행된 연구가 중요한 임상적 의미를 가질 수도 있다. 2015년에 마이애미에서 두 환자에게 무슨 일이 일어나고 있는지 이해하려고 노력하는 동안 나는 T4로 치료를 받음에도 불구하고 정상으로 돌아오지 않는 신체 장기를 확인하기 위해 더 큰 실험을 고안했다.[14] 나는 학생들과 T4 치료를 받는 갑상선기능저하증이 있는 약 1,000마리의 쥐를 자세히 연구해보기로 했다. 쥐들의 TSH 수치가 정상이 된 후 우리는 여러 신체 기관을 연구하였다.

T4로 TSH 수치가 정상화되었음에도 불구하고 간, 골격근 및 뇌의 여러 영역에서 갑상선기능저하증의 명확한 징후가 나타났다. 특히 콜레스테롤 수치가 높아졌다는 사실이 다른 발견들 중에서도 눈에 띄었다. 예상치 못한 발견이었다. 콜레스테롤 수치는 갑상선 호르몬의 영향을 받고, 갑상선기능저하증 환자는 콜레스테롤 수치가 높다. 그러나 T4로 치료하여 정상 TSH 수치를 회복하면 콜레스테롤 수치도 정상으로 회복되어야 한다. 하지만 그렇지 않았다. 명백한 갑상선기능저하증 쥐에 비해 콜레스테롤 수치가 낮아지긴 하였지만, 정상 기준 범위에는 미치지 못하였다. 놀라운 것은 병용 요법(T4 + T3)을 받은 쥐가 정상적인 콜레스테롤 수치를 보였다는 점이다. 나는 이러한 발견에 대해 즉시 후속 조치를 취하지 않았지만, 일본의 연구자들은 그것들을 간과하지 않았다. 2년 후, 일본 고베에 있는 쿠마 병원의 의사 그룹은 갑상선을 수술로 제거하고 T4로 치료하기 전과, 치료 1년 후에 콜레스테롤 검사를 받은 약 30명의 환자에 대한 평가를 보고하였다. 갑상선기능저하증이 있는 쥐와 마찬가지로 T4로 치료받은 환자는 정상적인 TSH 수치에도 불구하고 혈액 내 콜레스테롤 수치가 더 높았다. 2019년에 한국의 의사들은 이번에는 천 명 이상의 여성을 대상으로 유사한 연구를 수행하였다. 이 연구에서도 갑상선 수술 및 T4 치료 후 2년 동안 콜레스테롤 수치가 상승한 것으로 나타났다.[15]

나의 연구 동료였던, 엘리자베스 멕에인치는 T4로 치료받은 2,000여 명의 환자와 14,000명이 넘는 건강한 대조군을 비교한 65개의 연구를 정리하였다. 멕에인치와 동료들은 TSH 수치가 정상화되었음에도 불구하고 콜레스테롤 수치가 여전히 상승되어 있다는 결과를 발표하였다.[16] 이러한 연구들의 결과는 일관되었지만 콜레스테롤 차이는 크지 않았다. 나는 쥐를 대상으로 한 우리의 연구를 바탕으로 더 많은 연구들이 수행되기를 기대했다. 그러던 중 사라 피터슨과 동료들이 T4로 치료받는 환자들이 콜레스테롤 저하제(스타틴)를 복용할 가능성이 더 높다는 사실을 발견했다는 사실이 기억났다.[17] 이는 잠재적으로 콜레스테롤 수치의 상승을 최소화할 여지가 있다.

나는 내 그룹의 임상 펠로우인 테이어 이드리즈에게 피터슨의 연구 결과를 추적하고 T4를 복용하는 환자의 스타틴 활용에 대해 연구하도록 제안했다. 그는 11,000명의 환자를 T4에 배치되기 3년 전과 3년 후까지 관찰하였다.[18] 그가 발견한 건은 주목할 만하다. 이 코호트에서 스타틴 약물을 사용하는 환자의 수는 T4에 배치된 후 약 20%에서 25%로 증가했으며, 이미 스타틴을 사용하고 있는 환자의 경우 약물 강도가 약 30% 증가하였다. 대부분의 환자는 T4 치료를 시작한 지 1~2년 후, 즉 정상 TSH 수치를 보이는 시점에 스타틴을 처방받았다. 이는 T4 치료가 콜레스테롤 수치를 완전히 정상화하지 못한다는 강력한 지표로 해석될 수 있다. 그 원인이 정확히 발견되지는 않았으나, 이러한 발견은 T4 치료에도 불구하고 간이 약간의 갑상선 기능 저하 상태로 남아 있다는 생각과 일맥상통한다. 이는 T3 수치가 정상 범위보다 낮을 때 예상되는 것이다. 나는 이러한 결과를 다른 환경에서 확인하고 싶어, 의사과학자이자 나의 멘토였던 상파울루의 루이 마씨엘에게 전화를 걸었다. 마씨엘은 브라질에서 가장 큰 임상 실험실과 함께 일을 하고 있었고, 그의 제안에 따라 임상 방문을 위해 오는 모든 환자는 간략한 인터뷰를 거쳐 약물 목록에 대해 질문을 받았다. 그의 컴퓨터 분석가 팀의 도움으로 우리는 10년 동안 수집된 약 550만 건의 인터뷰를 조사한 결과 남녀 및 모든 연령대에서 T4를 복용하면 스타틴 약물 복용 확률이 약 2배 증가한다는 사실을 확인하였다.

그 후에 상파울루에 있는 대규모 제약회사의 의료 책임자인 페르난도 페르단데스라는 또 다른 동료와 이야기를 나눌 기회가 있었다. 그의 팀의 도움으로 우리는 브라질 주치의의 처방 패턴도 조사하였다. 우리는 환자가 T4에 배치되면 해당 환자는 스타틴 약물도 처방받을 것이라는 가설을 테스트하고 싶었다. 이는 T4가 갑상선기능저하증 환자 치료에만 독점적으로 사용되며 T3 또는 갑상선 추출물이 브라질에서 상업적으로 이용 가능하지 않기 때문에 가능한 실험이었다. 2018년에 작성된 약 1억 건의 처방전을 분석한 결과, 우리는 T4로 치료 받는 140만 명의 환자가 대조군(T4를 받지 않은 환자로서 나이와 성별 일치하는 환자)과 비교했을 때 스타틴 처방을 받을 가능성이 약 1.5배 더 높다는 것을 확인하였다.

* * *

T4로 치료한 갑상선기능저하증 환자의 느린 대사 속도와 높은 콜레스테롤 수치는 이들 환자가 TSH의 정상화에도 불구하고 잔류 대사 조절 장애를 나타냄을 시사한다. 이는 수백만 명의 환자에서 나타나는 인지 장애 및 낮은 삶의 질 외에 추가되는 것이다. 이러한 발견으로 인해 T4 치료 환자에서 갑상선 호르몬 작용이 부족하다고 결론을 내릴 수는 없지만 함께 종합해 보면 이것이 실제로 사실일지도 모른다는 암시적인 그림을 그릴 수 있었다.

갑상선기능저하증 치료의 개선은 반드시 필요하다. 갑상선기능저하증 치료가 간단하고 사례가 종결되었다는 생각은 사라졌다. 사례는 전 세계적으로 재개되고 있으며 매일 새로운 정보가 입수된다. 이것은 사실 슬픈 이야기이다. 이러한 환자의 고통은 1970년대에 우리가 알고 있던 지식을 바탕으로 예측 가능한 것이었다. 우리 의사들은 뭔가 잘못되었을 가능성을 이해하고 이를 임상적으로 시험했어야 했다. 나는 이 문제를 더 빨리 깨닫지 못한 것에 대해 나 자신이 실망스러웠다.

* * *

이 책을 읽고 있는 내 의료 동료들이 단 한 가지 메시지를 가져간다면, 그것은 대다수의 환자들이 잘 지내고 있다는 사실이 반드시 소수가 경험하는 증상이 실제가 아니거나 갑상선과 관련이 없다는 것을 의미하지는 않는다는 것이다. 이는 우리 의사들이 갑상선기능저하증을 치료하는 방법을 더 잘 이해해야 함을 의미한다.

"이 문제를 어떻게 해결할 수 있는가?"가 우리 앞에 놓인 시급한 질문이다. 이를 해결하려면 먼저 증상을 이해하고 증상을 지속시키는 기본 메커니즘을 이해해야 한다. 이것이 다음 세 장에서 논의되는 내용이다. 나는 이전 시대의 치료법에 맞서 최근 수십 년 동안 진행 중인 혁신을 통해 내 자신의 이야기를 계속해서 이어가려 하고 있다. 나는 갑상선기능저하증에 대한 새로운 치료법이 필요하다고 믿는다. 우리는 TSH에 국한되어 T4의 용량을 조절하는 현재의 치료법을 넘어서야 한다.

제10장
TSH는 마법의 총알이 아니다

갑상선이 기능하도록 자극하는 호르몬인 TSH를 측정하는 것은 갑상선기능저하증을 진단하는 최적화된 방법이다. 이는 두 가지 사실로 인해 전 세계적으로 채택된 최적 표준이 되었다. (1) 갑상선이 하는 일의 대부분은 T4를 분비한다는 것, 그리고 (2) TSH 분비는 T4 수치의 최소한의 변화에도 신속하게 반응한다는 것이다. 따라서 갑상선 기능을 평가하기 위해 혈액 속의 TSH 수치를 모니터링하는 것이 합리적이다.

T4의 민감한 TSH 감도를 설명하는 메커니즘은 엔리케 실바와 리드 라르센에 의해 정의되었으며 나는 두 사람 모두와 수년 동안 함께 일하고 배울 수 있는 행운을 누렸다. 1970년대 초, 그들은 서로 알지 못했지만 칠레 산티아고의 실바와 보스턴의 라르센은 서로 독립적으로 관찰한 내용에 대해 호기심을 갖고 있었다. 그들은 요오드 결핍이 T4 (T3는 아님)의 급격한 감소를 가져오지만 이 상태를 가진 쥐(또는 인간)에서는 갑상선기능저하증의 징후(또는 증상)가 탐지될 수 없다는 것을 발견하였다. 그들은 T4가 TSH 조절에 그토록 중요할 수 있었음에도 T4의 저하가 어떻게 갑상선기능저하증의 징후나 증상을 유발하지 않는지에 대한 의문이 있었다.[1] 나중에 보스턴의 브리검 여성병원에서 함께 일하면서 그들은 신체 기관은 T3에 주로 반응하고 T4에는 훨씬 덜 반응한다는 잭 오펜하이머의 최근 발견에서 영감을 얻었다. 그들은 T4의 활동을 활성화하는 다양한 신체 기관 내부의 메커니즘(T4에서 요오드 원자를 제거하는 탈요오드화)을 가설로 제시했다. 달리 말하면, 그들은 낮은 T4 수치에서도 탈 요오드화 효소가 T4의 효과를 증폭시킬 수 있다고 생각했다(T3로 변환함으로써).

하지만 그들은 어떻게 진행해야 할지, 어떻게 자신들의 가설을 검증할지 확실치 않았다. 당시 실바와 라르센 모두 탈 요오드화 효소 분야에 대해 아는 바가 없고, 탈 요오드 효소(DIO1)는 단 한 개였는데 그들은 DIO1과는 관련이 없다고 생각했다.

라르센은 전략을 세우기 위해 실바의 사무실로 갔다. (그의 사무실은 엘리베이터 샤프트 뒤에 쐐기 모양의 공간으로 특이하였다.) 그들은 다양한 가능성을 논의하고 먼저 TSH 분비에 대한 T3의 효과를 살펴보는 테스트 시험을 하기로 결정하였다. 계획대로 며칠 후 실바는 쥐에게 방사성 T3를 주사했고 방사성 T3가 뇌하수체에 축적되는 동시에 순환 TSH가 감소하는 것을 확인하였다. 이는 T3가 뇌하수체에서의 작용을 통해 TSH를 억제한다는 것을 의미한다. 이로써 첫 번째 계획의 목표가 달성되었다.

그들은 실바의 사무실에서 수립한 전략을 계속 이어가며 두 번째 계획에 착수했다. 즉, 뇌하수체가 T4를 흡수하여 T3로 변환하고 이것이 그들이 찾고 있던 증폭 메커니즘이 될 수 있다는 가설을 검증하는 것이다. 그러나 계획의 기술적 세부 사항은 아직 명확하지 않았다.

실바와 라르센이 함께 일을 하게 된 것은 어찌 보면 하늘의 뜻이었다. 그들의 기술은 서로를 보완할 수 있었다. 실바는 실험을 계획하고 문제를 신속하게 파악하고 해결할 수 있는 분석적인 마음을 가지고 있었고, 라르센은 결과를 해석할 때 항상 큰 그림을 바라보며 사물을 원근감 있게 보는 능력을 가지고 있었다. 돌이켜보면 당시에 이 문제를 그토록 우아하게 다룰 수 있는 연구자는 이들 외에 거의 없었다.

가설을 검증하기 위해 실바와 라르센은 다음으로 쥐에게 방사성 T4를 주사하고 뇌하수체에서 방사성 T3를 찾기로 했다. 그러나 쥐의 뇌하수체는 매우 작은 기관이고, 무엇이든 탐지하려면 다량의 T4를 주입해야 했으며, 이로 인해 실험 비용이 너무 많이 들었다. 돈을 절약하기 위해 그들은 방사성 T4를 직접 만들기로 결정했다. 보스턴에 있는 오래된 피터 벤트 브리검 병원 지하에 길고 어둡고 좁은 계단을 통해서만 접근할 수 있는 특별한 방이 있었다(나 역시 T4를 만들기 위해 그 방을 몇 번 사용했었다). 어두운 방 안에는 방사능을 차단하기 위해 2인치의 두꺼운 납

벽돌이 둘러져 있었다. 이 방에서 그들은 T3와 방사성 요오드를 조심스럽게 혼합하여 30초 동안 두었다. 이는 방사성 요오드가 T3에 통합되어 방사성 T4를 생성하기에 충분한 시간이었다.

불행하게도 쥐에게 많은 양의 방사성 T4를 주입했음에도 불구하고 뇌하수체에서 생성된 방사성 T3의 양은 여전히 매우 적고 검출하기 어려웠다. 다행히 라르센에게는 다른 좋은 아이디어가 있었다. 한동안 그는 항-T3 항체(T3에 결합하여 쉽게 놓지 않음)를 개발하기 위해 브루클라인에 있는 그의 집 지하실과 차고에 토끼를 키우고 있었다. 그의 목표는 혈액 속의 T3를 측정하는 믿을 만한 항체를 개발하는 것이었다. 라르센의 어린 아이들이 토끼를 돌보았다. 그가 개발한 항체는 그 정확성과 신뢰성이 검증되었기에, 실바와 나의 많은 연구를 포함해서 수십 년 동안 사용되었다.

리드 라르센은 당시 동료인 이즈미 모토모리에게 항-T3 항체를 미세한 아가로즈로 된 구슬(세파로즈라고 함)에 부착하도록 제안했다. 이 구슬은 나중에 방사성 T3를 포획하고 농축하여 방사성 T4로부터 분리하는 데 사용되었다. 이 전략은 효과가 있었다. 실바는 항-T3 구슬을 사용하여 방사성 T3를 포획하였고 라르센과 함께, 쥐에게 방사성 T4를 주사한 지 몇 시간 후에 혈액 속의 TSH가 감소하고 동시에 뇌하수체에 방사성 T3가 축적된다는 것을 발견했다. 즉, 이것은 T4가 뇌하수체 내부에서 T3로 전환된다는 사실을 뜻하며, 이것이 T4가 TSH 분비를 조절하는 메커니즘이다.

불과 몇 년 후에 과학자들은 DIO2가 TSH 조절을 조절하는 메커니즘의 중심인 뇌하수체에서 T4를 T3로 전환시키는 효소라는 사실을 발견하였다.

이 연구들은 쥐를 대상으로 수행되었지만 갑상선 호르몬 작용의 새로운 측면을 밝혀 인간을 포함한 TSH 분비 조절에 대한 사람들의 생각을 근본적으로 변화시켰다.[2)] 나중에 밝혀지긴 하였지만, 당시에는 이러한 메커니즘의 일부 측면이 명확하지 않았다. 그럼에도 불구하고 그러한 연구의 심오한 영향은 빠르게 임상 실습에 적용되었다. 이는 갑상선기능저하증이 순환의 T4 및 TSH 수치를 관찰하여 진단될 수 있다는, 오늘날 사용되는 임상 패러다임의 기계적 기초를 다지게 되었다.

* * *

대략 같은 시기인 1975년에 웨스트 로스엔젤레스 재향군인 병원 의사 과학자인 제롬 허쉬맨도 TSH 분비를 조절하는 메커니즘을 연구하고 있었다. 그의 연구는 인간을 대상으로 하였다. 실바와 라르센이 했던 것과 같은 맥락에서 생각한 허쉬맨은 T4에서 T3로의 전환을 억제하고 그것이 TSH 분비에 영향을 미치는지 확인하고 싶었다. 당시 이를 수행하는 유일한 방법은 T4에서 T3로의 전환을 억제할 수 있는 약물을 지원자에게 투여해 보는 것이었다. 1970년대에는 DIO1이 유일하게 알려진 탈 요오드화 효소였으며, 프로필티오유라실은 강력한 DIO1 억제제로 알려져있었다. 허쉬맨은 DIO1을 억제하면 T4 수치가 감소하는 것과 동일하게 TSH 수치가 현저하게 상승할 것이라는 가설을 세웠다.

그는 가설을 검증하기 위해 동료 데이비드 게프너와 아주키나와 미즈오와 함께 T4 치료를 받아 정상적인 TSH를 유지하는 갑상선기능저하증 환자를 모집하였다. 환자들은 입원하여 며칠 동안 다량의 DIO1 억제제를 투여 받았다. 억제제 처리로 인해 순환계의 T3 수치가 점진적으로 감소하였다. 그러나 감소 정도는 실험 종료 시 약 20% 정도로 완만하였고, T4 수치에는 변화가 없었다. T3의 감소는 비록 작았지만, 혈액 속의 TSH 수치를 높였다.[3] 실바 및 라르센의 연구 결과처럼, 이 연구 역시 뇌하수체는 T4 외에도 혈액 속의 T3 수치를 지속적으로 모니터링하고 있음을 발견했다.

허쉬맨이 간과했던 것은 인간에서 DIO2 역할의 중요성에 대한 최초의 증거를 얻었다는 것이다. 그는 T4 치료 환자의 경우 순환계 T3의 대부분(80%)이 DIO2 경로(프로필티오유라실에 둔감함)에 의해 생성된다는 사실을 간접적으로 보여주었다. DIO1은 상대적으로 작은 역할(20%)을 수행하였고, DIO2가 T4 치료 환자에서에서 대부분의 T3를 생성하는 데 더 큰 역할을 수행한다는 것은 분명하다.

나는 강의할 때 항상 이 중요한 연구의 슬라이드를 보여준다. 몇 년 전 나의 동료 조지 메스트맨이 나를 로스앤젤레스에 있는 남가주대학교에 초대했을 때의 이야기이다. 학교에서의 강의 다음날 메스트맨은 나를

로스앤젤레스 지역 갑상선 학술/친목 모임에 초대하였다. 그곳에서 강의를 하면서, 허쉬맨의 연구가 포함된 슬라이드를 보여주었다. 청중석에 있던 그는 강의 끝에 나에게 다가와서 이렇게 말했다. "토니, 네가 아직도 이 오래된 1975년의 연구를 항상 보여 주는 게 고맙다. 오늘은 내가 깜짝 선물이 있다. 내 펠로우였으며 그 연구의 공동 저자인 데이비드 게프너를 소개해주려 한다." 나는 데이비드를 직접 만날 수 있어서 너무 기뻤다. 나는 다시 한번 그들의 연구를 축하하고 앞으로는 그 연구를 게프너와 허쉬맨의 연구라고 칭하겠다고 하였다.

* * *

실바와 라르센, 게프너와 허쉬맨의 연구 덕분에 우리는 이제 DIO2가 TSH 조절과 순환을 위한 T3 생산의 중심에 있다는 것을 알게 되었다. 달리 말하면, 갑상선기능저하증 치료제로서 T4의 성공 여부는 DIO2에 의해 크게 좌우될 수밖에 없다.

T4가 뇌하수체에서 DIO2를 통해 T3로 전환된다는 점을 생각하면, 갑상선기능저하증 환자를 T4로 치료할 시 DIO2를 통해 TSH 수치가 정상화될 것이라고 기대할 수 있다. 또한 T4가 다른 많은 신체 기관에서 DIO2를 통해 T3로 전환된다는 점을 고려하면, DIO2가 혈액 속의 충분한 T3를 제공할 수 있을 것이라고 생각할 수 있다. 그리하여 의사들은 T4를 갑상선기능저하증의 표준 치료법으로 선택함으로써 DIO2를 치료법의 중심에 두게 되었다. 이러한 치료는 적절한 장소와 시간에 적절한 양의 T3를 생산하기 위해 DIO2 역할에 크게 의존할 수밖에 없다. 즉, DIO2의 기능의 변화나 결함은 T4 치료 효과성에 부정적인 영향을 미칠 수밖에 없다.

* * *

리드 라르센의 연구실에서의 연구가 최초로 DIO2 역할과 기능을 보고하였고, 수년에 걸쳐 그는 이에 관한 연구에 모든 것을 집중하였다. 가장 궁금했던 것 중 하나는 왜 DIO2가 수명이 짧은가 하는 점이었다. 다트머스 대학교의 의사과학자인 돈 세인트 저메인은 세포에서 DIO2가 빨리 파괴되어 50분마다 전체 DIO2의 절반이 사라지고 더 많은 것을 만들어야 한다는 사실을 발견하였다.[4] 그는 또한 DIO2가 T4를 T3로 변환할 때마다 파괴된다는 것도 발견하였다.[5] 자기 파괴적 행위 또는 자살 행위라고 부르는 이 현상을 통해, DIO2는 T4를 T3로 전환하는 대가로 목숨을 지불한다. 결과적으로 갑상선기능저하증의 경우와 같이 주변에 T4가 거의 없으면 DIO2가 모든 곳에 축적되어, 이용할수 있는 모든 T4를 통해 T3를 생성한다. 대조적으로, T4가 과도하게 존재하면 DIO2는 사라지고 쉽게 찾을 수 없으므로 정해진 시간 동안 T4를 통해 생산할 수 있는 T3의 양이 제한된다.

어떻게 DIO2는 빨리 파괴되고 그 파괴 과정이 T4에 의해 가속화되는가? 1996년경에 라르센은 이 질문에 답하려고 노력했지만 대답을 찾기는 쉽지 않았다. 그 후에 우스터에 있는 매사추세츠대학교의 과학자인 잭 레너드는 짧은 DIO2 수명이 세포 에너지에 달려 있음을 보여주는 연구를 발표였다.[6] 이는 세포가 DIO2를 파괴하기 위해 저장되어 있는 에너지를 사용해야 함을 의미했다.

라르센은 근육이 프로테아좀이라는 시스템을 통해 단백질을 파괴하기 위해 에너지를 사용한다는 사실을 알고 있었기에, 레너드의 발견에 관심을 가졌다. 프로테아좀은 세포 내의 큰 단백질 복합체로 이동하여 단백질을 분해하는 일종의 진공청소기 역할을 한다. 라르센은 캠퍼스 안의 롱우드 에비뉴 바로 건너편에 있는 그의 동료이자 이 시스템의 세계적인 전문가 알프레드 골드버그가 프로테아좀을 억제하는 신약을 개발했기 때문에 이에 대해 잘 알고 있었다. 라르센은 지체하지 않고 그의 연구원 제이미 스타인사피어에게 이 억제제를 실험에 사용해보도록 했다. 예상대로 억제제는 DIO2를 오래 지속시켰고 생명을 보존했으며, 이는 이 시스템이 DIO2의 역할과 기능에 관련되어 있음을 명백히 보여주었다.[7]

단백질을 파괴하는 이 경로의 능력은 매우 발달해서 세포가 언제 어디서 그 힘을 촉발할지 신중하게 제어한다. DIO2의 경우, 발라즈 게레벤과 나는 나중에 이 시스템이 파괴되도록 지정된(태깅된) DIO2 분자만 파괴한다는 것을 보였다. 이 경우 태깅은 유비퀴틴이라고 알려진 훨씬 더 작은 단백질에 부착된다는 것을 의미한다.[8] 태깅이 되면 DIO2는 표적이 되어 파괴된다. 헝가리 부다페스트에 있는 실험의학 연구소의 과학자인 게레벤은 DNA 분자를 조작하는 데 탁월한 재능을 지닌 분자 생물학자이다. 비록 그는 멀리 부다페스트에 있지만 우리는 좋은 친구가 되었고 수십 편의 연구를 함께 발표하였다. 2021년에 우리는 미국 국립보건원 연구비를 받아 DIO2 태깅이 뇌에 미치는 영향을 연구하였다.

나는 DIO2에 태그가 지정되는 방식에 대해 더 자세히 이해하는 것에 매우 관심이 있었다. 내 마음 한구석에 있었던 것 중 하나는 내가 탈 요오드화 효소의 분자 구조를 밝히기 위해 협력했던 프랑스 과학자 이사벨 칼리바웃이 보고한, DIO2가 다른 탈 요오드화 효소에는 존재하지 않는 18개의 아미노산으로 구성된 독특한 짧은 고리를 가지고 있다는 것이었다.[9] 마침 이탈리아 나폴리대학교의 박사후 연구원인 모니카 덴티스가 펠로우십을 위해 보스턴에 있는 내 연구실에 막 도착한 것은 행운이었다. 덴티스와 나는 이 루프를 연구하였고, 루프가 DIO2 태깅의 핵심이라는 것을 발견하였다. 밝혀진 바와 같이 몇몇 청소부 단백질들은 지속적으로 DIO2를 없앤다. 그들은 DIO2가 T4를 T3로 변환하는 순간 청소부 단백질들은 그 고유한 루프를 식별함으로써 DIO2를 찾아내고, 태깅하게 되며, 결과적으로 파괴 작용이 일어난다.[10]

DIO2를 규제하기 위해서 그렇게 정교한 메커니즘이 필요한 이유는 무엇일까? 이것은 우리 몸이 T4가 T3로 너무 많이 전환되는 것을 방지하기 위한 제어 방법이다. T3는 아주 강력한 분자라는 것을 기억해야 한다. 따라서 신체는 과도한 생산에 대비한 보호 장치를 개발하였다. 상대적으로 말하자면, T4에서 T3로의 전환이 일어날 때마다 더 많은 DIO2가 태깅되고 파괴되기 때문에 더 많은 T4를 이용할 수 있을수록 더 적은 T3가 생산된다.

하지만 이 이야기에는 또 다른 반전이 있다. 거의 동시에, 내 연구실의 대학원생인 신시아 커시오는 DIO2 태깅이 되돌릴 수 있다는 놀라운 발견을 하였다! 실제로 태깅된 DIO2는 태깅을 해제함으로써 파괴 과정을 피할 수 있다. 커시오는 DIO2를 발현하도록 조작된 효모를 가지고 연구하여 태깅된 DIO2에 결합하여 태깅을 해제함으로써 DIO2가 파괴되지 않도록 보호하는 두 가지 단백질을 발견하였다.[11)]

이러한 발견은 대단한 것이었다. 우리는 DIO2를 통한 T4의 T3로의 전환이 세포 주변의 T4의 양에 의해 조절된다는 것을 배웠다. DIO2를 태깅하는 것은 DIO2를 파괴하도록 보내고 T3 생산 속도를 느리게 한다. 대조적으로, DIO2 태깅을 해제하면 DIO2가 파괴되지 않고 T3 생산이 다시 활성화된다.

* * *

시간이 지나서야 나는 이러한 발견의 임상적 의미를 깨달았다. 다음 질문에 대해 생각해 보자. DIO2 활동을 조절하는 이 정교한 메커니즘이 모든 기관에서 동일하지 않을 수 있지 않을까? 달리 말하면 DIO2의 태깅과 태깅 해제 사이의 균형이 기관마다 다를 수 있지 않을까? 이것은 T4 단독 요법을 가용하는 갑상선기능저하증 치료 실패의 열쇠를 쥐고 있는 매우 중요한 질문이다.

우리 연구실의 후속 연구에서 뇌하수체의 TSH 분비와 관련해서 DIO2 태깅이 잘 일어나지 않는 것으로 나타났다. 달리 말하면, DIO2 태깅이 많이 일어나지 않고 그 결과로 T4가 T3로 전환된다. 일부 DIO2 태깅이 있지만 DIO2의 태깅이 대규모로 해제되어 DIO2를 파괴로부터 보호한다. 그 결과로 DIO2가 뇌하수체에 축적되고 T4를 T3로 매우 효율적으로 활성화하여 TSH 분비를 낮춘다.

그와는 반대로 T3를 혈액 속으로 공급하는 다른 신체 기관에서는 DIO2 태깅이 매우 효율적이며 태깅 해제가 최소화된다. 이것은 T4 정제를 복용하고 T4 수치가 증가하면 DIO2가 즉시 태깅되고 파괴되어 T4에서

T3로의 전환이 제한된다는 것을 뜻한다. 결과적으로, 순환계와 나머지 신체기관을 위해서 만들어지는 T3의 양은 적어진다. 이는 확실히 갑상선기능저하증이 있는 일부 T4 치료 환자에서 관찰되는 잔류 대사 증상(신진대사 속도 저하, 체중 감량 어려움, 콜레스테롤 수치 증가)의 요인이 될 수 있다.

이 시나리오는 TSH와 T3 사이의 연관 관계에 대한 의문을 제시한다. 이것이 옳다면 T4 요법은 TSH 수치를 정상화할 수는 있지만 T3 수치는 낮을 수 있게 된다. 실제로, 11장에서 살펴보겠지만, 갑상선기능저하증 환자를 치료하기 위해 T4를 사용할 때 혈액 속에서 T3와 TSH 수치를 동시에 정상화하는 것은 쉽지 않은 일이다.

이것과 관련된 전체적인 메커니즘을 파악하는 데 수년이 걸렸다. 2007년 춥고 눈 내리는 콜로라도에서 열린 컨퍼런스가 시작이었다. 그 당시 발라즈 게레벤은 태깅을 해제하는 기전이 뇌의 어느 부분에서 발현되는지 연구 중이었다. 나는 심포지엄에서 발표할 때 이와 관계된 데이터를 발표하고 싶었기 때문에 게레벤이 보내주는 뇌사진을 보내주는 대로 리뷰하고 있었다. TSH 분비를 조절하는 뇌 영역이 DIO2 태깅 해제 기전을 포함하는 몇 안 되는 영역 중 하나라는 것은 정말 놀라웠다.[13] 이어서 또 다른 퍼즐의 추가 조각을 찾기 위한 노력은 계속 되었고, 2015년 시카고에서 그 결과물을 보게 되었다.[14]

실제 경우를 예로 들면, 나는 갑상선기능저하증 환자의 불균형은 이런 식으로 발생한다고 생각한다. 나의 갑상선기능저하증 환자 올리비아가 처음 T4 요법을 시작했을 때를 생각해보자. 그녀가 치료를 시작했을 때 T4 수치는 낮았고 TSH 수치는 높았다. 매일 T4 정제를 복용하면 T4 수치가 증가하고, 이는 뇌하수체에서(DIO2에 의해) T3로 전환되어 TSH 수치가 감소하게 된다. DIO2가 뇌하수체에서 T4에서 T3로의 전환으로 인해 태깅되지만 동시에 태깅이 빠르게 해제되고, 결과적으로 DIO2를 통한 T3의 국소 전환은 높게 유지된다.

동시에 DIO2를 발현하고 순환계에 T3를 공급하게 되는 기관과 다른 나머지 신체 기관들에서는 뇌하수체와는 다른 현상이 벌어진다. T4 수치의 상승은 DIO2에 의한 T4의 T3 전환으로 인해 T3 수치의 상승으로 이어진다. 그러나 이 경우 T3 수치의 증가는 느린 속도로 증가한다. 왜냐하면, DIO2의 태깅에 비해 태깅 해제가 많이 진행되지 않기 때문이다. 그 결과, 순환을 위해 생성된 T3의 양은 점차적으로 줄어간다.

즉, T4로 인한 TSH 분비 억제 과정은 매우 효율적으로 일어난다. 뇌하수체와 시상하부의 DIO2는 별다른 태깅 없이 지속적으로 T3를 생성하기 때문이다. 대조적으로, 다른 기관에서는 T4에서 T3로의 전환이 효율적이지 않다. 혈중의 T4 수치가 증가하는 반면 DIO2는 태깅 및 파괴로 손실되며 그에 따라 T3 전환은 지연된다.

따라서 이러한 DIO2 태깅의 차이로 인해, T4로 치료받은 환자의 경우 혈액 속의 T3 수치를 완전히 정상화하기에는 충분하지 않은 T4 복용량임에도 TSH 수치는 정상 참조 범위에 도달할 가능성이 있다. 이 가설이 맞다면(나는 그렇다고 믿는다) DIO2 태깅의 신체 기관 간의 차이는 TSH 수치 측정이 갑상선기능저하증을 진단하는 데는 아주 좋은 마커일지는 몰라도 T4 단독 요법을 하는 경우 치료의 효과성을 평가하기에 그다지 좋지 않을 수 있다.

* * *

갑상선기능저하증 치료법을 평가할 때는 TSH 수치를 조심히 해석해야 한다. 다음 장에서는 T3 수치의 결정적인 중요성에 대한 우리가 얼마나 많이 이해하고 있는지를 알아볼 것이다. 이는 예전의 치료법과 T4만을 사용하는 현재의 치료법 간의 차이를 설명하는 데 큰 도움이 된다. 여기서 중요한 단계는 T3 수치에 초점을 맞추고 건강한 개인의 경우 T3 수치를 유지하는 것이 매우 중요하다는 생각에 거부감이 없어지는 것이다. 이 새로운 개념은 우리 실험실을 포함한 많은 연구진들에 의해 발전되어 왔다. 건강한 갑상선이 없으면 T3 수치를 유지하는 것이 어렵고 이는 갑상선기능저하증 치료에 영향을 미친다. 많은 의사들이 갑상선기능저하증 치료에서 T3 수치를 크게 상관치 않는 현실을 생각하면, 나는 이것을 이해시키는 것이 얼마나 중요한지를 느끼게 된다.

제11장
누락된 단서 및 T3

엔리케 실바는 항상 잭 오펜하이머에 대해 이야기를 많이 했다. 쉽게 말해서, 오펜하이머는 이쪽 연구를 하는 사람들이겐 신적인 존재였다. 독일 에겔스바흐에서 태어나 10세에 미국의 뉴저지로 이주한 그는 당시 가장 영향력 있는 갑상선 학자 중 한 명이 되었다. 수학, 화학, 생리학에 대한 그의 이해는 그가 갑상선 호르몬 대사 및 작용 분야의 선구자가 되는데 일조하였다. 오펜하이머는 세포가 주로 T4가 아닌 T3에 반응한다는 발견을 포함하여 내분비학에서 많은 획기적인 업적을 남겼다.

그가 회의 때마다 자리에서 일어나 마이크 앞으로 다가가 하는 날카로운 질문들은 연자들을 긴장하게 했다. 1986년에 있었던 내 생애 첫 미국 갑상선 학회 연례 학술대회 발표 연습을 하는 일주일 동안 실바가 오펜하이머 역을 맡아 어려운 질문을 던지면서 사전 연습을 하였다. 드디어 내 발표가 끝이 났을 때, 예상대로 오펜하이머가 가장 먼저 질문을 했다. (열심히 준비했음에도 불구하고 너무 긴장을 한 나머지 나는 그의 질문을 제대로 이해하지 못하였다.)

잭 오펜하이머는 뉴욕 브롱크스에 있는 알버트 아인슈타인 의과대학의 몬테피오레 병원에서 환자를 보는 숙련된 임상 의사이기도 했다. 그는 1974년 뉴잉글랜드 의학 저널에 약 45명의 갑상선기능저하증 환자를 T4로 치료한 최초의 연구 중 하나를 발표하였다.[1] 이 초기 연구 역시 환자들의 혈액 속 T3 수치가 낮은 것을 나타냄이 분명했다. 오펜하이머 자신이 T3가 갑상선기능저하증의 증상을 해결하는 활성 갑상선 호르몬이라는 것을 발견했던 것을 생각하면 이것은 잠재적으로 주요 위험 신호였다.

이보다 오펜하이머의 그룹이 이 발견을 보고했음에도 치료 방법에는 아무런 변화를 미치지 않았다는 사실이 더욱 놀랍다. 나는 2021년 봄에 연구 저자 중 한 명인 뉴욕 몬테피오레 병원의 의사과학자인 마틴 석스와 대화를 나누고 그때의 연구에서 T3 수치가 낮게 나와서 놀랐는지 물었다. 그는 그 연구의 주요 초점은 합성 T4가 신체를 통해 어떻게 대사되고 분포되는지를 이해하는 것이었다고 했다. 그는 낮은 T3 수치에 대한 구체적인 논의가 이루어졌는지는 기억하지 못했다. 내 생각엔, 그 당시 연구팀은 T4 치료 환자의 혈액 순환에 T3가 충분히 많다는 것에 대해 만족한 나머지 약간의 차이(약 10% 더 낮음)는 임상적으로 크게 관련이 있지는 않을 것이라고 여긴 것 같다.

오펜하이머의 연구가 낮은 T3 수치를 보여준 유일한 연구는 아니다. 보스턴과 웨스트 로스엔젤레스 재향군인 병원의 제리 허쉬맨과 동료들은 갑상선기능저하증이 있는 15명의 환자를 대상으로 T4 단독 요법과 예전 치료법인 갑상선 추출물을 비교하였다. 그들은 1978년에 T4와 갑상선 추출물의 효과가 "동등하다"고 결론을 내렸다. 둘 다 TSH 수치를 효과적으로 정상화하고 갑상선기능저하증의 명백한 징후와 증상을 해결할 수 있었다(당시 잔류 증상은 관심의 대상이 아니었으므로 이 환자들에서 연구하지 않았다). 그럼에도 불구하고 그들은 T4로 치료 받는 환자들의 혈액 속 T3 수치가 약간 낮다는 점에 주목하였다.[2)] 1982년에 보스턴의 베스이스라엘병원에서 루 브레버먼과 시드니 잉그바가 신지로이드를 복용하는 환자에서 혈액 속 T3 수치가 더 낮다는 사실을 보고하였다.[3)]

T4를 받은 환자의 T3 수치가 낮다는 사실은 분명했다. 어떤 기준으로 보아도 갑상선 전문가와 일반 의사들은 특히 T4를 투여했거나 갑상선 추출물에서 T4로 전환한 환자들이 여전히 증상을 보였다는(당시에는 일화적) 것을 고려할 때 경각심을 가져야 했지만 그렇지 못했다. 이러한 점들은 간과되었고, 이에 대한 적절하게 설계된 효과 및 안전성 시험이 뒤따르지 못했다. 그 결과 갑상선 커뮤니티는 TSH 수치에 따라 T4의 용량을 조절하는 것을 갑상선기능저하증 치료의 표준으로 만들고 이를 방어하는 방향으로 빠르게 움직이게 되었다.

T4 치료 환자에서 T3 수치가 더 낮다는 것과 잠재적인 후속 결과는 쉽게 받아들여지지 않았다. 나의 T4 치료 환자의 낮은 T3 수치에 대한

학회에서의 발표는 많은 동료들의 회의적인 반응에 부딪혔다. 나는 "잭 오펜하이머가 무덤에서 편히 쉬지 못한다"거나 "제시한 데이터가 선별적이고 편견이 있다", "쥐는 사람이 아니다"라는 비판을 받았다. 이러한 비판들은 나 자신도 스스로를 의심하게 했다. 내가 오펜하이머의 연구 결과를 잘못 이해한 것인가? 이는 과학자에게는 생각하고 싶지 않은 최악의 악몽이다. 한번은 학회 때문에 호텔에 있을 때, 그런 비난을 듣고 위층 내 방으로 달려가서 오펜하이머의 논문을 다시 한번 살펴본 적이 있다. 하지만 결과는 같았다. 나는 그 결과를 제대로 이해하고 있었다. 옳았다. 실제로 T4 치료 환자 그룹에서 T3 수치가 더 낮게 보고되어 있었다.

* * *

1950년대 초 잭 그로스와 로잘린드 피트-리버스는 혈액에서 T3가 T4보다 약 3배 더 강력하다는 사실을 발견하였다.[4] 이로 인해 그들은 T3가 갑상선 호르몬의 활성 형태라고 추측하였다.

T3는 혈액에서 순환하지만 체내 함량의 2/3는 기관 내부에 위치하여 효과를 발휘한다. 그러나 T3는 머물러 있지 않고, 순환하는 혈액과 신체 기관 사이에서 계속 움직인다. 혈액에서 측정된 순환의 T3 수치는 신체 기관에 T3가 얼마나 많이 있는지, 신진대사를 촉진하고 콜레스테롤 수치를 낮추며 기타 중요한 기능을 수행하는지에 대한 아이디어를 제공할 수 있다. 유일한 예외는 뇌신경이다. 뇌에서는 대부분의 T3가 DIO2를 통해 국소적으로 생성되기 때문에, 혈액 속의 T3 수치는 뇌의 T3 함량을 반영하지 않는다.

그럼에도 불구하고 혈액 속의 T3 수치의 검출은 갑상선기능저하증 진단에 임상적으로 사용되지 않는다. 여기에는 몇 가지 이유가 있다.

- 갑상선이 생성하는 호르몬의 80%는 T3가 아닌 T4이다. 혈액 내 대부분의 T3는 T4를 T3로 전환시키는 탈 요오드화 효소를 통해 갑상선 외부에서 생성된다. 따라서 갑상선 기능이 저하되었는지 확인하려면

T3가 아닌 혈액 속의 T4 수치를 측정하는 것이 더 합리적이다.

- 신체는 T3 수치를 지키기 위해 T3 생산을 조정한다. 이는 T3 수치를 정상 범위 내로 유지하는 것이 목적이다. 즉, 갑상선을 조절하는 뇌 영역은 TSH와 T4의 비정상적인 수치더라도 감내하며 T3 수치가 정상 범위 내로 유지되게 한다. 그 결과로, T3의 감소는 아마도 갑상선이 점진적으로 덜 활동적이 되면서 일어나는 마지막 현상일 것이다. 따라서 T3 수치를 측정한다고 해서 갑상선기능저하증을 조기 진단할 수는 없다.
- TSH 수치는 혈액 속에 순환하는 T4 수치의 아주 작은 변화에도 매우 민감하여, T4 감소 시 정상 범위 이상으로 빠르게 상승한다.

따라서 갑상선기능저하증은 전통적으로 낮은 T4와 높은 TSH 수치의 조합을 통해 진단된다. 혈액 속의 T3 수치는 보통 진단에 관여하지 않는다.

* * *

그렇다면, 갑상선기능저하증 환자를 치료하는 동안에도 혈액 속의 T3 수치를 무시해도 될까? 까다로운 질문이다. 내 주장과 근거를 잘 따라왔다면 아마 내 대답은 명백하게 '아니요'라는 것을 알 것이다. 하지만 이에 대한 일반적인 합의는 아직도 이루어지지 않았고 나는 그 이유를 설명할 길이 없다. 나는 갑상선기능저하증 치료의 주요 목표가 T3 수치의 정상화가 아닌 이유를 이해할 수 없다. 아직도 목표는 TSH 수치를 정상화하는 것이다. 혈액 내 T3 수치는 이 방정식에서 제외되어 있다. TSH를 정상화하면 결국 T3도 정상화될 것이라는 믿음 때문일 수 있지만, 우리는 꼭 그렇지 않다는 것을 알고 있다.

갑상선 치료 지침에 T3 수치를 고려하는 것을 포함하게 된다면, 의사는 아마도 T3 수치가 종종 정상 하한치에 있고 많은 경우 정상보다 낮다는 현실을 직시하게 될 것이다. 이에 대해 환자에게 설명하고 논의할 수 있어야 한다. 환자는 "T3 수치가 정상보다 낮은데, T3를 추가로 복용하는 것이 어떨까요?"하고 물을 수 있다. 하지만 의사들은 갑상선기능저하증에서 T3를 고려하도록 훈련 받지 않았기 때문에 이 질문에 어떻게 대답해야 할지 준비가 제대로 되어 있지 않다.

정상보다 낮은 T3 수치를 발견하면 의사가 이에 대해 조치를 취해야 한다. 그런데 사실은? T4의 복용량을 늘리면 TSH 수치가 억제될 위험이 있으며 이것이 T3 수치를 정상화한다는 보장은 없다. 대안으로 T3를 처방할 수도 있다. 그러나 표준 치료 지침은 역사적으로 T3 수치를 정상화하기 위해 T3를 사용하는 것을 권하지 않는다.

환자들이 이런 점들에 대해 늘 물어볼 때마다 나는 동의하는 것 외에는 다른 답변을 할 수가 없다. 이것은 매우 중요한 사항이지만 현재 치료 지침에 이에 대해 언급은 없다. 학계에서 이에 대해 이야기하는 사람은 거의 없다.

* * *

다트머스대학교의 발 골턴이 DIO2 유전자를 식별하고 복제한 후[5] 자신의 연구실 과학자인 마크 스나이더와 협력하여 DIO2 유전자가 비활성화되어 결여된 마우스를 만들었다.[6] 이 마우스를 통해 그들은 DIO2 경로에 결함이 있을 때 무슨 일이 일어나는지 연구할 수 있었다. 2000년 교토에서 열린 국제 갑상선 학회에서 나는 스나이더가 DIO2 비활성화 마우스를 성공적으로 교배했다는 발표를 듣고 매우 고무되었다. 우리가 보스턴으로 돌아온 후 라르센은 골턴에게 전화를 걸어 우리도 보스턴에서 그 마우스를 연구할 수 있도록 한 쌍의 번식 쌍을 요청했다.

골턴은 마우스를 공유하는 데 기꺼이 동의해주었다. 바로 리드 라르센과 나는 마우스를 받기 위해 다트머스로 출발했다. 운전을 하며 가는 길 위에서 우리는 새로운 마우스로 할 수 있는 잠재적인 실험을 포함하여 여러 가지에 대해 이야기를 나누었다. 그는 TSH 조절에 대한 연구를 제안했고, 나는 열을 생성하고 체온을 유지하는 기관인 갈색 지방 조직에 대한 연구 아이디어를 내놓았다.

도착하는 데는 두 시간 정도 뿐이 걸리지 않았다. 울창한 숲 안에 위치한 다트머스-히치콕 의료 센터는 일련의 현대식 건물로 정말 아름다웠다. 그룹은 우리에게 실험실을 보여줬고 점심을 함께 했다. 식사 도중 돈 세인트 저메인이 정말 흥미로운 아이디어를 내놓았다. DIO2 결여 마우스를 T4를 T3로 전환하는 다른 탈 요오드화 효소인 DIO1에 심각한 결함이 있는 마우스와 교배하면 어떨까? 라르센은 몇 년 전에 DIO1 결핍 마우스를 연구한 경험이 있기에, 세인트 저메인은 우리가 이러한 연구를 수행하는 것이 어렵지 않을 것이라고 생각했다. 더 깊은 논의는 하지 않았지만, 방에 있는 우리 모두는 DIO1과 DIO2에 결함이 결합된 결과로 나오는 마우스는 의심의 여지 없이 낮은 T3 수치를 보일 것으로 예상했다. 우리는 각자가 계획한 실험을 생각하며 보스턴으로 돌아왔다.

보스턴에 온 후에 상파울루에서 온 대학원생인 루시아 데 헤수스는 갈색 지방 조직 연구를 시작하였다. 또한 다른 대학원생 마셀로 크리스토폴렛에게 세인트 저메인이 제안한 대로 DIO1 및 DIO2 모두가 결핍된 마우스를 교배하도록 부탁했다. 하지만, 놀랍게도(그리고 실망스럽게도) 이렇게 만들어진 마우스들의 혈액 속 T3 수치는 정상이었다![7] DIO1 및 DIO2 경로 없이 이것이 어떻게 가능할 수 있을까? 측정하고 다시 측정했지만 결과는 같았다. 나는 혈액 속의 T3의 현저한 감소를 기대했었고 이는 탈 요오드화 효소가 T3 수치를 유지하는 데 매우 중요하다는 것을 확인해 줬을 것이다. 모두가 같은 생각이었다. 하지만 T3가 떨어지지 않았기 때문에 더이상 그것에 대해 깊게 파고 들지 않았다. 언제나 그렇듯이 연구는 90%는 실패이고 성공은 10%일 뿐이다. 우리는 실패로부터 배우고 성공을 통해 살아간다. 그러나 크리스토폴렛은 곧 박사 학위 논문을 제출해야 했기에 우리는 모든 것을 정리해야 했고, 이로 인해 우리는 연구를 완료한 후에 다시 생각해 볼 기회를 모색해야 했다.

연구실의 다른 사람들도 왜 이 분야의 연구를 계속해야 하는지 궁금해 했다. 왜 실패한 실험 결과를 발표해야 하냐고 물었을 때 나는 크리스토폴렛의 박사 논문, 그리고 내 마음 속에 무언가가 계속하라고 말한다는 것 외에는 명확한 답을 할 수 없었다.

몇 년 후, 나는 그 발견이 얼마나 중요한지 깨달았다. 우리는 탈 요오드화 효소를 없어서는 안 되는 중요한 효소로 알고 있었지만, 놀랍게도 그것이 없는 경우에도 순환하는 T3 수치는 영향을 받지 않고 정상 범위 내에서 안정적으로 유지된다는 것을 보았다. 마우스에서 T3의 유일한 다른 공급원은 갑상선이다. 즉, T4에서 T3로의 전환이 전혀 없을 때, 갑상선이 스스로 T3 생산을 증가시켜 순환계에서 T3 수치를 유지한다는 것을 시사한다. 이 개념은 나에게 정말 놀라운 일이었다. 나는 갑상선이 혈액 속의 T4 수치에 적응했다고 생각하는 데 익숙해 있었다. 어느 정도 T3도 역할을 한다는 것을 알고 있었지만 갑상선이 혈액 속의 T3 수치에 따라 스스로 T3 생산량을 조정한다는 것은 결코 생각하지 못하였다. 생각해보면 맞는 이야기이지만 말이다. T3야말로 활성 갑상선 호르몬이다.

* * *

돌이켜보면 우리는 T3 수치를 유지하는 것이 갑상선 호르몬 시스템의 우선순위라는 것을 알았어야 했다. 이 계층 구조는 환경의 생물학적 영향에 반응하여 수백만 년에 걸쳐 진화했다. 그중에서 요오드 결핍은 가장 영향이 큰 환경 요인이다. 요오드 결핍은 갑상선 시스템의 진화에 크게 관여하였고, 그 진화 과정에서 T3 수치를 보존하는 것이 최선의 방법이었다. 인간(또는 쥐)의 음식 섭취에서 요오드가 부족할 때 갑상선은 즉각적으로 활성 갑상선 호르몬인 T3의 상대적 분비를 증가시키도록 반응한다.

이러한 현상은 요오드 결핍이 여전히 문제가 되는 세계 여러 지역에서 나타난다. 이 지역의 주민들은 종종 갑상선 비대(갑상선종)를 보이며, 갑상선의 크기가 커짐에 따라 요오드를 흡수하고 갑상선 호르몬 생산을 유지하는 능력이 증가한다. 동시에 갑상선은 T4의 상대적 생산을 줄이고 T3의 생산을 증가시켜 혈중의 T3 수치를 유지한다. 결과적으로, 낮은 수치의 T4는 DIO2를 통한 T4에서 T3로의 전환을 가속화하여 T3 수치를 보호하는 데 기여하게 된다. 메시지는 분명하다. 우리의 신체는 자연적으로 순환하는 T3 수치를 방어하고 보존하도록 최적화되어 있다.

그러나 갑상선기능저하증을 T4 단독 요법으로 치료하는 경우는 혈액 속의 T4 수치가 약간 상승하게 되고 위와는 다른 양상을 보인다. T4와 T3를 모두 분비하는 갑상선을 T4로만 대체하는 것은 인공적인 방법이다. 낮은 T4 수치에서 기능하기 위해 수억 년에 걸쳐 진화한 적응 메커니즘(척추동물)은 더 높은 T4 수치를 어떻게 다루어야 할지 모른다. 결과적으로, T4만으로 TSH 수치를 정상화하는 것은 생리학적이지 않다. 이로 인해 T3 수치가 약간 감소할 수 있다.

나는 자연에서 T4 수치의 상승을 유발하는 어떤 요인도 생각할 수 없다. 즉 우리의 갑상선과 T4를 T3로 변환하는 시스템은 이를 적절하게 처리할 수 있도록 진화하지 않았다. 다음 장에서 보게 되겠지만, 수백 년에 걸쳐 환경 요인에 반응하기 위해 T4 수치(주로 요오드 결핍으로 인해 발생)를 낮추는 데 익숙해지면서 진화한 시스템이, T4 단독 요법을 통해 고의적으로 높아진 상태에서 제대로 기능할 수 있다는 것은 순진하고 심지어 낭만적인 생각이다. T3 항상성이 망가지고 혈액 속의 T3 수치가 상대적으로 낮아져서, 많은 경우에는 정상 기준 범위 아래로 떨어지는 것은 놀라운 일이 아니다.

* * *

이러한 관찰의 임상적 의미는 크다. 그것은 아무리 강조해도 지나치지 않다. T3 수치를 보존하는 것이 그렇게 긴요한 요구라면 왜 우리는 T4 치료 환자의 T3 수치를 모니터링하지 않을까? 갑상선기능저하증 치료를 계획할 때 T3 수치를 고려하지 않는 이유는 무엇일까?

그 생각이 나로 하여금 다시 돌아가 그 질문을 다룬 더 많은 연구를 찾아보게 만들었다. 나는 건강한 갑상선이 없을 때 탈 요오드화 효소가 스스로 재조정하고 혈액 속 T3 수치를 지킬 수 있는지 알아내려고 노력하고 있었다. 질문은 간단했다. TSH 수치가 정상인 T4 치료 환자는 T3 수치도 정상일까? 기능하는 갑상선이 없을 때 탈 요오드화 효소가 T3 생산을 가속화하고 혈액 속의 T3 수치를 정상치로 지킬 수 있을까?

처음에는 대부분의 의사들이 다음과 같이 대답하듯이, 답이 벌써 정해져 있는 질문처럼 보였다. "예, 탈 요오드화 효소는 올바른 양의 T3를 생성하도록 기능을 조정할 수 있습니다." 나 역시 수년 동안 그렇게 강의하고 말했던 것을 생생하게 기억한다(내가 사용했던 강의 슬라이드가 아직도 남아 있다). 그러나 좀 더 깊이 파고들어 보니 전혀 그렇지 않다는 것을 알게 되었다.

T4 치료 환자에서 T3 수치가 정상화되지 않았음을 보여주는 3개의 초기 연구에 이어,[8] 각각 최대 100명의 T4 치료 환자를 대상으로 한 6개의 다른 연구가 T3 수치가 상대적으로 더 낮은 것을 발견하였다.[9] 하지만 유사한 다른 5개 연구에서는 T3 수치의 차이가 나타나지 않았다.[10] 요약하자면, 모든 연구가 T4 치료가 TSH 수치를 정상화하는 데 사용될 수 있다는 데 동의했지만 혈액 속의 T3 수치에 대한 결과에는 차이가 있었다.

이러한 불일치에 대한 가능한 설명 중에는 연구에 등록된 환자 수가 상대적으로 적다는 것과 혈액 내 T3 수치를 측정하는 데 사용되는 방법이 내재적으로 가지는 변동성 등을 들 수 있다. 또한, 혈액 속에 순환하는 T3는 음식 섭취에 의해 크게 영향을 받으며 일반적으로 다이어트를 통해 체중 감량을 시도하는 환자에서 감소할 수 있다. 따라서 위에서 논의한 연구의 결론은 여러 가지 변수와 상대적으로 적은 수의 환자의 참여로 인해 모호해진 것으로 보인다.

* * *

많은 숫자의 환자를 포함한 두 개의 후속 연구는 T4 치료 환자에서 혈액 속 T3가 더 낮다는 점을 분명히 보여줬다.

첫 번째 연구는 뜻밖의 우연이었다. 이탈리아 카타니아의 가리발비-네지마병원의 의사 다미아노 걸로는 T4의 효능이 계절에 따라 달라지는지 궁금했다. 환자가 많았기에, 그는 T4 치료를 받는 갑상선 절제술 환자 약 1,800명의 자료를 보유하고 있었다. 그와 그의 동료인 아델 라티

나는 자료들을 자세히 들여다보면서 TSH 수치와 계절 사이의 관계를 찾다가 예상하지 못한 또 다른 사실에 놀랐다. 그들은 T4 치료를 받은 환자들이 T4를 복용하지 않은 3,900명의 대조군과 비교했을 때 혈액 내 T3 수치가 17% 더 낮고 T4 수치가 12.5% 더 높은 것을 발견했다. 이 모든 환자의 TSH 수치가 정상이었다는 점은 중요한 의미를 가진다.[11]

또한, 그들은 T4 치료를 받은 환자의 약 15%가 비정상적으로 낮은 혈중 T3 수치를 가지고 있음을 찾아냈다. 이는 정상 기준 범위보다 낮았다! 나는 2011년 9월 크라쿠프에서 열린 유럽 갑상선 학회 학술대회에서 걸로와 이 결과에 대해 논의했다.

두 번째 연구는 사라 피터슨과 그녀의 동료들이 미국 국민건강영양조사 데이터(2001~2012)를 사용한 연구다.[12] 우리가 본 것처럼 이 데이터베이스를 조사하면서 피터슨은 T4를 복용하는 약 470명의 개인을 식별했다. 그 후에 연구자들은 동일한 성별, 연령, 인종이면서 동일한 TSH 수치를 가진 470명의 개인을 추가로 확인하였다. 아이디어는 T4 치료라는 한 가지 핵심 영역만 다른 두 개의 매우 유사한 모집단을 확보하는 것이었다. 놀랍게도, T4를 복용한 개인은 일치하는 대조군에 비해 혈액 속의 T3 수치가 약 10% 더 낮았다.

이 두 연구는 관련된 환자 수가 많고 TSH 값 일치를 포함하여 일치하는 대조군을 사용했다는 사실을 고려할 때 매우 중요한 발견이다. 이제 우리는 TSH 수치를 정상화하는 T4로 갑상선기능저하증 환자를 치료한다고 해서 반드시 체내 T3 수치가 회복되는 것은 아니라는 사실을 명백히 알게 되었다.

* * *

뇌, 뇌하수체, 갑상선은 T3 수치를 방어하고 보존하도록 만들어져 있다. 따라서 T4 치료를 받은 환자의 T3 수치가 약 10~15% 더 낮다는 사실을 발견한 것은 큰 문제이다.

왜일까? 순환하는 T3 수치는 대부분의 신체 기관에 있는 T3의 양을 반영하고, T3는 신진대사를 촉진하며 콜레스테롤을 낮추고 기타 중요한 기능을 수행하기 때문이다. 따라서 순환계의 낮은 T3 수치는 신체 기관에 정상보다 적은 T3가 포함되어 있음을 나타내며, 이는 갑상선에 대해 우리가 알고 있는 것을 바탕으로 생각한다면 T3 작용의 감소를 뜻한다. 이러한 발견은 T4 치료 환자가 정상적인 TSH 수치에도 불구하고 어느 정도의 갑상선기능저하증을 나타내는 가능성을 제시한다. 이러한 가능성이 일부 환자의 잔류 갑상선기능저하증 증상을 설명할 수 있을까?

2013년에 나는 워싱턴 DC에서 열린 갑상선기능저하증에 관한 학회에서 이러한 연구 중 일부를 발표하고 그에 대한 질문을 제기해 달라는 요청을 받았다. 나는 처음으로 혈액 T3 수치를 유지하려는 신체의 추진력에 대해 공개적으로 이야기했기 때문에 동료들의 반응이 궁금했다. 또한 T4 갑상선기능저하증 환자는 혈액 속의 T3 수치를 유지할 수 없을 가능성이 있으며, 그로 인해 잔류 증상이 있을 수 있다고 설명하는 것 자체가 처음이었다. 이는 당시 많은 의사나 과학자들이 받아들인 개념이 아니었다.

청중들의 반응은 시큰둥했다. 내 발표 이후 내 동료 중 일부는 우리가 T3 수치가 낮다는 것을 인정하더라도 10~15%의 빈약한 수치는 임상적으로 크게 관련이 없을 수 있다고 주장했다. 즉, T3 수치의 그러한 작은 하락은 너무 작아서 임상적으로 의미 있는 결과를 가져오기에는 충분하지 않을 수 있다.

자, 우리가 위에서 얘기했던 것처럼 가능한 증상은 크게 보면 두 가지 주요 부분에서 기인한다. (1) 뇌에서 유래하는 인지, 기분, 행동 및 삶의 질 증상, 그리고 (2) 간, 지방 조직, 근육, 심장 등과 같은 여러 신체 기관과 관련된 대사 징후 및 증상. 낮은 혈액 속 T3 수치와 첫 번째 잔류 증상 사이의 확실한 연관성은 확립되지 않았다. 즉, 인지 증상이 가장 심한 환자가 가장 낮은 T3 수치를 보이지 않는다.

이 질문이 일관되게 검토되지는 않았지만, 내 연구를 검토한 사람들은 이것이 누락된 연관성이라는 점을 끊임없이 지적한다. 그러나 그들은 이것이 중요한 포인트가 아닐 수도 있다는 점은 간과한다. 우선, 순환하는 T3 수치는 뇌에 영향을 미치지만, 이것이 뇌의 T3 함량에 영향을 미치는 유일한 요인이거나 심지어 주요 요인이 아니다. 국소 DIO2 경로는 뇌에 있는 대부분의 T3를 제공한다. 따라서 뇌의 T3 함량에 따라 달라지는 인지, 기분 및 삶의 질 문제는 순환하는 T3 수치에만 영향을 받지 않는다. 국소 DIO2 경로와 그 경로의 잠재적인 결함이 가장 중요한 역할을 하기에 이러한 증상과 순환하는 T3 수치 사이의 상관관계를 검증하기는 쉽지 않다.

바바라 보코가 내 연구실의 대학원생이었을 때 수행한 연구는 이 점을 뒷받침한다. 그녀는 뇌에 DIO2가 부족한 마우스를 만들었다. 이 마우스들은 순환에 정상적인 T3 수치를 가지고 있었지만, 그럼에도 불구하고 이들의 뇌를 분석한 결과 갑상선기능저하증의 패턴이 드러났다. 마우스들은 불안우울증과 유사한 행동을 보였다. 따라서 혈액 내 정상적인 T3 수치에도 불구하고 뇌의 DIO2 결함으로 인해 갑상선기능저하증과 일치하는 기분과 행동의 변화가 발생한 것이다.[13)]

따라서 모든 인지, 기분, 행동 및 삶의 질 증상은 DIO2 경로의 기능성에 크게 영향을 받으며 혈중의 T3 수치에는 영향을 덜 받는다.

그렇다면 두 번째 잔류 증상인 대사 징후와 증상은 어떨까? 실제로 9장에서 살펴본 것처럼 대부분의 T4 치료 환자는 체중, 콜레스테롤 수치 및 신진대사 속도 관리에 문제가 있을 수 있다. 이는 주로 순환하는 T3 수치에 의해 영향을 받을 가능성이 높다. 이를 살펴본 극소수의 임상 시험에서는 많은 것을 발견하지 못했다. 그러나 그러한 임상 시험들은 T3를 결과로 측정하도록 처음부터 설계되지 않았다는 한계가 있다. 즉, 관련 차이를 감지할 만큼 충분한 통계적 검정력이 없었음을 의미한다. 좀 더 자세히 보자면, 혈액 내 T3를 측정하기 위해 일상적으로 사용되는 방법에는 기술적인 한계가 있으며, 특히 정상 기준 수치의 끝자락에 있는 경우에는 더욱 그렇다. 그들은 낮은 수치의 T3를 실질적으로 과대평가하기에 지속적인 갑상선 기능 저하 증상의 존재와의 상관 관계에 영향을 미칠 수 있다. 이 문제를 극복하기 위해 향후 연구에서는 혈액 내 T3를 측정하는 보다 정확한 방법의 사용을 고려해야 한다. 또한 이제 T4 치료를 받은 환자의 T3 수치 감소가 약 10~15%라는 사실을 알았으므로 과학자들은 통계적으로 의미 있는 결과를 도출하기 위해 시험에 포함시켜야 하는 최소 환자 수를 유추할 수 있다.

또한, T3 치료를 받은 환자가 그러한 연구에 참여하는 경우, 혈액 내 T3 수치 분석에는 24시간 이내에 여러 번의 채취가 필요하다. T3를 복용하는 환자의 경우 T3 혈중 수치가 일정하지 않다. T3의 빠른 흡수와 대사로 인해 변동이 심하다. 따라서 한 번의 혈액 추출은 24시간 동안의 변화를 대변할 수 없는 한계가 있다.[14)]

* * *

1970년대 후반, 의사들이 T4 환자를 치료하고 TSH 수치를 모니터링하는 데 익숙해졌을 때, 칩 리지웨이와 매사추세츠 종합병원의 최정예 그룹은 4주 동안 T3의 용량을 늘리면서 갑상선기능저하증 환자 10명을 치료했다(총 16주 동안 하루 10, 25, 50μg).[15)] 마지막으로 그들은 T3 투여를 중단하고 모든 환자는 하루 100~150μg의 T4로 전환했다.

그들이 발견한 것은 놀라웠다. 심장과 골격근에서 T3의 작용은 하루 20μg의 T3부터 시작하여 정상화되었지만 하루에 50μg의 T3 정도를 섭취해야만 신체의 대사율이 정상화되었다. 혈중 콜레스테롤과 TSH 수치는 T3 치료로 감소했지만, 어떤 T3 용량에서도 정상화되지는 않았다. 이는 서로 다른 신체 기관이 순환하는 T3에 다르게 반응하고 T3 수치의 작은 차이가 임상적으로 의미가 있음을 보여준다.

다음 결과 역시 놀라웠다. T4로 치료를 전환하자 TSH 수치는 정상화되었으나 혈액 T3는 기준 범위의 하한선으로 떨어졌다. 또한, 대사율은 정상 이하로 느려졌고 혈중 콜레스테롤은 계속 상승하였다. 앞서 언급했듯이 T4는 TSH 수치를 정상화하는 데는 의심의 여지가 없지만 T3 수치를 높이는 데는 그 효과가 미미하다.

리지웨이와 그의 동료들은 T4 단독 요법으로 치료받은 환자들이 지속적으로 느린 신진대사와 상승된 혈중 콜레스테롤을 보여줌으로써, T3 수치를 정상화하지 못하면 부정적인 임상적 결과를 초래한다는 것을 확인시켜 주었다. 왜 일부 신체 기관은 정상 이하의 T3 수치에도 불구하고 정상으로 돌아갈 수 있는 반면, 다른 기관과 시스템은 갑상선 기능 저하 상태로 남아 있는지는 아직 불분명하다. 일부 기관은 갑상선 호르몬 결핍을 견딜 수 있도록 더 잘 갖추어져 있다고 생각할 수 있다. 우리는 이러한 메커니즘을 더 연구할 필요가 있다. 이 연구는 소수의 환자를 대상으로 40여년 전에 완료되었지만, 연구 결과는 T4의 일부 환자가 TSH 정상화에도 불구하고 부분적으로 갑상선기능저하증(높은 콜레스테롤 수치와 느린 신진대사)을 유지할 수 있다는 생각을 뒷받침한다.

* * *

다양한 전문 의학 학회에서 마련한 임상 지침이 어떻게 느린 대사를 무시하고 T4로 치료받은 갑상선기능저하증 환자의 낮은 T3 수치 문제를 선택적으로 논의했는지 보는 것은 실망스럽다. 8개 연구에서 T3가 정상보다 낮았다는 결과가 나타났음에도 불구하고(차이를 발견할 수 없는 3개 연구도 있었다) 1995년 미국 갑상선 학회 지침에는 이 문제가 언급되지 않았다.[16)]

2012년 미국 갑상선 학회와 미국 임상 내분비 학회가 공동으로 작성한 지침에서 이에 대해 언급하고는 있지만, 그저 50명의 환자를 등록한 단일 연구에 의존하여 T4 치료가 혈중 T3 수치를 정상화한다고만 명시하고 있다.[17)] 그들은 T4 치료 환자에서 T3 수치가 정상화되지 않았음을 보여주는 1970년 이후 발표된 다른 9개 연구에 대해 논의하지 않았다.[18)] 적어도 이 문제가 아직까지 해결되지 않았다고 말할 수 있었다. 더군다나 불과 1년 전에 발표된 거의 2,000명의 T4 단독 요법 환자에서 T3 수치가 상대적으로 낮게 유지되었음을 보여준 다미아노 걸로와 그의 동료들의 연구도 포함되지 않았다.[19)] 그래서 많은 환자에서 T3 수치가 회복되지 않았다는 경고 없이 T4가 갑상선기능저하증 치료의 표준으로 유지되었다.

* * *

갑상선의 주목적은 순환계에서 정상적인 T3 수치를 유지하는 것이라는 발견과, T4 단독 치료가 갑상선 호르몬 수치를 완전히 회복할 수 없다는 사실은 연구자들의 각성을 촉발시켰다. 이러한 모든 연구는 순환계에서 더 낮은 T3 수치의 임상적 관련성에 관심을 가져야 한다는 확실한 이유를 제공한다. 왜 의사(나 자신 포함)가 T4 치료 환자의 느린 신진대사와 낮은 T3 수치에 더 일찍 관심을 갖고 추적하지 않았는지는 아직도 이해하기 힘들다. 아마도 발견 자체에 대한 놀라움이 무의식적으로 임상 적용에 혹여나 방해가 될만한 것들에 대해 간과하게 한 것이 아닌가 생각된다. 결국, T4가 단독으로 갑상선기능저하증 치료법으로 사용될 수 있다는 가능성은 갑상선 분야에서 90년 동안의 발견과 발전의 산물이다.

다음 장에서는 갑상선기능저하증 치료를 받은 환자 중 소수만이 잔류 인지 및 삶의 질 증상을 겪는 이유를 설명하기 위해 몇 가지 시나리오를 논의해 보려한다. 만성 스트레스와 갱년기 증후군이 어떻게 갑상선기능저하증의 잔류 증상을 악화시키고 때로는 그것과 흡사할 수 있는지 자세히 알아볼 것이다. 또한 유전적 소인, 자가 면역 반응, 심지어 비타민 결핍과 같은 증상과 연관될 수 있는 일부 메커니즘도 짚고 넘어가겠다. 나는 내 연구의 결과물을 사용해서 유전적 메커니즘을 설명하려고 한다. 이러한 시도는 치료에 중요한 역할을 할 수 있지만, 자주 환자와 다른 의사들 사이에서 잘못 이해되고 있다.

제12장 갑상선기능저하증은 단순히 낮은 T3 수치를 얘기하는 것은 아니다

2020년 겨울, 한 의료 관련 웹사이트의 기자가 갑상선기능저하증 치료 논란에 대해 나와 인터뷰를 했다. 나는 촬영 팀이 기다리고 있는 시카고 시내의 호텔로 갔다. 쌀쌀한 아침이었다. 이 호텔은 TV 시리즈 응급실[ER]이 촬영되었던 아름답고 오래된 쿡 카운티병원 건물을 개조해서 만든 새 호텔이었다. 그 건물은 러쉬 병원 바로 옆에 있는데, 해리슨 스트리트를 걸어가는 동안 예전 사무실의 창문이 보였다.

나는 이야기하는 걸 좋아해서 원래 1시간으로 예정됐던 인터뷰가 2시간이 되었다. 카메라를 바라보며 질문에 답할 때 조명 뒤에 있는 카메라맨이 보였고 그가 내가 말한 많은 부분에 고개를 끄덕이고 있는 것이 눈에 띄였다. 속으로 이렇게 생각했다. "인터뷰하는 사람에게 긍정적인 피드백을 주려고 모든 사람에게 이렇게 하는 걸까? 아니면 질문을 만드는 의료팀의 일원인가?" 인터뷰를 마치자 그는 나에게 다가와 말했습니다 "저는 열일곱 살 때부터 갑상선기능저하증을 앓고 있어요. 쭉 같은 용량의 T4를 처방받고 복용하고 있습니다. 인터뷰에서 말씀하신 증상은 전혀 느낀 적이 없습니다. 그리고 이것이 누구에게도 문제가 된다는 말은 들어본 적도 없었습니다."

왜 T4로 치료 받는 일부 환자는 그렇게 좋지 않은 반면 다른 환자들은 아무렇지도 않을까? T4를 복용하는 많은 환자에서 갑상선 호르몬 작용(T3 수치)이 확실히 정상화되지 않는다는 것은 사실이다. 그러나 왜 일부 환자들은 이에 특히 민감한 것일까? 대답은 하나 이상의 요인과의 연관성을 포함할 수 있다.

실제로 갑상선 질환과 관련이 없는 몇 가지 일반적인 질환은 갑상선 기능 저하와 유사한 방식으로 인지, 실행 기능(적시에 결정을 내리는 능력),

심지어 유머 감각까지 영향을 미칠 수 있다. 만성 스트레스와 폐경기 증후군(난소 기능의 저하로 인해 발생)이 좋은 예이다. T4 단독 치료로 인해 낮게 T3 수치가 유지되면 조정 또는 보상 능력에 과부하가 걸리게 된다. 이는 갑상선기능저하증이 발생하며 흔히 다른 질병이나 상태와 자주 겹치기 때문이다. T4로 치료 받는 환자 중에 폐경 전후에 있거나, 스트레스를 받는 환자 중에 T4를 시작한 환자들을 보는 것은 드문 일이 아니다.

즉, T4 치료를 받는 동안 잔류 증상이 있는 경우, 담당 의사는 항상 낮은 T3 수치를 보상할 수 있는 능력을 감소시킬 수 있는 또 다른 특정 요인인 "이중 타격" 현상이 있는지를 조사해봐야 한다.[1] T4에서 T3로의 변환을 더욱 손상시키거나 낮은 T3 수치로 인해 발생하는 문제에 더 민감하게 만드는 조건을 상상해 보자. 이로 인해 인지된 증상이 더욱 심화될 수 있다. 다행히도 이는 갑상선기능저하증 환자 중 극히 일부에서만 발생한다.

T4 치료의 결과를 방해할 수 있는 이러한 추가 요인에 대해 항상 생각하고 있어야 한다. 예를 들어, 의사가 갑상선 결절과 같은 갑상선 질환에 대한 잠재적인 외과적 치료에 대해 논의할 때, 환자는 T4 치료가 비록 작은 비율이기는 하지만 모든 것을 정상으로 회복시키지 못할 수 있다는 사실을 알도록 해야 한다. 이 사실은 갑상선 질환에 대한 수술적 접근법의 이면에 있는 의사 결정 과정에 들어가야 하지만 그런 경우가 많지 않다. 다행스럽게도 대부분의 환자들은 이에 대해 알고 있으며 자주 질문한다. T4 치료를 받고 있는 친구나 친척이 있을 수도 있다.

* * *

T4 치료 환자에서 대부분의 T3는 DIO2 경로에 의해 생성된다. 우리가 본 것처럼, 이는 DIO2를 T4 치료의 효과성을 정의하는 중요한 위치에 놓게 된다. 우리는 가능한 최상의 결과와 완전히 기능하는 DIO2 경로를 가지고도 T3 수치가 정상의 하한선 또는 심지어 정상 미만으로 유지된다는 것을 알고 있다. 그렇다면 T4 치료를 받은 환자 중 일부에서 T3 생산 능력을 더욱 떨어트리는 DIO2 결함이 있는 경우 어떻게 될까? 그러면

순환 중인 T3 수치가 더욱 줄어들까? 대답은 단연 그렇다. 그러나 수십 년 동안 DIO2 경로의 결함은 보고되지 않았다. 이제 이것이 바뀌게 되었다.

* * *

몇 년 전, 버지니아 코먼웰스대학교의 의사과학자인 프란체스코 셀리는 우리 중 많은 사람이 DIO2 유전자에 유전적 다형성을 가지고 있다는 사실을 발견했다.[2] 유전자 다형성은 많은 수의 개인에서 발생할 수 있고 단백질의 기능에 영향을 줄 수 있는, 세포에서 발생할 수 있는 사소한 변이이다. 셀리가 식별한 DIO2 다형성은 그가 연구한 환자 샘플의 최대 45%에 존재하였다. 소수의 개인은 다형성이 두 배 많이 발견되었다. 다형성은 DIO2의 중요한 변형, 즉 DIO2 효소의 아미노산("기본 요소") 중 하나의 변화를 유발한다.

2002년 셀리의 발견은 이 분야에 관심과 흥미를 불러일으켰다. 결국, DIO2와 관련된 결함은 물론이고 모든 탈 요오드화 효소에서 잠재적인 결함이 처음으로 발견된 것이었다. 이사벨 칼리바웃과의 협력 연구를 통해 우리는 세 가지 탈 요오드화 효소 모두 매우 유사한 구조를 가지고 있지만 특히 DIO2에는 태깅 및 파괴에 중요한 18개의 아미노산으로 구성된 독특한 루프가 있다는 것을 발견했었다. 놀랍게도 셀리가 다형성을 발견한 92번 DNA 코드는 해당 루프의 첫 번째 아미노산으로, DIO2 경로에 영향을 미치는 중요한 부분이었다.[3]

물론, 우리가 이것에 관계된 연구를 하는 유일한 그룹은 아니었다. 전 세계적으로 많은 과학자들이 동일한 질문에 대해 연구하고 있었지만, 불행히도 우리를 포함한 어느 누구도 일반 DIO2와 다형성 DIO2 사이의 기능적 차이를 발견할 수 없었다. 이는 실망스러웠지만 끝은 아니었다.

불과 몇 년 만에 모든 것을 바꾸는 새로운 연구가 나왔다.[4] 콜린 다얀과 그의 그룹은 DIO2 다형성의 보인자가 환자가 T4 치료에 반응하는 방식에 영향을 미치는지 여부를 조사했다. 그는 갑상선기능저하증 환자 550명을 연구하고 설문지를 사용하여 그들의 삶의 질과 기타 갑상선 관련 증상을 평가하였다. 다얀은 DIO2 다형성 보유자가 심리적인 건강 상태가 더 좋지 않고 우울증 징후를 보일 가능성이 더 높다는 것을 발견했다. 그들은 또한 DIO2 다형성 보유자가 T4 + T3를 포함하는 병용 요법에 더 긍정적으로 반응한다는 것을 목격했다.

이러한 발견은 매우 흥미로워서 나는 다형성 인간 DIO2 유전자를 보유하는 새로운 마우스 모델을 만들기 위한 장기 프로젝트에 바로 착수했다. 이 마우스를 사용하면 다형성 DIO2가 행동, 기분, 인지 및 신진대사에 미치는 영향을 훨씬 더 깊이 이해할 수 있기 때문이다.

* * *

몇 년 후 마우스 모델은 만들어졌다. 우리는 무척이나 고무되었지만, 마우스들에게서 잘못된 점을 찾을 수 없었다. 모든 게 정상이었다. 마우스는 예상대로 성장하고 체중이 늘었으며 정상적으로 번식했다. 이들의 갑상선은 괜찮아 보였고 크기도 정상이었으며 TSH, T4, T3의 순환 수치도 정상 범위 내에 있었다.

다음으로 우리는 그들의 신진대사를 테스트했다. 그러나 우리가 실험실에서 대사율을 가속화하기 위해 사용하는 방법인 추위에 노출되었을 때에도 그들은 정상적인 대사율을 보였다. 그들은 대조군 마우스와 똑같이 반응했다. 또 다른 테스트는 이 마우스가 일반적으로 마우스에게 비만을 유발하는 고지방 식이를 얼마나 잘 처리할 수 있는지 확인하는 것이었다. 역시, 다형성 DIO2 마우스들은 정상 DIO2 유전자를 갖는 마우스와 비교할 때 차이가 관찰되지 않았다.

이 모든 실험은 엄청난 노력과 수년간의 시간과 많은 돈이 사용되었다. 특히 학생들은 당장 흥미로운 것이 발견되지 않으면 좌절하고 흥미를 잃는 경우가 많다. 알고 보니 우리는 보지 못하고 간과하던 부분이 있었다. 막 이 연구를 포기하려고 할 즈음 나는 맥켄지 장로교대학교의 과학자인 미리암 리베이로와 의논할 기회가 있었고, 그녀는 마우스의 행동, 기분, 인지능력을 한번 확인해 보자고 제안했다. 결국 환자들의 가장 큰 불만은 이 영역 주위에 있었다(지금은 너무 당연한 것 같지만 말이다!).

그녀의 도움으로 우리는 마우스를 특별한 우리에 넣어서 마우스가 음식과 물에 자유롭게 접근할 수 있도록 하고 케이블과 컴퓨터의 이용하여 24시간 내내 모니터링을 했다. 결과는 극적이었다.[5] 대조 마우스는 48시간 동안 약 850피트를 움직인 반면, 다형성 DIO2 유전자를 보유한 마우스는 같은 기간 동안 약 600피트만 움직였다. 게다가 그들은 대조군 마우스보다 적어도 4배 더 많은 시간 동안 잠을 잤다! 우리는 그들이 지루해해서 그럴지도 모른다는 생각을 했다. 그리하여 마우스가 회전하고 놀 수 있도록 각 우리 내부에 쳇바퀴를 설치했다. 다형성 DIO2 마우스가 쳇바퀴를 사용한 시간은 대조군 마우스의 절반 뿐이었다! 이 실험은 몇 번 반복되었지만 항상 같은 결과를 보였다.

추가 연구에 따르면 다형성 DIO2 마우스는 혼자 남겨졌을 때 조용했지만, 자극을 받으면 대조군 마우스보다 자극에 훨씬 더 반응하는 것으로 나타났다. 예를 들어 새로운 환경에 배치되면 그들은 움직이고 냄새를 맡는다. 미로 안에 놓였을 때 그들은 더 오랜 시간 탐색하면서 기회를 잡았다. 그러나 몇 분 후에 그들은 흥미를 잃고 다시 잠에 들었다. 우리는 이 동물들이 우울하기 때문일 수 있다고 생각했다. 그렇다. 아마도 우울증으로 인해 놀고 싶어하지 않게 되고 사물에 대한 관심을 빨리 잃게 되었을 수도 있다. 하지만 우울증에 관련 연구 결과 우울증의 징후는 식별되지 않았다.

그 후에 기억력을 테스트해 보았는데, 우리는 심각한 문제를 발견하였다. 이 실험에서, 우리는 5분 동안 그들에게 다양한 형태의 물건을 보여주었다. 3시간과 24시간 후, 그들은 그들이 본 것을 기억하는지 알아보기 위해 다시 테스트를 받았다. 다형성 DIO2 마우스는 단기 기억이 전혀 없었다.

이러한 결과를 설명하기 위해 우리는 다형성 DIO2 마우스가 말단 신체 기능은 정상일지 몰라도 뇌에는 국소적인 갑상선기능저하증이 있다는 가설을 세웠다. 이론적으로 이것은 수년 전에 엔리케 실바와 리드 라르센이 보여준 것처럼 뇌의 대부분의 T3가 DIO2 경로에 의해 국소적으로 생성되기 때문에 가능한 가설이었다. 뇌는 혈중으로부터 온 T3에 접근할 수 있지만 뇌의 DIO2는 활성화되어 있어서 결국 국소적으로 생성된 T3가 뇌에 넘쳐나게 된다. 즉 DIO2가 뇌에 그렇게 중요하다면, 다형성 DIO2 마우스가 행동 및 인지와 관련된 증상에 가장 민감하다는 것은 가능성이 있는 이야기이다.

나폴리대학교의 의사과학자인 도메니코 살바토레가 이 이론에 대해 지지해 주었다. 살바토레와 나는 1998년 그가 리드 라르센의 연구실 연구원이었을 때 친구가 되었다. 보스턴에서 펠로우십을 마친 후 살바토레는 나폴리로 돌아가 갑상선 과학자 그룹을 이끌고 있다. 그곳에서 그는 DIO2 효소의 다음 단계를 검사하는 방법으로 T3를 생성하는 DIO2의 능력을 측정하였다. 그는 다형성 DIO2가 T3를 생성할 때 정상보다 느리다는 강력한 증거를 찾았다.[6] 이는 콜린 다얀의 결과뿐만 아니라 우리가 실험실에서 만든 다형성 DIO2 마우스의 행동을 설명할 수 있는 매우 중요한 발견이었다.

나는 들뜬 마음으로 자세히 살바토레의 데이터를 검토했고, 비슷하지만 보다 직접적인 검출 방법을 사용하여 다형성 DIO2가 일반 DIO2 효소보다 약 20% 적은 T3를 생성한다는 사실을 확인했다.[7] 실제로 이러한 발견을 통해 우리는 다형성 DIO2 마우스의 이상한 행동들을 설명할 수 있었다. 비정형 효소는 T3를 적게 생성한다. 뇌는 다른 모든 기관보다 DIO2에 의해 국소적으로 생성되는 T3에 의존하기 때문에 뇌가 더 많은 영향을 받는다.

다음 목표로 우리는 다형성 DIO2 마우스의 뇌를 연구하였다. 우리는 마우스들의 뇌조직을 분해하여 약 3만 개에 달하는 것으로 알려진 모든 유전자의 발현을 연구했다. 얼마 지나지 않아 우리는 몇 가지 이상 현상을 확인하였다. 분석 결과, 갑상선 호르몬 활동은 전전두엽 피질(의사 결정 과정에 관여하는 영역), 선조체(활동 동기 부여 및 시작에 관여하는 영역), 해마(기억 과정과 관련된 영역)의 세 영역에서 약간 감소한 것으로 나타났다. 가장 중요한 것은 이 동물들이 정상적인 TSH 수치를 가졌음에도 불구하고 뇌 갑상선 기능 저하 증세를 보였고, 인지 장애 및 행동이 잔류 증상이 있는 T4 치료 환자와 유사했다는 것이다.

이 연구를 완벽히 끝내고 더욱 강력한 증거들을 보기 위해 우리는 다형성 DIO2 마우스를 단 10일 동안 T3로 "치료"하여 T3를 뇌에 강제로 주입하고 뇌 갑상선기능저하증을 제거했다. 놀랍게도 마우스들은 모든 행동과 인지적 이상에서 회복되었다.

다음으로 우리는 단순히 항갑상선 약물이 포함된 물을 주어서 다형성 DIO2 마우스를 갑상선기능저하증으로 만들었다. 갑상선기능저하증이 생긴 마우스들에게 우리는 TSH 수치를 정상화하기 위해 T4를 매일 경구 투여하여 치료했다. 우리는 갑상선기능저하증 환자에게 벌어지는 현상들을 재현하고 싶었다. 대조 마우스들은 T4 치료에 잘 반응하고 정상적인 행동과 인지 기능을 보인 반면, 다형성 DIO2 마우스들은 부분적으로만 반응함으로써 잔류 뇌 갑상선기능저하증의 단서를 보였다. T4와 T3의 병용 요법으로 문제가 해결되었다.

* * *

DIO2 다형성 마우스에서 얻은 결과는 매우 흥미로웠다. 그들은 일부 T4 치료 환자의 뇌에서 무슨 일이 일어날 수 있는지에 대한 흥미로운 통찰력을 제공했다. 하지만 DIO2 다형성을 지닌 환자의 뇌를 어떻게 테스트할 수 있을까?

마이애미에서 일할 때 나는 과학자이자 마이애미대학교의 뇌 기증 은행 책임자인 데보라 매쉬와 함께 일할 기회가 있었다. 매쉬를 통해 나는 비교적 젊은 나이에 자동차 사고나 총상과 같은 불의의 사고로 사망한 환자들의 뇌에 접근할 기회가 있었다. 이를 통해 우리는 알려진 신경질환이나 갑상선 질환이 없는 비교적 건강한 사람들의 뇌를 연구할 수 있었다. 매쉬는 약 100명의 뇌조직을 준비했고, 우리 그룹의 엘리자베스 맥에인치는 DIO2 다형성이 있는 샘플을 식별했다.

우리가 마우스에게 했던 것과 유사하게 맥에인치는 이들 개인의 뇌에서 유전자 발현을 확인하고 DIO2 다형성 보유자가 세포 장애의 징후를 나타내는 것을 발견했다.[8] 이러한 발견은 알츠하이머병이나 파킨슨병과 같은 신경 퇴행성 질환 환자의 뇌에서 나타나는 것을 연상시켰다.

물론 우리는 이러한 발견의 확인을 모색하고 배양에 인간 세포주를 사용해보기로 하였다. 우리는 정상적인 DIO2 또는 다형성 DIO2를 표현하도록 이러한 세포를 조작하였다. 그 후에 두 배치의 세포들을 비교하였다. 이번에도 우리는 인간과 마우스의 뇌에서 본 것과 같은, 다형성 DIO2 유전자를 발현하는 세포에서 세포 스트레스의 명확한 징후를 발견하였다. 이러한 이상 현상의 원인은 무엇인가?

나는 부다페스트에 있는 발라즈 게레벤과 이야기를 나누고 그에게 세포의 내부 구조를 자세히 볼 수 있는 매우 강력한 도구인 전자 현미경을 사용하여 이 세포들를 연구해 달라고 요청했다. 그는 동료이자 부다페스트의 과학자인 사바 페켓과 함께 예상대로 세포핵 주변에서 정상 DIO2를 발견하였다. 그러나 그들은 다형성 DIO2는 정상과 다르게 세포 단백질의 처리 및 운반에 관여하는 세포 구조인 골지체에 있다는 것을 확인했다. DIO2는 거기에 있어서는 안 되는 구조이다. 골지체에서 정상적인 DIO2를 본 적이 단 한 번도 없다.[9]

추가 연구를 통해 우리는 아미노산 치환으로 인해 DIO2가 잘못 접히는 것을 확인했다. 이렇게 잘못 접힌 DIO2는 세포 내에 축적되어 스트레스를 유발하게 된다. 일반적으로 잘못 접힌 단백질이 축적되면 세포는 프로테아좀 시스템(세포 내부의 단백질을 파괴하는 진공청소기, 10장 참조)을 사용하여 이를 제거하려고 한다. 그러나 DIO2의 경우 아미노산의 변화로 인해 이 경로에 덜 민감해졌고 세포는 DIO2를 골지체로 밀어내는 방식으로 반응하여 정상적인 기능에 영향을 미쳤다.

우리는 DIO2 다형성을 갖고 있는 개인의 뇌로 돌아가서 수십 개의 골지 관련 유전자에서 변화를 발견하였다.[10] 알츠하이머병 환자의 뇌에도 잘못 접힌 단백질이 골지체에 축적되어 있다는 것을 알고 있기 때문에 이는 정말 흥미로운 발견이었다.

* * *

다형성 DIO2가 알츠하이머 환자와 유사한 뇌 퇴행을 일으킬 가능성이 있을까? 그 질문에 답하기 위해 나는 당시 시카고의 건강한 노화를 위한 러쉬 연구소를 이끌고 있던 의사과학자 데니스 에반스와 이야기를 나눌 기회가 있었다. 이 연구소에서는 신경과 전문의가 수행하는 완전한 연간 신경학적 평가를 받은 수천 명을 추적하고 있었다. 에반스는 우리에게 시카고와 일리노이 북동부의 지역 사회 기반 집단은 물론 미국 전역의 성직자들의 데이터를 연구할 수 있는 기회를 제공했다.

엘리자베스 맥에인치는 이 자료들을 조사하고 DIO2 다형성이 알츠하이머병이나 다른 형태의 치매 발병 가능성에 영향을 미치는지 여부에 대한 질문을 던졌다. 우리는 아프리카계 미국인이 이러한 질병에 걸릴 가능성이 더 높다는 것을 알고 있었으므로 약 3,000명의 아프리카계 미국인과 9,300명의 유럽계 미국인을 별도로 분석했다.

맥에인치는 유럽계 미국인에서는 DIO2 다형성과 알츠하이머병 사이의 연관성을 발견하지 못했다.[11] 그러나 그녀는 DIO2 다형성을 지닌 아프리카계 미국인의 알츠하이머 발병 확률이 대조군에 비해 1.3배 더 높다는 것을 발견했다. 미국 인구의 대표 표본을 통한 2차 분석에서 DIO2 다형성을 보유한 아프리카계 미국인의 경우 치매 발병 확률이 증가하고 인지장애 발병 확률이 1.35배 더 높은 것으로 나타났다.

왜 이러한 연관성이 아프리카계 미국인에게서만 관찰되는지는 아직 알 수 없다. 아프리카계 미국인은 알츠하이머병 발병 가능성이 더 높기 때문에 이미 질병에 걸리기 쉬운 사람들에게서 DIO2 다형성의 영향을 더 쉽게 감지할 수 있다고 생각할 수 있다.

이 분야에서는 아직 연구돼야 할 부분이 많다. 예를 들어, DIO2 다형성의 건강한 보유자(즉, 정상적인 갑상선을 가진 사람)가 삶의 질 설문지 또는 갑상선 관련 설문지를 통해 조사에서 증상이 없다고 보고하는 이유는 무엇일까? 갑상선기능저하증의 진단 및 치료와 관련해서만 이상이 보고되는 이유는 무엇일까?

앞서 논의한 바와 같이, DIO2 다형성 보유자는 평생 학습 및 훈련을 통해 인지 결함에 적응하고 최소화할 수 있는 잠재력을 가지고 있다. 이것을 지적 풍부화라고 부른다. 그러나 DIO2 다형성의 성인 보유자가 갑상선기능저하증이 되어 T4 단독 여법으로 치료받게 되면 이러한 적응 메커니즘이 소진되어 다형성 DIO2 마우스에서 관찰한 증상 중 일부가 나타날 수 있다. 기존의 T4 치료 환자에서 관찰된 약 10% 낮은 T3 수치는 인지 기능 장애에 대한 균형을 맞추는 핵심 요소일 수 있다.

전 세계 여러 연구 센터에서 DIO2 다형성과 여러 질병 및 상태 사이의 연관 또는 비연관에 대한 연구를 보고하였다. 지금까지 결과는 불일치로 나타났다.[12)] 소수의 환자만을 대상으로 하여 통계적 차이를 탐지하는 능력이 제한된다는 점 외에도 인간의 유전자 다형성에 대한 연관 연구는 일반적으로 개인 간의 유전적 배경의 차이로 인해 그 차이를 인지하기 쉽지 않다. 따라서 DIO2 다형성의 효과는 연구 대상 인구에 따라 다르며 전 세계에서 얻은 데이터가 상충될 수 있다는 점을 이해해야 한다.

* * *

이 책 전체에서 여러 번 말했듯이, T4 치료의 성공 여부는 T4에서 T3로의 전환을 활성화하는 탈 요오드화 효소에 달려 있는 것이 분명하다. 가능한 자료들을 들여다 보면, DIO2가 T4 치료 환자에서 대부분의 T3를 생산하는 중요한 효소임은 틀림없다. 대조적으로, DIO1 경로는 그다지 중요치 않아 보인다. DIO2 경로와 마찬가지로 DIO1은 T4를 T3로 전환할 수 있는 탈 요오드화 효소이다. 그러나 DIO1은 DIO2만큼 효율적이지 않은 "게으른" 효소이다. 그 결과로 T4는 DIO2쪽으로 끌려가고 결국 DIO1 경로를 통과하는 T4의 양은 훨씬 적어서 약 20%에 정도에 불과하다.

그럼에도 불구하고 DIO1 경로의 결함은 T4 치료 환자에서 여전히 역할을 할 수 있으며, 특히 이 결함이 동일한 환자의 DIO2 다형성과 결합되는 경우 T4에서 T3로의 활성화를 손상시킬 수 있다.

로빈 피터스와 나는 그가 리드 라르센의 실험실 연구원이었을 때 보스턴에서 함께 일하였다. 그 당시 우리는 요오드 결핍 동안 뇌의 탈 요오드화 효소가 T3 활동을 보존하기 위해 어떻게 적응하는지 연구하였다. 피터스는 네덜란드 로테르담에 있는 에라스무스대학교로 돌아가서 갑상선 연구팀을 이끌고 있으며 무엇보다도 갑상선 질환에 대한 더 큰 민감성을 설명할 수 있는 유전적 다양성을 찾기 위해서 대규모 환자 집단을 연구하고 있다.

피터스와 그의 연구팀은 T4로 치료받은 환자에게 임상적으로 관련될 수 있는 일련의 DIO1 유전자 다형성을 식별했다.[13] 이러한 다형성 중 적어도 하나가 T4를 T3로 전환하는 DIO1의 능력을 손상시킬 수 있다는 증거가 나왔다. 또한 앞서 논의한 바와 같이 시카고대학교의 알렉산드라 드미트레스쿠와 새뮤얼 레페토프는 DIO1에서 돌연변이를 가지고 있는 몇 가지 계열을 확인했다.[14] 돌연변이로 인해 대조 효소보다 활성이 훨씬 느린(약 50% 느린) 결함 있는 효소가 생성될 수 있다.

탈 요오드화 효소 경로의 이러한 유전적 이상은 T3 수치를 방어하는 갑상선 T3 분비의 조정으로 인해 정상적인 갑상선을 가진 개인에서는 눈에 띄지 않는다. 그러나 T4로 치료받은 갑상선기능저하증 환자의 경우 DIO1 및/또는 DIO2 이상이 있으면 T3 순환 수치가 감소할 가능성이 매우 높다. T4로 치료 받을 때 증상이 지속되는 갑상선기능저하증 환자의 유전적 구성에 대해 배워야 할 것이 많이 남아 있다.

* * *

자가면역 질환은 면역 체계가 실수로 신체를 공격하는 질환이다. 면역 체계는 일반적으로 질병을 일으키는 박테리아나 바이러스 등 침입하는 유기체를 방어하기 위해 항체를 생성하게 된다. 정상적인 상황에서 면역 체계는 자신의 세포와 외부 세포를 쉽게 구별하여 세포와 항체를 보내 이를 처리한다.

자가면역 질환이 있는 경우, 이는 면역 체계가 외부 세포와 일부 세포를 구별하는 능력을 상실하게 된다. 결과적으로, 이는 건강한 세포를 방해하거나 파괴하는 면역 공격을 유발한다.

면역 반응이 췌장을 표적으로 삼는 경우, 인슐린 생산 능력을 상실하고 제1형 당뇨병이 발생할 수 있다. 전신 홍반성 루푸스와 같은 다른 경우에는 자가항체가 신체의 여러 기관을 동시에 공격한다. 이 면역 반응이 실제로 어떻게 작용하는지에 관해서는 환자마다 상당한 차이가 있을 수 있다. 예를 들어, 특정 인종 집단은 아프리카계 미국인과 히스패닉의 루푸스와 같은 특정 자가면역 질환에 더 자주 영향을 받는다. 더욱이, 특정 자가면역 질환은 가족력이 있다. 이는 모든 가족 구성원이 동일한 질병에 걸린다는 의미는 아니다. 더 큰 감수성을 물려받게 되어 자가면역 질환이 발생할 가능성이 더 높다는 것을 의미한다.

하시모토병과 같은 자가면역 질환이 있으면 두 번째 또는 세 번째 자가면역 질환이 발생할 위험이 높아진다. 즉, 환자는 일반적으로 두 가지 이상의 자가면역 질환에 영향을 받는 경우가 많고, 이는 최대 25%의 확률로 발생할 수 있다. 자가면역 질환의 일부 조합은 다른 질환보다 더 자주 발생한다. 예를 들어, 다발성 경화증은 자가면역 갑상선 질환 및 건선과 관련이 있어 보인다. 제1형 당뇨병은 몇 가지 자가면역 질환, 특히 갑상선 기능저하증과 관련이 있을 수 있다.

하시모토병과 관련된 많은 자가면역 질환은 인지 증상을 유발할 수 있으며, 때로는 환자가 인지하지 못하는 경우도 있다. 하시모토 뇌병증이라고 알려진 상태는 이것이 어떻게 일어날 수 있는지를 보여주는 좋은 예이다.[15)] 이것은 뇌 기능 손상(뇌병증)을 특징으로 하는 희귀 질병이다. 정확한 원인은 알려져 있지 않으나 면역 체계의 비정상적인 기능으로 인해 발생하는 것으로 추정된다. 이는 갑상선 자가면역과 연결된 자가항체가 갑상선 호르몬 수치와 관계없이 인지에 어떻게 영향을 미칠 수 있는지를 보여주는 아주 좋은 예이다.

하시모토병 환자는 뇌의 특정 부분에 대한 자가항체 수치가 더 높으며 이는 기능적 결과를 초래할 수 있다.[16)] 예를 들어, 의사들은 정교한 영상 기술을 사용하여 TSH 수치가 정상이고 신경학적 검사도 정상인 하시모토병 환자의 그룹에서 뇌의 혈액 관류 감소를 확인했다.[17] 이는 혈류가 뇌에 산소와 영양분을 공급하여 정상적인 뇌 기능을 보장하기 때문에 아주 중요한 발견이다. 또 다른 연구에서 의사들은 T4 치료를 받은 하시모토병 환자를 연구하기 위해 MRI 분광학을 사용했으며, 정상적인 TSH 수치에도 불구하고 뇌 활동의 감소로 이어질 수 있는 특정 대뇌 대사산물의 비정상적인 수치를 발견했다.[18] 종합적으로, 이러한 발견은 일부 하시모토병 환자에서 뇌로 가는 혈류가 감소할 수 있다는 가능성을 보여준다. 불행하게도 임상 실습에서 T4 치료의 효과성을 평가할 때 이러한 요소를 고려하는 것은 시간, 자원 및 고급 진단 도구의 활용이 필요하기 때문에 항상 실현 가능한 것은 아니다.

뇌 자체를 표적으로 하지 않는 기타 저등급 자가면역 질환도 인지 기능 장애 및 갑상선기능저하증과 유사한 비특이적 증상을 유발할 수 있다. 예를 들어, 비타민 B12 결핍은 적혈구의 수치가 떨어지기 전에 사지의 이상 감각이나 따끔거림, 균형 문제, 사고 및 추론의 어려움 또는 기억 상실과 같은 인지 장애, 근력 약화 또는 피로를 야기할 수 있다.[19] 사실, B12 결핍은 모두 B12 흡수 장애를 초래하는 두 가지 다른 질환–위축성 위염과 악성 빈혈–과의 연관 때문에 하시모토병 환자들 사이에서 흔히 발생한다. 위축성 위염은 하시모토병 환자의 35~40%에서 나타나고 악성 빈혈은 16%에서 나타난다.[20]

그래서 T4 치료에도 불구하고 증상이 지속되는 갑상선기능저하증 환자를 평가할 때는 고려해야 할 것이 많다. 갑상선기능저하증 치료를 계획하는 방식에는 개선의 여지가 있지만, 수반되는 질병이 잔류 증상에 영향을 줄 수 있으므로 항상 염두에 두고 확인해 봐야 한다. 그리고 발견되면 적절한 치료가 뒤따라야 한다.

* * *

갑상선기능저하증의 치료는 의사나 환자가 들어왔던 것만큼 간단하지 않다. 순환하는 TSH 수치 외에도 훨씬 더 많은 것을 고려해야 한다. 책의 다음 부분에서는 병용 치료에 대한 최신 임상 과학과 갑상선기능저하증 치료를 최적화하기 위해 오늘날 할 수 있는 것을 제시할 것이다. 여기에는 임상 시험 및 병용 요법의 효과 여부, 안전한지, 수행 방법 그리고 마지막으로 갑상선기능저하증에 대한 새로운 치료법의 측면에서 진행 중인 것에 대해 논의할 것이다.

제5부

치료

제13장
병용 요법 이해하기

이전 장에서 나는 TSH 수치에 따라 복용량을 조정하면서 합성 T4로 환자 치료를 전환하면 갑상선기능저하증 환자의 증상을 해결하는 호르몬인 T3의 생산이 부족해지는 사례를 짚어 보았다. 즉, T3 수치는 T4 치료로 완전히 보충되지 않는다. 낮은 T3 수치는 일부 T4 치료 환자가 경험하는 인지, 기분 및 대사성 잔류 증상에 기여할 수 있다. 각 환자의 유전적 구성과 환자의 폐경 여부를 포함한 기타 만성 질환 또는 상태의 존재도 추가적인 역할을 할 수 있다고 생각된다. 현재로서는 낮은 T3 수치를 조정하는 것이 쉬운 일인 것 같다.

과학자들은 1970년대에 많은 T4 치료 환자에서 T3 생산이 정상으로 돌아오지 않는다는 사실을 발견했다. 논의한 바와 같이, 환자 불만으로 인해 일부 의사는 치료를 T4로 전환하는 데 회의적이었다. 대신 그들은 갑상선 추출물로 환자 치료를 계속하였다. 또한 어떤 의사들은 T4 + T3가 함유된 2정의 병용 요법으로 환자를 치료하였다. 갑상선 추출물이나 병용 요법으로 증상이 호전된 환자들의 증례는 많이 보고되었다. 그러나 이것이 병용 요법으로 모든 갑상선기능저하증 환자를 치료하기에 충분할까?

* * *

현대 의학의 근본적인 측면은 증거 기반 원칙을 사용하여 질병의 진단과 치료를 안내하는 것이다. 의사가 환자에게 치료법을 처방할 때, 그들은 치료법이 편견 없이 검증되었으며 결과가 긍정적이라는 점을 환자에게 확신시킨다. 일반적으로 위험은 항상 존재한다. 그러나 좋은 치료법의 특징은 이익이 위험보다 훨씬 크다는 것이다.

임상 시험은 증거 기반 의학의 핵심이다. 제대로 행해진 임상 시험은 과학자들이 개입의 효과를 모니터링하는, 미리 정해진 몇 주, 몇 달 또는 몇 년 동안 이루어지는 환자 그룹에 대한 조직적이고 체계적인 연구이다. 임상 시험의 주요 특징은 다음과 같은 것을 포함한다.

- 엄격한 통계 분석을 바탕으로 의미 있는 결론을 내릴 수 있을 만큼의 충분한 수의 환자. 이는 시험 중에 모니터링할 임상 매개변수와 예상되는 변화에 따라 달라지는 "입증 능력 분석"을 통해 결정된다. 예를 들어, 실험이 끝날 때 과학자들은 특정 개입이 혈압을 10% 낮췄다는 것을 확실히 판단할 것이다. 임상 시험 중에 평가되는 일반적인 매개변수의 다른 예로는 체중, 설문 또는 영상 연구(이들 모두 시험 결과를 입증할 수 있음)가 있다.
- 중재군과 대조군 사이에서 환자의 눈가림 무작위 배정. 이는 환자가 두 그룹 중 하나에 무작위로 배정되며, 환자, 의사, 간호사 등을 포함하여 연구에 참여하는 누구도 각 참가자가 어느 그룹에 배정되는지 알지 못한다는 것을 의미한다.

그래서 T4를 처방할 때 나는 확실한 역사적 데이터와 일부 임상 연구를 바탕으로 갑상선기능저하증이 있는 대부분의 환자(80~90%)가 약물 치료에 잘 반응하며 명백한 갑상선기능저하증의 징후와 증상이 제거되고, 약 복용에 따른 위험성은 무시할 수 있는 정도라고 환자에게 확신시킨다. 하지만 환자의 10~20% 정도는 인지, 기분, 삶의 질 등의 영역에서 증상이 지속될 수 있다고 얘기한다. 마지막으로, 체중 증가 경향, 대사율 저하, 콜레스테롤 수치 상승 등 T4 치료를 받은 모든 환자에서 나타날 수 있는 잔류 대사 이상에 대해서도 설명한다. 병용 요법에 관한 환자와의 대화는 그렇게 간단하지만은 않다. 병용 요법 역시 주로 갑상선 추출물 사용을 통해 얻은 확실한 역사적 데이터를 기반으로 하지만 임상 연구는 거의 존재하지 않는다. 이는 명백한 갑상선기능저하증의 징후와 증상을 제거하며 위험은 아마도 무시할 수 있는 정도일 것이다. 그러나 1980년대 이후 갑상선 추출물의 사용이 거의 중단되었기 때문에 이러한 결론은 객관적인 임상 시험보다는 임상 경험과 전문가 의견에 더 근거할 수밖에 없다.

그럼에도 불구하고, 단독 요법(T4 단독 사용)과 병용 요법(T4 + T3 사용)을 비교하는 임상 시험이 시도되었었다. 그러나 불행하게도 이 임상 시험에는 T4 치료 후에도 증상이 남아 있는 환자뿐만 아니라 모든 갑상선 기능저하증 환자들이 불분명하게 실험에 포함되었다. T4 또는 T4 + T3를 최대 1년 동안 유지하면서 거의 천 명의 갑상선기능저하증 환자를 대상으로 한 18개의 임상 시험을 연구한 다국적 과학자 그룹은 각 치료법의 유효성과 환자 선호도를 분석했다.[1)]

임상 시험의 설계자는 환자를 단일 요법 또는 병용 요법에 무작위로 배정했다. 또 다른 시험에서는 T4로 치료한 몇 주 후에 아무도 모르게 시험 설계자가 환자를 T4 + T3(또는 그 반대로)로 전환하여 동일한 시간 동안 치료하였다. 모든 시험에서 설계자는 정상 범위 내에 유지되는 TSH 수치를 기준으로 병용 요법의 복용량을 조정하였다. 일반적으로 환자들은 T3를 추가할 수 있도록 감소된 용량의 T4를 투여받았다. 각 치료 그룹의 용량을 조정하기 위해 TSH 수치를 사용하면 두 치료법이 동등하고 병용 요법으로 인해 갑상선 호르몬의 복용량이 과도하거나 부족해지는 일이 발생하지 않는 것을 확인할 수 있었다.

예상대로, 병용 요법을 받는 환자들은 갑상선 호르몬 수치가 개선된 것으로 나타났다. T4 수치는 더 이상 상승하지 않았고, TSH 수치는 정상을 유지하면서 T3 수치는 정상 범위 내로 회복되었다. 어떤 치료법이 더 나은지 알아보기 위해 의사들은 기분, 인지, 에너지 수치 및 삶의 질에 관한 수십 가지 매개변수를 평가하도록 고안된 설문지를 사용하였다.

모든 데이터를 분석한 후, 대부분의 임상 시험에서는 임상 상태, 삶의 질, 심리적 고통, 우울 증상 및 피로에 대해 병용 요법 또는 단독 요법의 우월성이 나타나지 않았다. 모든 실험에서 표준화된 설문지가 사용되었고 T4만 복용하는 환자와 비교하였다.

실제로 갑상선기능저하증이 있는 모든 환자를 등록할 때 T4 또는 T4 +

T3 치료법은 부작용 빈도와 효능 측면에서 동일한 것으로 반복적으로 나타났다. 그래서 비용과 편의성도 고려할 때 전문가들이 고안한 치료 지침에서는 갑상선기능저하증 환자들이 T4 단독 치료를 통해 더 나은 치료를 받을 수 있다고 주장해 왔다.

* * *

삶의 질과 기분을 연구하려면 "당신의 공복 혈당 수치는 95mg/dl입니까?" 대신에 "당신의 슬픔 정도는 어느 정도입니까?"와 같이 객관적이지 않은 답변을 얻을 수 있는 질문을 해야 한다는 점을 인지하는 것이 중요하다. 질문의 특성상 답변이 비특이적 영향을 받기 쉬우므로 연구 간 및 치료법 간 강력한 비교 분석을 수행하기가 어렵다. 따라서 이러한 측면의 개선 또는 감소가 우수한 갑상선 호르몬 치료로 인한 것인지, 관련 질환에서 발생한 것, 또는 알려지거나 알려지지 않은 다른 혼란 요인으로 인해 변화가 발생한 것인지를 정확히 찾아내기 어려울 수 있다.

이 모든 것은 임상 시험의 설계에서 다루어질 수 있지만, 이를 적절하게 다루려면 두 치료법 간의 차이점을 찾기 위한 통계적 힘을 높이기 위해 많은 수의 환자가 필요하다. 이로 인해 임상 시험 비용이 증가할 수밖에 없다. 더욱이, 갑상선기능저하증의 치료 개선을 목표로 하는 임상 시험을 위한 자금을 확보하는 것은 이 문제가 50년 전에 해결되었다는 믿음이 있기 때문에 쉽지 않은 문제이다. 나는 그런 말을 자주 듣는다. 그리고 이 장을 쓰기 몇 달 전만 해도 연구 제안 순위를 매기는 전문가 패널에서 누군가가 "갑상선기능저하증에 대한 저렴하고 효과적인 치료법이 있다면 왜 이 제안을 고려하는 걸까?"라고 물었다.

이제 좀 더 객관적이고 평가하기 쉬운 매개변수가 있다. 임상 시험에서 선호도는 어떻게 나타났을까? 임상 시험은 맹검, 무작위, 위약 대조 시험이라도 환자가 병용 요법을 선호한다는 것을 나타낸다. 이는 설문지가 이유를 파악할 수 없음에도 불구하고 환자가 병용 요법을 선호한다는 것을 의미한다. 한 분석에서, 다국적 과학자 그룹은 단독 요법(~25%) 또는 선호도가 없는(30%) 환자들에 비해 병용 요법을 선호하는 비율(~45%)이 더 높다는 것을 확인했다.

잘 이해가 가지 않지만, 이러한 환자의 선호도는 간략하게 언급되었을 뿐 갑상선기능저하증 치료 지침을 발표할 때 고려되지 않았다. 지금까지 수행된 연구들이 T4 또는 T4 + T3가 동등하다는 것을 보여준다면 선호도에 근거하여 병용 요법을 지지하지 않는 이유는 무엇일까? 나는 동료들에게 그 정확한 질문을 했지만 그들의 대답을 납득할 수 없었다. 그들은 선호도가 사실이라면 그 이유가 설문지에서 포착되었어야 한다고 생각하는 것 같다.

이 점은 나를 어리둥절하게 한다. 예를 들면, 이것은 마치 누군가에게 당신이 레모네이드를 오렌지 주스보다 더 선호한다고 말했지만, 레모네이드를 선호하는 이유를 이해하기 위한 설문지가 그 이유를 잘 포착하지 못한 것과 흡사하다. 이러한 설문을 통해 나온 결과는 당신이 실제로 오렌지 주스를 선호한다는 것을 뜻하지 않는다. 단지 설문지가 잘못된 것을 의미한다.

임상 시험 설계 전문가들은 환자 선호도와 환자가 보고한 결과(설문지에 기록된 결과) 사이에 존재하는 격차를 알고 있다. 후자는 환자가 일상 생활에서 가장 중요하다고 생각하는 것들을 완벽히 포착하지 못할 수 있다. 즉, 우리는 올바른 질문을 하지 않고 있는 것이다. 그 결과로 환자는 자신에게 의미 있는 결과를 얻지 못할 수도 있다. 환자와 의사의 지향점이 어긋날 수 있다(예: 삶의 질 대 TSH 수치). 게다가, 내가 동료들로부터 들은 바에 따르면, 공유된 의사 결정 대화에 참여할 때 많은 사람들이 환자의 선호도를 고려하지 않는다.

증상에 대한 환자의 경험을 추적하고 점수를 매기는 도구 개발에 주로 초점을 맞춘 "목표를 향한 치료(또는 T2T; treat-to-target)" 접근 방식을 포함하여 이러한 격차를 해소하기 위해 많은 접근 방식이 연구되었다.

핵심 교훈은 T4와 T4 + T3 치료법이 동일하다는 합의가 이루어지면 환자 치료에서 환자 선호도를 전면에 내세워야 한다는 것이다. 환자 선호도는 장점과 획득 단순성을 고려할 때 향후 임상 시험에서 유효한 결과로 간주되어야 한다. 그렇게 하지 않으면 의사가 환자의 의견을 듣지 않거나 무시한다는 생각이 들 수 있다. 갑상선기능저하증을 포함한 만성 질환 치료를 위한 임상 지침을 만들 때 임상 결과, 환자 보고 결과 및 환자 선호도에 초점을 맞춘 보다 전체적인 접근 방식이 채택되어야 하는 것으로 보인다.

* * *

그래서 집단을 봤을 때 T4 치료는 인지, 기분, 삶의 질을 고려하면 T4 + T3 치료와 동일하게 보인다. 그러나 환자들은 분명히 T4보다 병용 요법을 선호하는 경향이 있다. 또한 경우에 따라 일부 환자는 병용 요법의 혜택을 확실히 누릴 수 있다. 대부분의 환자는 T4 단독 요법만으로 괜찮고, 병용 요법이 모든 증상이 있는 환자에게 효과가 있는 만병통치약이 아니라는 점을 염두에 두고 의사가 개인 선호도에 따라 병용 요법을 처방하는 데 왜 더 자유롭지 않은지 궁금할 수밖에 없다.

T3 사용과 관련된 문제로 불완전한 장기 안전성 기록이 언급돼 있는데, 이것은 의사들을 다시 한번 생각하게 만든다. T3 정제 또는 갑상선 추출물을 복용한 후 T3는 혈중으로 빠르게 흡수되며, 2~3시간 후에 T3의 급증이 감지될 수 있다. T3 수치는 정제의 T3 용량에 따라 50%, 또는 그 이상 증가할 수 있다. 이러한 급상승 후 약 20시간이 지나면 T3는 이전 수치로 돌아가게 된다. 롤러코스터라 할 수 있다.

T3 최고 수치에서 환자는 기분이 좋아질 수 있지만 가슴과 목의 심계항진, 가슴 답답함, 발한, 미세한 떨림 또는 불안감을 호소할 수도 있다. 대부분의 환자는 이러한 이상 반응을 나타내지 않으며 이는 환자와 T3의 용량에 따라 다를 수 있다. T3 수치가 높으면 심방세동과 골다공증(두 가지 매우 심각한 상태)의 가능성이 잠재적으로 높아질 수 있다.

따라서 병용 요법을 고려할 때 따져보아야 할 요인은 혈액 속에서 T3의 급증에 대한 우려이다. 이러한 위험은 특히 노년층의 경우 실제로 발생한다. 즉, 다른 약물과 마찬가지로 T4, T3 및 갑상선 추출물에는 권장 복용량과 적응증이 있다. 권장 복용량을 넘게 사용하거나 표시되지 않은 경우 다른 약물과 마찬가지로 위험해진다.

공평하게 말하면 이론적 위험을 제외하고 T3 또는 갑상선 추출물의 안전성 문제에 대한 확실한 근거가 있을까? 이 우려가 모든 지침에 명시되어 있고 많은 의사들이 강조하고 있기 때문에 나는 항상 그것이 사실에 근거한 것이라 믿어왔다. 2017년경에 나는 이러한 사실이 명시된 연구를 찾기 시작했지만 단 하나도 찾을 수 없었다. 그 후에 나는 우리 그룹의 임상 연구원인 테이어 이드리스에게 T3 또는 갑상선 추출물이 인간에게 투여된 모든 연구에 대한 체계적인 검색을 해보도록 요청하였다. 그가 발견한(또는 찾을 수 없는) 것이 나를 놀라게 했다.

모든 임상 시험에서는 갑상선기능저하증을 치료하기 위해 T4와 T3를 병용하는 것이 안전하고 효과적임을 나타낸다. 이 시험들에서는 TSH 수치를 정상 범위 내로 유지하면서 T4 용량의 일부를 T3로 대체하는 병용 요법이 도입되었다. T3 정제 이후 관찰된 혈중 T3의 급증은 TSH, 심박수 및 혈압에 최소한의 영향만 미쳤다. 이상 반응의 빈도는 T4를 단독으로 투여한 환자와 유사했다. 골대사 지표가 병용 요법을 받은 환자에서 상승했지만 정상 참고 범위 내에 머물렀다. 이상 반응은 거의 보고되지 않았으며, 그 빈도는 두 치료 형태에서 유사했다.

내 생각에는 몇 년 전에 발표된 놀라운 연구가 T3 안전 문제에 해답을 제시했다. 1997년과 2014년에 스코틀랜드 테이사이드 지역에서 의사들은 평균 약 9년 동안 수천 명의 개인을 관찰하였다. 그들은 T4만 복용하는 약 34,000명의 환자를 식별하고 이를 T4 + T3 또는 T3만 복용하는 약 400명의 환자와 비교하였다. 세 그룹을 비교했을 때 심혈관 질환, 심방세동 또는 골절로 인한 사망률이나 질병 위험에 차이가 없는 것으로 나타났다. 후속 연구에는 2005년 7월부터 2017년 12월 사이에 갑상선 호르몬을 사용한 스웨덴에 거주하는 모든 성인 개인(50만 명이 조금 넘는 사람들)이 포함되었다. 그들은 약 평균 8년의 추적 기간 동안 약 11,000명이

T3를 사용해도 T4 사용에 비해 위에 열거된 원인으로 인한 사망률이 증가하지 않는다고 결론지었다.[2)]

발표된 모든 임상 시험에서 도출된 T3를 포함한 치료법에 대한 안전성 결과는 우려할 만한 근거를 제시하지 않는다. 그럼에도 불구하고 현재까지 대부분의 임상 시험에서는 합병증이 없는 갑상선기능저하증 환자, 즉 임신하지 않았거나 모유 수유를 하지 않은 환자, 심혈관 질환이 없는 환자 또는 많은 T3 의존성을 증폭시킬 수 있는 다른 약물을 동시에 투여받는 환자만 모집했다는 점을 명심해야 한다. 생물학적 효과. 이처럼 더 복잡한 경우에는 안전에 대해 아무 말도 할 수 없다.

* * *

이 책 전반에 걸쳐 살펴보았듯이, 1890년대에 개발된 동물-갑상선 추출물의 사용 역시 T4와 T3를 포함하는 병용 요법의 한 형태이다. 갑상선 추출물은 T4와 T3의 상대적 양이 상대적으로 더 높은 T3 수치(4:1)로 고정되는 비 FDA 승인 형태의 병용 요법이다. 이는 갑상선 추출물을 섭취하는 환자가, 의사가 처방한 T4와 T3의 조합을 사용하여 복용하는 것보다 약간 더 많은 T3를 섭취한다는 것을 뜻한다. 다시 말하지만, 합성 T4 + T3의 가용성과 다양한 브랜드의 갑상선 추출물의 유효 기간에 대한 정보가 부족하다는 점을 고려하여 나는 일반적으로 환자에게 갑상선 추출물을 투여하지 않는 것을 선호한다. 그러나 나는 많은 환자들이 갑상선 추출물을 선호하고 잘 사용하고 있다는 것 또한 알고 있다. 그러한 환자의 경우, 나는 일반적으로 복용량이 적절하고(TSH 수치 확인) 환자가 과도한 치료의 징후나 증상을 보이지 않는다는 점을 확인한 후 처방을 하였다.

약 2년의 관찰 기간을 통해 갑상선기능저하증 치료에 갑상선 추출물을 연구한 몇 가지 시험이 있다.[3)] 일부 제조 업체는 현재 FDA의 완전한 승인을 얻기 위해 대규모 임상 실험에서 FDA와 협력하고 있다. 일반적으로 갑상선 추출물은 TSH 수치를 사용하여 용량을 조절하는 한 부작용 없이 갑상선기능저하증 증상을 해결한다. 그러나 골대사에 대한 치료 효과에 대한 장기적인 평가는 이루어지지 않았다.

TSH 수치를 기준 범위로 되돌리는 데 필요한 평균 일일 복용량에는 약 11μg의 T3가 포함되어 있다. 일부 환자에게는 더 많은 양의 갑상선 추출물이 필요할 수 있으며, 이로 인해 일일 T3 용량이 약 24μg이 될 수 있다. 이러한 용량은 T3 수치를 일시적으로 정상 참고 범위 이상으로 상승시킬 가능성이 더 높지만, TSH 수치가 정상 범위 내로 유지되는 임상 시험에서 환자는 이상 반응을 나타내지 않았다. 전문 학회에서는 제한된 장기 안전성 결과, 상대적으로 높은 추출물의 T3 함량 및 효능의 불일치를 고려하여 갑상선 추출물의 사용을 승인하지 않는다. 그럼에도 불구하고 갑상선 추출물을 사용하는 환자 수는 늘고 있다. 미국의 모든 처방에 대한 보험 청구를 조사하는 도구인 마켓스캔을 사용하여 우리 그룹의 임상 연구원인 맷 에틀슨은 2010년대 후반부터 2020년대 초반 사이에 갑상선 추출물을 복용한 환자가 약 150만 명인 반면, T4와 T3의 병용 요법은 약 40만 건이라고 추정하였다. 이것은 매우 놀라운 일이다.

2018년 여름, MIT 학부생인 사브리나 이바라가 내 연구실에서 일하였다. 나는 그녀와 내가 과거에 협력했던 러쉬 병원 임상 영양사인 사라 피터슨에게 갑상선 추출물이 여전히 인기가 있는 이유를 설명할 수 있는 NHANES 데이터베이스의 매개변수를 확인하도록 요청하였다. (앞서 언급했듯이 NHANES는 전국의 개인으로부터 사회 및 건강 데이터를 수집하여 공개적으로 사용 가능한 데이터베이스에 저장한다.)

단 며칠 만에 이바라와 피터슨은 놀라운 발견을 하였다. 즉, 갑상선 추출물을 복용한 환자는 T4 환자에 비해 훨씬 "건강한" 생활 방식을 유지한다는 것이었다. 그들은 더 많이 운동하였다. 이들의 식단에는 더 많은 섬유질, 고도불포화지방산, 물, 견과류/씨앗, 야채, 콩류가 포함되어 있으며 우유와 요구르트는 적었다. 그들의 식단에는 또한 더 많은 카로틴과 엽산이 포함되어 있으며, 그들은 건강 보조 식품으로 더 많은 비타민과 미네랄을 섭취했다. 이바라와 피터슨은 또한 이러한 환자들이 허리 둘레가 더 작고, 비타민 D 수치가 더 높으며, 헤모글로빈 A1c 수치(당뇨병을 나타내는 대사 지수)가 더 낮고, 다른 처방약을 더 적게 사용한다는 사실도 찾아냈다.

갑상선 추출물의 마케팅은 이것이 갑상선기능저하증에 대한 "천연" 치료법이라는 사실에 큰 비중을 두고 있다. 일부 상업 브랜드는 브랜드명에 natural이라는 단어를 포함한다. 내 환자 중 다수는 갑상선 추출물과 같은 천연 물질을 선호하기 때문에 합성 물질(예: T4 또는 T3) 복용을 거부했다. 갑상선기능저하증 환자를 위한 인기 있는 소셜 미디어 토론 그룹도 천연 갑상선 호르몬과 합성 갑상선 호르몬의 인지된 이점에 대해 항상 이야기한다. 따라서 갑상선 추출물이 동물성 제품이라는 사실은 결국 양립할 수 있는 생활 방식을 가진 환자들에게 내재된 매력이 된다.

영양가 있는 음식을 섭취하는 데 중점을 두는 환자에게 갑상선 추출물이 선호되는 치료법이라고 생각된다. 이는 또한 이러한 개인이 더 높은 수준의 "자연 유대감", 즉 개인이 자연을 자신의 정체성의 일부로 포함하는 정도를 나타냄을 시사한다. 자연 유대감은 성격 특성과 유사하다. 즉, 시간이 지나도 다양한 상황에서도 안정적이다. 이는 우리가 본 것처럼 T4 치료 환자의 주요 잔류 증상인 스트레스와 피로에 대처하는 데 도움이 될 수 있다. 환경 심리학 연구에 따르면 자연과의 연결은 적응 기능, 즉 심리적 회복에 도움이 될 수 있다.[4)]

따라서 일부 환자는 높은 수준의 자연 유대감으로 인해 잔류 증상에 더 잘 대처할 수 있는 능력을 갖추고 있을 수 있다. 그리고 그들에게는 갑상선 추출물을 선호하는 것은 이 특성과 관련이 있다. 이것이 확인된다면, 갑상선 추출물의 T4와 T3의 조합이 일부 환자가 갑상선 추출물을 선호하게 만드는 유일한 요소가 아닐 수도 있음을 나타낸다.

* * *

그렇다면 현재 갑상선기능저하증 치료에 관한 이러한 수수께끼에서 벗어날 수 있는 방법은 무엇일까? 많은 환자들은 그들이 합성 T4 + T3 또는 갑상선 추출물과 같은 병용 요법을 선호하며 기분이 좋아진다고 보장한다. 그러나 거의 20개에 달하는 임상 시험에서는 갑상선기능저하증 환자 전체를 고려하면 이러한 차이를 포착할 수 없었다. 이것이 어떻게 가능할까? 다음 장에서 살펴보겠지만, 많은 경우에 우리는 잘못된 환자 그룹에게 잘못된 질문을 하고 있었다. 우리가 이 사실을 파악하고 갑상선 기능저하증에 대한 세 가지 주요 치료법(T4 대 T4 + T3 대 갑상선 추출물)을 비교하기 위해 최초의 이중 맹검 무작위 임상 시험을 수행한 후에야 상황은 매우 명확해졌다.

제14장
옵션을 수용하기

이전 장들에서는 2011년 여름에 조지타운대학교의 의사과학자인 재클린 욘클라스와 함께 2014년 미국 갑상선 학회 지침을 만들기 위한 태스크 포스에 참여하기 시작했을 때, 내 마음속에 어떤 생각이 들었는지에 대한 아이디어를 제공하였다. 그룹은 갑상선기능저하증 환자를 치료하는 임상의의 관심 대상이 아닌 기초 과학 분야에서 상당한 진전이 이루어졌다고 느꼈다. 이를 포착하기 위해 몇몇 주요 전문가들이 수천 건의 출판물을 검토했으며, 우리 분야에서 처음으로 임상적 근거와 과학적 근거를 바탕으로 권고를 제시하였다.[1)]

이는 과학에 대한 논의의 초점을 다시 맞추고 환자 치료에 주로 초점을 맞추는 과학자와 의사 사이에 자연스럽게 존재하는 격차를 해소하려는 의도적인 시도였다. 우리는 이 문서를 읽는 과학자들이 해결해야 할 임상적 문제를 인식하고 임상의들이 갑상선 호르몬 대사 및 작용에 대한 이해의 발전에 대해 더 많이 배울 수 있기를 기대했다.

태스크 포스는 정상적인 TSH 수치에도 불구하고 갑상선기능저하증의 잔류 증상, T4 치료 환자에서 T3 수치가 낮게 유지되고 연구 데이터에서 T3의 장기간 사용이 안전해 보인다는 과학적 증거를 확보하는 것을 고려해야 했다. 따라서 그룹은 불과 2년 전에 발표된 협회의 권고 사항을 실질적으로 수정하려고 하였다. 유럽 지침과 마찬가지로 논의의 결과로 나온 2014년 미국 갑상선 협회 지침에서는 다음을 인정했다.

- 일부 T4 치료 환자는 적절한 치료에도 불구하고 증상이 남아 있다.
- 순환하는 T3의 수치는 상대적으로 낮으며 모든 T4 치료 환자에서 정상화되지 않을 수도 있다. T4 치료가 활성 갑상선 호르몬, 즉 갑상선기능저하증의 증상을 해결할 수 있는 T3의 수치를 회복시키지 못한다는

점을 공식적으로 인정한다는 점에서 이는 중요한 포인트였다.

- T4 치료 환자에서 더 낮은 T3 수치의 임상적 중요성을 정의하기 위해서는 더 많은 연구가 필요했다.
- T4 + T3 병용 요법은 만병통치약이 아니며 갑상선기능저하증 환자에 대한 일상적인 접근 방식으로 사용되어서는 안 된다. 의심의 여지 없이 T4로 완전히 혜택을 받지 못하는 갑상선기능저하증 환자의 10~20%를 대상으로 시험적으로 시도해야 한다. 따라서 T4에 불만을 느끼는 대부분의 갑상선기능저하증 환자에 대해 의사들이 병용 요법을 시작할 수 있는 문이 열렸다.
- 제약회사는 T3의 순환하는 수치에 큰 변동을 일으키지 않으면서 T3를 투여하는 새로운 방법을 동원하고 개발할 수 있다.

지침이 발표된 후, 나는 온라인에 접속하여 블로그와 토론 그룹에서 환자들의 반응을 찾아보았다. 비판들이 있었지만, 충분히 이해할 수 있었다. 하지만, 많은 사람들에게 이것은 너무 미약했고 너무 늦은 조치였다. 1970년대 갑상선기능저하증이 있는 환자가 T4 단독 요법으로 전환한 후 증상이 지속됐다면, 그들에게는 미국 갑상선 학회가 이 문제를 인식하고 해결하는 데 약 50년이 걸린 셈이다. 1970년부터 모든 증거가 있었음에도 말이다. 나는 이 점에 대해 중대한 심판 뿐 아니라, 환자들에 대한 사과도 필요하다고 생각한다.

* * *

2014년 미국 갑상선 학회 지침 이후에 미국 의사들은 갑상선기능저하증에 대한 병용 요법에 대해 공개적으로 이야기하기 시작했다. T4 치료에 대한 대안을 진지하게 고려하는 길을 닦은 다음 이정표는 내가 앞서 언급한 온라인 설문조사였다.[2] 이 설문조사는 갑상선기능저하증 환자가 불행하다는 모호한 생각을 실제 숫자로 표현해서 보여주었다. 영국의 나오미 로버츠에게 환자들이 쓴 편지와 유사하게, 수천 명의 환자들이 비슷하게 자신들이 받는 치료와 그들의 증상에 대한 의사들의 무관심에 대해 일관적으로 격렬하게 불평을 표시했다. 그것은 환자들이 억지로 꾸며낸 이야기들이 아니다. 설문조사처럼 정말 기분이 나쁠 가능성이 훨씬 더 높다.

갑상선기능저하증 환자를 보는 많은 사람들에게는 이것이 놀라운 일이 아니었지만, 이러한 실제 숫자는 큰 영향을 미쳤다. 그리고 갑상선기능저하증과 관계가 많은 사람들에게 의사에 대한 그토록 많은 불만을 보는 것은 놀라운 일이었다. 설문조사 자체와 관련하여 동료들의 즉각적인 반론이 있었다. 나는 모두 경청했다. 잘못을 인정하지 않으려 하는 한 가지 의견은 다음과 같았다. "우리는 이에 대해 원래부터 알고 있었다. 설문조사를 통해 새롭게 나온 것은 없다. 이는 단지 갑상선기능저하증 환자들이 정서적으로 불안정하다는 것을 보여준다."

그럼에도 불구하고, 결국 이 설문조사를 통해 수집된 가장 중요한 정보는 수천, 아마도 수백만 명의 갑상선기능저하증 환자가 자신의 치료와 의사에 불만족하고 있다는 객관적인 결과이다. 나는 이러한 결과가 의사들의 관점을 움직이는 데 도움이 되었다고 확신한다. 나는 많은 의사들이 이제 불만이 있는, T4로 치료 받는 갑상선기능저하증에 환자의 임상적 실체에 대해 공개적으로 논의하고 고려하는 것을 보고 들었다.

나 역시 그러한 변화를 느꼈다. 몇 년 전만 해도 나는 전문가 회의에서 또는 심지어 동료들과 함께 T4로 치료 받는 환자의 잔류 증상 문제를 거론하는 것이 불편했지만, 설문조사 결과가 발표된 후에는 이 주제가 현재형이라는 것이 분명해졌다. 또한 나는 이번 조사 결과가 미국 갑상선 학회 및 기타 전문 학회가 자신들의 입장을 재검토하도록 촉발했다고 믿는다. 그들은 과거에 이 주제에 대해 토의할 수 있는 기회를 놓친 것과, 지금이라도 갑상선기능저하증 환자에게 더 나은 접근을 할 수 있다는 것을 깨달았다.

* * *

실제로 상황이 변하고 있다는 분명한 징후가 있다. 2018년과 2019년에 재클린 욘클라스와 그녀의 동료들은 미국 갑상선 학회 회원인 의사들을 대상으로 한 갑상선기능저하증에 대한 치료법 선택에 영향을 미치는 요인에 대한 세 가지 설문조사 시리즈를 발표했다.[3)]

400명의 의사에게 갑상선기능저하증 환자를 설명하는 다양한 시나리오가 제시되었으며 T4 또는 T4와 T3의 병용 요법 중에서 선택하도록 요청하였다. T4로 치료 받는 동안 증상이 없는 환자의 경우 의사 중 2%만이 병용 요법을 제공했다. 그러나 환자에게 증상이 있는 경우 그 수치는 약 20%로 증가한 반면, 추가 20%는 단순히 T4의 용량을 늘리는 것으로 보였다. 환자가 처방에 T3 추가를 요청하면 의사의 최대 35%가 이를 처방하고, 환자가 이전에 T3에 대한 긍정적인 경험을 보고한 경우 그 숫자는 40%로 증가했다. 노령과 골다공증이 있는 경우에는 T4와 T3의 병용 요법을 처방하려는 의사의 수가 감소함을 보였다.

* * *

2019년 가을 미국, 영국, 유럽 갑상선 학회의 후원으로 시카고와 런던에서 열린 대서양 횡단 라이브 심포지엄에서 두 변곡점을 통과한 것 같다. 미국과 유럽의 전문가들은 병용 요법을 특히 강조하면서 갑상선기능저하증 치료에 대한 견해와 결과를 발표했다. 시카고의 일요일 아침의 추운 날씨에도 불구하고 쉐라톤호텔의 객실이 꽉 찼다. 다음 해에 우리는 현재 임상 지침을 업데이트하는 데 도움이 되는 요약 문서를 준비하고 출판하였다.[4)]

이 심포지엄의 주요 성과는 T4와 병용 요법을 비교하는 이용 가능한 임상 시험이, T4로 치료 받는 동안의 잔류 증상 문제를 해결하기 위한 통계적 검정력이 부족하다는 인식이었다. 이는 대부분의 연구에서 충분한 수의 잔류 증상이 있는 환자를 등록하지 않았기 때문이다. 몇 개의 임상 시험에는 T4로 치료 받는 동안 기준선에서 증상이 있는 환자의 하위 모집단이 포함되었지만 등록된 환자 수가 적어 해당 시험에서 명확한 이점을 입증할 수 없었다. 즉, 갑상선기능저하증 환자 중 적은 수가 T4 단독 치료를 받는 동안 기분이 나아지지 않는다면, T4 +T3 치료법을 테스트하는 임상 시험에 그러한 증상이 있는 환자들을 우선적으로 등록해야 한다. 우리는 T4로부터 충분한 혜택을 받지 못한 환자들로 연구 모집단을 더 많이 채워야 한다. 왜 이러한 임상 시험에 몸 상태가 좋은 환자를 포함시킬까? T4 치료를 통해 기분이 나아진다면 그런 환자들은 문제가 없다. 병용 요법으로 기분이 더 나아질 가능성은 거의 없다.

이것을 알아내는 데 50년이 걸렸다는 사실은 매우 실망스럽다. 과거 임상 시험에서 T4로 치료가 잘 된 환자를 포함시킨 것은 증상이 남아 있는 환자에 대한 병용 요법의 효과를 희석시켜 연구의 통계적 힘을 감소시키는 효과가 있었다.

이 간섭을 알아보기 위해서 다음과 같은 가상 시나리오를 상상해보자. 한 연구자가 유방암을 예방하기 위한 새로운 영양 보충제의 효과를 연구하려고 하며, 천 명의 환자를 무작위로 두 그룹으로 나누려고 한다. 한 그룹은 위약을 받고 다른 그룹은 새로운 영양 보충제를 받게 된다. 환자들은 5년간 매년 유방암 검진을 받게 된다. 실험 계획은 문제가 없고 모집 중에 남성 800명과 여성 200명이 포함됐다는 점을 제외하고 시험이 계속된다. 그리고 무작위로 추출한 후 여성들은 각 그룹에 약 100명씩 나누어졌다. 남성의 유방암 발병률은 너무 낮아 임상 시험에서 남성의 존재가 새로운 영양 보충제가 가질 수 있는 유익한 효과를 가릴 것이다. 그러한 등록 패턴은 수천 명의 개인을 모두 분석할 때 효과를 감지하는 능력을 감소시키게 된다. 믿거나 말거나, 이것은 T4와 T4 + T3의 치료를 비교한 지난 20번의 임상 시험에서 우리가 했던 것과 정확히 같다.

따라서 향후 임상 시험에서는 T4에 잔류 증상을 보이는 충분한 수의 개인을 모집해야 할 것으로 예상되고, 그러한 환자들은 유전적, 자가면역 및 기타 간섭 변수에 대한 검사를 받게 될 것이다.

* * *

지금까지 논의된 모든 것을 바탕으로 오늘 나는 T4 치료에도 불구하고 증상이 지속되는 대부분의 갑상선기능저하증 환자에게 T4 + T3 치료 시험을 제안하고 싶다. 이것은 논리적이고 말이 된다. 뿐만 아니라 이제 충분히 그것을 지지해 줄 수 있는 데이터가 있다.

몇 년 전 나는 베데스다에 있는 월터 리드 국립 군 의료센터에서 근무하는 내분비학자이자 해군 대령 탄 홍을 알게 되었다. 홍 대령은 사이공에서 태어나 10대 때 미국으로 건너왔다. 그는 고등학교 때 NIH에서 시간을 보냈고 의사가 된 후 해군에 입대하여 바로 길 건너편에 있는 월터 리드 병원에서 훈련을 받았다. 일 년에 약 500명의 갑상선기능저하증 환자를 진료할 정도로 바쁜 클리닉에서 일하던 그는 곧 현재의 치료법이 완벽하지 않다는 것을 깨달았다. 그와 그의 전 멘토인 모하메드 사키어는 갑상선기능저하증 환자 90명을 대상으로 4개월간 T4, T4 + T3 또는 갑상선 추출물의 3개 치료 그룹 중 하나에 무작위로 할당하는 전향적 이중맹검 교차 연구를 설계했다. 4개월마다 환자를 평가한 후 4개월 동안 새로운 치료법으로 전환하였다. 핵심은 TSH 수치가 치료군과 관계없이 정상 범위 내에 유지되도록 약물 용량을 조정하는 것이었다. 이를 통해 치료 그룹 전체에 걸쳐 공정한 비교가 가능해졌다.[5]

연구가 진행되는 동안 홍과 사키어가 공동 연구를 제의했고 나는 기꺼이 수락했다. 75명의 환자가 연구를 끝마쳤다. TSH 수치는 모든 치료군에서 기준 범위 내에 유지되었지만, 그들은 환자들이 두 가지 병용 요법(T4 + T3 또는 갑상선 추출물)을 사용하는 경우 예상되었던 T3 수치의 상승과 T4 수치의 감소를 확인했다. 이전 임상 시험과 마찬가지로 세 가지 치료군 간에 삶의 질, 기분, 인지, 우울증 성향에는 차이가 없었다![6]

T4 치료를 받은, 증상이 있는 환자에 초점을 맞추는 것의 중요성을 믿고 있던 나는 자료 분석을 이러한 환자에 국한해서 다시 한번 해볼 것을 제안했다. 하지만 편향 왜곡의 가능성 때문에, 시험이 완료된 후 결과를 확인한 뒤에 새롭게 분석을 시행하는 것은 간단한 문제가 아니었다. 편향을

피하기 위해 연구자는 임상 시험이 시작되기 전에 분석 계획을 작성해야 하며, 이 계획은 ClinicalTrials.gov에 등록되고 기관 검토 위원회의 승인을 받아야 한다. 홍과 사키어가 증상이 있는 환자에게 초점을 맞추기를 원했다면 임상 시험이 시작하기 전에 이를 명시하고 승인을 받아야 했다.

대니얼 브룩스는 월터 리드의 유능한 통계학자이다. 위에서 설명한 편향 가능성을 고려하여 브룩스는 탐색적 분석의 일환으로 데이터를 재분석하는 데 동의했다. 이 과정에서 그는 T4로 치료 받는 동안의 점수에 따라 연구 모집단을 비슷한 크기의 환자 그룹 3개로 나누었다. 그는 어떤 환자가 잘 치료되지 않았고 T4로 치료 받는 동안 증상이 있었는지를 알아냈다. 분석을 단순화하기 위해 그는 점수를 사용하여 T4 단독 요법에 있는 동안 환자들을 "매우 좋음", "좋음", "나쁨"으로 순위를 매겼다.

테스트에서 "매우 좋음"을 보인 환자 중 3분의 1은 전혀 증상이 없었다. T4 치료에서는 괜찮았고, 병용 요법으로 전환한 후에는 아무 일도 일어나지 않았다. 이들의 증상 점수는 T4로 치료 받을 때와 유사하게 낮게 유지되었다(점수가 낮을수록 증상이 적음).

다음 그룹인 "좋은" 그룹의 환자는 최고 좋은 그룹보다 증상이 약간 더 많았지만 T4 치료에서 여전히 괜찮았으며 병용 요법에 아무런 반응도 보이지 않았다.

환자의 하위 3분의 1에 해당하는 그룹에는 T4로 치료 받는 동안 증상이 있는 환자들이 집중되었다. 그들은 T4로 치료 받는 동안 증상 점수가 가장 높았고 삶의 질은 가장 낮았다.

그 후에 환자들이 병용 요법으로 전환된 후 점수를 살펴보았다. 그들은 눈에 띄게 좋아졌다! 이 환자들은 T4와 T3 또는 갑상선 추출물을 사용하여 삶의 질과 인지 능력과 관계된 잔류 증상을 최소화함으로써 두 가지 형태의 병용 요법에 즉각적으로 반응했다. 또한 선호도 분석 결과 이 그룹은 병용 요법에 강한 선호도를 보였다.

특히나 이것은 상대적으로 긴 기간 동안 진행된 이중 맹검 교차 시험이었다는 점에서 더욱 놀라운 발견이었다. 연구 결과, T4로 치료를 받는 일부 환자들만 정상적인 혈청 TSH 수치에도 불구하고 증상이 지속되는 것으로 확인되었다. 그리고 이러한 환자들이 두 가지 형태의 병용 요법에 긍정적으로 반응하고 선호하는 사람들이다.

미국, 영국, 유럽 연합 태스크 포스가 예측한 대로 이들은 환자들 중 소수였으며, 그들의 결과는 전체 그룹의 행동에 영향을 미칠 만큼 충분하지 않았다. 그러나 하위 집합분석을 통해 이런 환자들은 T4로 치료받는 동안 최악의 결과를 보였지만, 병용 요법에는 잘 반응하고 또한 선호하는 것으로 확인되었다. 안전상 문제는 나타나지 않았다. 이러한 발견은 T4로 치료 받는 소수의 환자의 갑상선 호르몬 작용이 정상보다 낮게 유지되며 치료에 T3를 추가하면 환자에게 유익하도록 개선(아마도 회복)될 수 있음을 시사한다.

* * *

긴 여정이었지만 우리는 임상 시험을 계속해 나가야 한다. 나이, 성별, 유전적 구성 등 관련된 모든 변수를 테스트해야 한다. 또한 특히 노인을 대상으로 T4 + T3를 사용하는 요법의 안전성 문제를 짚고 넘어가야 한다. 그렇다고 해서 우려되는 가상 시나리오에 시간을 낭비해서는 안 되며 증상이 있는 환자에게 병용 요법을 시도하는 데 좀 더 자유로워야 한다. 환자들은 너무 오래 인내해 왔다.

갑상선기능저하증으로 새로 진단된 환자는 T4로 치료해야 한다. 대부분의 환자는 괜찮을 것이다. 우리가 이미 알고 있듯이 지속적인 증상은 드문 일이 아니며 유사한 증상이 나타날 수 있는 다른 질환에 대한 조사를 해야 한다. 그러한 질환들이 확인되지 않고, 환자가 갑상선기능저하증을 앓고 있으며 T4 치료로 충분한 혜택을 누리지 못한다는 것이 확실해지면, T4 + T3 병용 요법에 대해서 환자와 논의해야 한다.

누군가에게 병용 요법을 실시하는 것은 신중하게 이루어져야 한다. 현재로서 나는 심장 전문의의 의견을 묻지 않고 심장 질환이 있는 사람에게 치료를 시작하지는 않을 것이다. 마찬가지로 어린이와 임산부는 병용 요법을 피해야 한다. 환자는 명확한 기대치를 가지고 있어야 한다. T4 치료를 받아도 불구하고 증상이 남아 있는 일부 환자에게만 효과가 있다는 것에 대해서 말이다.

이 시점에서 나는 갑상선 추출물 대신 레보티록신(T4) 정제와 리오티로닌(T3) 정제를 사용하여 병용 요법을 시작하는 것을 선호한다. 두 개의 개별 정제를 사용하면 중요한 두 가지, 즉 잔류 증상과 TSH 수치를 모니터링하면서 각 호르몬의 복용량을 조정할 수 있다. 우리는 TSH를 정상 범위 내로 유지하면서 잔류 증상을 최소화하는 것이 목표이다. 두 가지 별도의 약품을 사용하면 오후나 밤에 두 번째 대체 복용량을 처방해야 하는 경우 유연하게 대처할 수 있는 장점이 있다. 이런 경우 나는 갑상선 추출물처럼 T4와 T3의 조합을 사용하기 보다는 T3를 사용한다.

환자에게 병용 요법을 적용하려면 향상된 추적 관찰이 필요하다. T4가 안정적인 환자는 6개월마다 또는 1년에 한 번씩 진료를 받으면 충분하다. 나는 T4 단독 요법 환자들에 비해 병용 요법 환자들은 더 자주 만나고, 갑상선 기능 검사를 실시하며 심계항진, 불안, 미세한 진전 등의 이상 반응 발생 여부를 임상 병력을 통해 주의 깊게 확인한다. 필요한 경우 추가 테스트를 실행하는 경우도 있다. 상식적으로 생각해보는 게 중요하다.

* * *

병용 요법은 어떻게 하면 될까? 암스테르담대학교의 의사과학자인 윌마 위어싱아는 환자에게 병용 요법을 시작하는 방법에 대한 아주 유용한 템플릿을 제시했다.[7] 다음은 그의 오래된 임상 경험을 바탕으로 T4로 치료를 받고 있는 도중 T4와 T3의 병용 요법으로 변경하기를 원하는 환자들에게 그가 권고하는 것을 요약한 것이다.

- 매일 100μg의 T4를 복용하고 있다면 매일 T4 87.5μg과 T3 5μg으로 전환한다.
- 매일 150μg의 T4를 복용하고 있다면 매일 125μg의 T4와 7.5μg의

T3로 전환한다.

- 매일 200μg의 T4를 복용하고 있다면 매일 175μg의 T4와 10μg의 T3로 전환한다.
- 이 세 가지 참고자료를 바탕으로 기타 다른 용량을 쉽게 전환할 수 있을 것이다.

모든 요법에서 일일 T3 복용량은 가능하다면 2회 복용량으로 나누어야 한다. 그 근거는 빠르게 작용하는 T3는 투여 후 약 3시간에 최고조에 달하기 때문이다. 분할하는 경우 위어싱아는 아침 식사 전에 한 번 복용하고 잠들기 전에 다시 한 번 복용할 것을 권고한다. 두 복용량의 양이 다른 경우(예: 2.5μg과 5μg) 밤에 더 많은 복용량을 투여하는 것이 좋다. 이는 정상적으로 혈액 내 T3 수치가 오전 4시에 최고조에 달하고 오후 4시쯤에 최저점을 보이는 일주기 리듬을 보이기 때문이다. 나는 대신에 저녁 식사 1시간 전에 복용할 것을 권장한다. 마법의 공식은 없다. 담당 의사와 환자는 함께 어떤 방법이 더 적합할지 찾아봐야 한다. 치료 중 T3 수치를 측정해야 하는 경우에는 혈액 샘플을 두 번 채취해야 한다. (1) 아침에 금식하는 동안과 (2) T3 정제를 복용한 후 약 3시간 후에 혈액 샘플을 채취해야 한다.

안전성의 관점에서 B. 반 테슬과 프란체스코 셀리를 포함한 동료들이 수행한 분석을 보면 안심이 된다. 그들은 T4 + T3 치료를 받는 환자에게 하루에 두 번 2.5~10μg의 T3를 추가로 처방해도 급격하게 정상 기준 범위를 벗어나는 T3 수치가 나타날 가능성이 낮다는 것을 보여줬다.[8)]

위에서 설명한 요법은 출발점으로 고려해야 한다. 경우에 따라 약간의 조정이 필요한 경우들이 있을 수 있다. 그런 경우 어떤 매개변수를 사용해야 할까? 환자의 증상에만 혹은 주로 증상에 기초하여 갑상선 대체요법을 바꾸며 적화하는 것이 합리적일까, 아니면 갑상선 기능 검사도 도움이 되거나, 심지어 필요할까? 나는 둘 다 중요하다고 믿는다. 그러나 드문 예외를 제외하고 목표는 TSH 수치를 정상 범위 아래로 낮추지 않으면서 증상을 최적화하기 위해 T4 + T3을 사용하는 것이다. 즉, TSH

수치를 정상 범위 내로 유지하면서 증상을 해결하고자 하는 것이다. 이는 T4 복용량을 약간 낮추면서 T3 복용량을 증가시킨 후에, 다시 증상에 대한 평가를 실시하고 TSH 수치를 검사하면 가능해진다.

병용 요법을 사용하는 경우에 그 결과를 예측하기는 쉽지 않다. 그것은 특정 의사가 진료하는 환자 그룹에 따라 다를 수 있다. 내분비의사는 가장 복잡한 사례를 보는 경향이 있으므로 나는 그들의 경험에서 도출된 병용 요법이 일차 진료 의사가 관찰한 것보다 더 효과적이라고 확신한다. 덴마크에서 나온 연구에 따르면 T4로 치료 받는 동안 잔류 증상이 있는 환자의 65%가 12개월 후에 이 접근법에 긍정적으로 반응하였다.[9)]

병용 요법으로 좋아진 사람들은 항상 나에게 전화하거나 이메일을 보낸다. 다음은 2019년 여름 로스쿨을 막 시작하려고 하던 청년의 이야기이다. 이 증례는 딱히 특별한 것은 아니지만[10)] 몇 가지 핵심적인 요소가 있다. 그는 건강한 젊은 남성이고 폐경기와 같은 문제가 없었기에 갑상선 절제술 이후의 갑상선 기능 저하와 T4 치료 동안의 잔류 증상이 쉽게 추적 관찰될 수 있었다. 그는 나중에 이러한 메시지를 보내왔다.

> 병용 치료가 제가 겪었던 모든 문제를 해결하지는 않았지만 확실히 완화했습니다. 가장 중요한 차이점은 기억과 활력에서 느껴졌습니다. 특히(학교와 집에서) 추가적인 일을 맡아 할 수 있다는 점에서 그것을 느꼈고 훨씬 더 체계적으로 일을 완수할 수 있게 되었습니다. 또한 사물을 기억하는 데 어려움을 겪고 있다는 느낌을 덜 받는 걸 느꼈습니다. 이전처럼, 금방 한 말을 잊어버리는 일이 없어져 대화가 훨씬 쉬워졌습니다. 전반적으로, 병용 치료로 일상생활의 질이 훨씬 더 안정적으로 유지되었습니다. 갑상선 문제로 고생을 한 6년여의 시간 동안 이렇게 좋았던 적은 없었습니다. 시간을 내어 저와 함께 이야기를 나누고, 사려 깊은 추천으로, 제 삶이 바뀌게 해주셔서 정말 감사드립니다.

***

T4 치료에도 불구하고 잔류 증상이 있다고 생각되면 조치를 취해야 한다. 잔류 증상이 있는 많은 환자들은 현재 이용 가능한 약물과의 병용 요법에 잘 반응한다. 현재 우리는 수많은 환자, 수백만 명의 환자의 삶을 개선할 수 있는 수단을 보유하고 있다.

스스로 공부하고, 가족과 문제를 논의하고, 의사와 상담하는 것부터 시작해야 한다. 직장이 있다면 성과가 떨어질 수도 있다는 걸 알고 있어야 한다. 나는 무슨 일이 일어나고 있는지 이해하지 못한 채 환자들만큼이나 좌절한 그들의 가족들을 본 적이 너무 많다. 그들은 당신의 상태를 이해하므로 최고 수준의 지원을 제공할 가능성이 높은 사람들이다. 당신의 상태가 상호 작용하는 방식에 영향을 미칠 가능성이 있다는 것을 알려야 한다. 당신은 피곤하고, 의욕이 없고, 멍하고, 건망증이 있는 것처럼 보일 수 있다. 당신은 혼자가 아니라는 점을 기억해야 한다. 마이애미에 있는 두 명의 내 환자와 뇌 흐림에 대한 설문조사에 응답한 수백 명의 환자를 기억하자. 증상이 해결될 때까지는 정신적 작업이 특히 어렵게 느껴질 수 있다. 한동안 생산성에 대한 기대치를 낮추고 가능하다면 새로운 주요 작업은 피하는 것이 좋다.

당신의 의사는 가장 큰 도움을 줄 수 있는 사람이다. 의사와의 좋은 관계는 당신이 회복하기 위한 열쇠이며 아마도 다른 갑상선 질환의 경우보다 더 그럴 것이다. 당신처럼, 많은 환자들은 담당 의사가 훌륭하지만 환자의 말을 들을 시간이나 여유가 없다는 사실을 알고 있다. 의료 기관이 의사에게 요구하는 많은 다른 업무 때문에 이런 일이 점점 더 많이 일어나고 있다. 좋은 의료 기관에서도 의사들은 15~20분마다 새로운 환자를 진료해야 한다. 담당 의사가 이러한 경우에 있다면 당신과 같은 사례에 익숙하고 최신 임상 지침을 이해하며 시간이 있고 기꺼이 도움을 줄 수 있는 다른 의사를 찾아야 한다. 설문조사 결과에 따르면 담당 의사가 시간을 내어 당신의 말을 경청한다는 사실을 알게 되면 기분이 좋아질 것이다.

온라인에 접속하여 해당 지역의 전문 의학 학회에서 추천하는 의사를 찾아보는 방법이 있다. 찾고 있는 것이 무엇인지 미리 전화하거나 이메일로 설명하는 것이 좋다. 치료는 자주 방문할 필요가 없는 경우가 많으므로 집에서 가깝지 않더라도 자신에게 적합하다고 생각하는 의사를 찾는 것이 좋다. 원격 의료는 지난 몇 년 동안 빠르게 발전했기 때문에 이 접근 방식도 사용할 수 있다.

일단 의사에게 가면 좋은 첫 번째 단계는 상태를 호전시키기 위한 계획을 세우는 것이다. 교육받은 기대치와 이정표를 설정해야 한다. 담당 의사와 함께 갑상선기능저하증이 있는지 확인해야 한다. 물론, 갑상선 수술을 받았거나 방사성 요오드 치료를 받은 적이 있다면 이러한 점은 문제가 될 가능성이 적다. 하지만 하시모토병 진단을 받았다면 문제가 될 수 있다.

진단 당시 얻은 TSH 수치가 포함된 오래된 의료 기록을 반드시 의사에게 가져가는 것이 좋다. 갑상선 과산화효소 항체 양성 반응을 보여주는 검사도 중요하다. 온라인 의료 기록 시스템은 많은 검색 문제를 해결했지만, 수년 전에 갑상선기능저하증 진단을 받은 경우 오래된 결과를 얻기 위해 다른 진료소에 연락을 취해야 할 수도 있다. 이전 기록에 접근할 수 없는 경우 의사는 몇 주 동안 T4 치료를 중단한 후에 TSH 수치를 측정하도록 요청할 수도 있다. 갑상선기능저하증이 있으면 TSH 수치가 정상 범위 이상으로 증가한다. 갑상선 초음파는 하시모토병 환자의 경우 전형적인 "고르지 못한" 패턴을 보여줄 수 있기 때문에 어떤 경우에는 도움이 될 수 있다.

다음으로, 당신과 담당 의사는 잔류 증상을 설명하거나 악화시킬 수 있는 관련 질환을 배제해야 한다. 내 경험에 따르면 폐경기 증상은 갑상선기능저하증의 잔류 증상을 모방하거나 과장할 수 있다. 그러나 다른 질환, 특히 다른 자가면역 질환도 그럴 수 있다. 이 단계에는 추가 테스트가 필요할 수 있으므로 인내심을 가져야 한다. 진행 상황을 전체적으로 파악하는 것이 중요하다.

이러한 단계를 거친 후에도 새로운 것이 발견되지 않으면 의사와 병용 요법에 대해 논의해야 한다. 이것이 현재 우리 의사들이 과학에 어느 정도 기초를 두고 제공할 수 있는 유일한 것이다. 이 경로를 택하면 의사는 T4의 일일 복용량을 줄이면서 일일 처방에 T3를 추가할 것이다. 다시 말하지만 미리 정의된 마법 공식은 없다. 그것은 당신의 의사와 그의 이 치료에 대한 경험에 달려 있다.

병용 요법에는 3~4개월마다 후속 방문과 소수의 추가 검사가 필요할 수 있다. 이는 치료 기간 내내 당신이 안전하게 지낼 수 있도록 보장하기 위한 것이다. 이 요법이 효과가 있는지는 몇 주 또는 몇 달 안에 알 수 있지만 시간이 더 걸릴 수도 있다. T4와 T3의 복용량 조정은 6주 간격으로 테스트할 수 있다. 이는 갑상선 시스템이 새로운 정상 상태로 평형을 이루는 데 걸리는 시간이다. 안전을 유지하려면 TSH 수치를 정상 범위 내로 유지하는 것이 중요하다. 이렇게 하면 갑상선 호르몬을 과도하게 복용하지 않게 된다.

나와 내 동료의 경험에 따르면 잔류 증상이 있는 환자의 약 절반이 병용 요법에 반응한다. 불행하게도 나머지 절반은 증상이 남아있다. 따라서 여러 조정 후에도 여전히 개선을 보이지 않으면 치료를 중단하고 T4로만 치료를 재개해야 한다.

이 경우 당신과 담당 의사는 이전에 분명하지 않았던 관련 질환을 다시 찾아볼 수 있다. 또한 증거 기반 의학에 기반하지는 않지만 일화적으로 비슷한 증상을 가진 환자에게 도움이 된 보완적인 접근 방식을 시도해 볼 수도 있다. 뇌 흐림에 관한 우리의 조사에서 환자들은 휴식을 취하거나 건강한 식단을 유지함으로써 기분이 좋아지는 경우들이 있었다. 어떤 환자들은 운동 후에 호전되었다.

무엇보다도, 당신을 지지해주는 가족과 친구들로부터 힘을 얻으려고 노력해야 한다. 긍정적인 태도가 중요하다. 갑상선에 대해 아직 배울 것이 많기 때문이다. 유망한 새로운 개발이 진행 중이다. T3를 전달하는 새로운 방법이 개발되고 있으며 증상이 있는 T4 치료 환자에 초점을 맞춘 여러 임상 시험이 현재 진행 중이다. 곧 우리는 당신의 상태에 대해 훨씬 더 잘 이해하고 도움을 줄 수 있는 향상된 의약품을 확보하게 될 것이다. 이에 대해서는 다음 장에서 논의한다.

제15장
유망한 미래

T3 치료를 받은 환자에서 나타나는 혈액 속의 T3 수치의 변동에 대한 우려를 고려하여, 2014년 미국 갑상선 학회 지침에서는 T3 수치를 스파이크 없이 정상 기준 범위로 꾸준히 회복시키는 새로운 형태의 연장 방출형 T3 제제의 개발을 권고하고 있다.[1] 우리 중 일부에게 이것은 갑상선기능저하증 치료의 성배였다. 인간에서 T4에서 T3로의 전환을 발견하고 갑상선 추출물에서 T4 단독 요법으로의 전환을 시작한 루 브레버먼은 1993년에 로티와 동료들과 함께 쓴 글에서, 아마도 갑상선기능저하증에 대한 가장 이상적인 치료법은 T3가 시간에 따라 방출되는 방식으로 천천히 흡수되는 형태의 T4 + T3라고 적었다.[2]

약물의 흡수를 지연시키는 일반적인 전략은 약물이 장내에서 방출되는 것을 지연시키기 위해 부형제(필러)와 혼합되어 특수하게 제조된 정제를 사용하는 것이다.[3] 과학자들은 여러 유형의 필러를 테스트했으며 이러한 방법에 대한 특허도 받았다. 불행하게도 환자를 대상으로 연구에서 원하는 "지연 방출"은 아직 달성되지 않았다. (임상적으로 테스트할 때 실패한 주요 원인은 적어도 세 가지가 있다고 생각한다.) 2000년대 초 조지 헤네맨과 그의 동료들은 특별히 준비된 T3 정제 제제로 약간의 성공을 거두었다고 보고했지만[4] 첫 번째 연구가 발표된 이후에는 추가 연구를 진행하지 않았다.

그럼에도 불구하고 최근 몇 년간 피사의 의사 겸 과학자인 알도 핀체라와 함께 훈련한 피사대학교의 의사과학자인 페루치오 산티니는 T3의 꾸준한 전달을 달성하기 위한 독창적인 전략을 개발했다. 새로운 기술은 변형된 T3 분자(T3-황산염, 일명 T3S)가 포함된 정제를 사용한다. T3S는 비활성 상태이지만 환자의 내장에서 박테리아를 만나거나 환자의 간을 통과한 후 완전히 활성화된 T3 분자로 변환되어 신체에서 생성된 T3와 동일하게 혈액 속으로으로 분비된다. 산티니와 그의 동료들은 T3S가 쥐와 인간의 갑상선기능저하증을 치료하는 데 사용될 수 있다는 가설을 테스트했으며 매우 유망한 결과를 얻었다.[5)]

오늘날 산티니는 피사에 있는 자신의 진료소에서 매년 약 300명의 갑상선기능저하증 환자를 진료하고 있다. 그는 우리 중 많은 사람들이 그렇듯 T4가 갑상선기능저하증이 있는 대부분의 환자의 갑상선 호르몬 작용을 회복시키는 데 충분하지만, 완벽하지는 않다고 믿는다. 산티니는 갑상선에서 지속적으로 분비되는 소량의 T3를 대체하여 순환의 T4 : T3 비율을 정상화할 수 있다면 환자에게 더 나은 서비스를 제공할 수 있을 것이라고 믿는다. 그러나 그는 T3 투여로 일부 환자의 잔류 증상이 명백히 완화될 수 있으나, 특히 노인 환자에서 위험을 초래할 수 있는 부작용(주로 심장 효과)을 일으킬 수도 있다는 점을 우려하고 있다. 제한된 경험이지만, T3S는 명백한 부작용 징후 없이 환자들에게 잘 쓰일 수 있다는 것을 보여주었다. 하지만 아직까지 T3S가 완전히 개발되어 갑상선기능저하증 환자를 위해 상업적으로 이용 가능하게 될지, 그렇다면 언제쯤 그럴지는 알지 못한다.

이 연구들의 흥미로운 측면은 인간에서 T4에서 T3로의 전환을 발견한 루 브레버먼이 참여했다는 것이다. 브레버먼과 핀체라는 매우 친한 친구였다. 핀체라가 그에게 T3S의 결과에 대해 이야기했을 때 그는 프로젝트에 큰 흥미를 보였다. 결국 그는 T4 단독 요법의 한계를 잘 알고 있었던 것이다. 브레버먼은 이 프로젝트에 대해 매료되어 이탈리아 제약회사와 갑상선기능저하증 치료에 대한 T3S의 잠재력에 대해 논의하기 위해 이탈리아로 향했다.

* * *

새로운 T3 보충 전략에 대해 생각하면서 몇 년간 나는 T3 수치의 급증을 피할 수 있고 따라서 안전 문제가 없이 갑상선기능저하증 환자가 더 광범위하게 사용할 수 있는, 개선된 T3 전달 시스템을 제약회사가 개발해야 한다는 슬라이드로 강의를 마무리했다. 2015년경에 시카고 러쉬병원에서 강의를 막 마쳤을 때 그곳의 내과 전문의인 스콧 팔머가 다가와 자신은 T3 제제를 복용한 이후 T3 가 혈액 속에 급증하는 문제를 해결할 수 있는 기술을 개발하는 소규모 스타트업의 일원이라고 소개했다.

함께 커피를 마시면서 나는 그들의 기술을 과학적 기반으로 살펴보기로 동의했다. 나는 외부 간섭 없이 내 자원과 조건에 따라 실험실에서 분자를 테스트하기를 원했었다. 나는 결과를 먼저 보여달라고 요구했다. 결과가 유망해 보인다면, 우리는 더 이야기하게 될 것이었다. 어떤 종류의 통계 분석을 사용할 계획이냐는 질문을 받았을 때 나는 "없습니다. 이 약이 효과가 있고 우리의 시간과 노력을 들일 가치가 있다면 결과는 매우 명확할 것이며 통계는 필요하지 않을 것입니다."라고 답한 것을 기억한다.

몇 달 만에 회사의 수석 과학자인 톰 피카리엘로는 다양한 금속과 복합된 T3 폴리머를 만들었다. 아연은 이미 다른 용도로도 사용되고 있었고 이러한 광범위한 사용은 그 안전성에 대한 증거라는 사실을 고려하면 그 금속들 중에서 아연(폴리-아연-T3, 일명 PZL)이 가장 유망해 보였다. 지연 방출의 메커니즘은 PZL 캡슐을 삼킨 후 위를 통과하여 장에서 용해되고, 여기서 PZL이 방출되어 장 벽에 부착된다는 것이다. 이것은 PZL이 분해되고 T3가 점차적으로 방출되어 궁극적으로 혈류로 흡수되는 장의 "약물 저장소" 역할을 하게 된다.

나는 이 새로운 분자를 테스트할 준비가 되어 있었다. 연구원들과 이야기를 나눴고 그들은 24시간 동안 쥐의 꼬리 정맥에서 여러 번 혈액을 채취할 수 있는 시스템을 개발했다. 회사는 각 실험이 있기 불과 며칠 전에 캡슐을 배송했다. 우리는 모두 A와 B라고만 표시된 각 캡슐의 내용물을 알지 못했다.

우리는 무엇을 기대해야 할지 몰랐지만 T3 결과가 나왔을 때 무슨 일이 일어나고 있는지 즉시 알 수 있었다. A 캡슐을 투여 받은 쥐는 순환에서 T3의 상승이 더 느리게 나타났다. 스파이크는 관찰되지 않았다. 단지 T3 수치가 완만하게 상승했다. A 캡슐을 반복적으로 투여한 지 8일 후에 안정

적인 T3 수치가 얻어졌다.[6]

대조적으로, B 캡슐을 투여 받은 쥐는 순환하는 T3 수치가 급격히 증가한 것으로 나타났다. 실험 시작 시 상승했던 TSH 수치는 B 캡슐 투여 후 급격히 감소했지만, A 캡슐을 투여 받은 쥐의 경우 감소가 약 4시간 지연되었다.[7]

A 캡슐에는 PZL이 포함되어 있고 B 캡슐에는 일반 T3가 포함되어 있는 것이 분명했다. PZL과 T3 모두 콜레스테롤 수치 감소, 성장률 회복, 심장, 간, 뇌에 미치는 영향과 같은 유사한 장기적인 생물학적 효과를 나타냈지만, PZL만 순환계에서 T3 피크 없이 이를 수행했다. 이는 더 느린 흡수에도 불구하고 PZL이 T3과 유사한 생리적 효과를 가질 수 있음을 나타낸다.[8]

* * *

이러한 실험은 다양한 용량의 PZL과 T3를 사용하여 여러 번 반복되었다. 결과는 매번 확인되었다. 나는 이 신약 개발에 더 많은 도움을 주기로 동의했다. PZL에 대한 기대가 너무 커서 2019년 국립보건원이 회사와 시카고대학교에 인간 임상 시험용 PZL 개발 보조금을 수여했다. 이 회사는 현행 우수제조관리기준의 표준을 사용하여 PZL을 합성했으며 쥐와 개를 대상으로 한 전임상 독성 연구를 통과했다. 다음으로 그들은 FDA에 탐색적 조사 신약IND 신청서를 제출했고 승인되었으며 시카고대학교의 기관 임상 시험 심사 위원회IRB가 첫 번째 임상 시험을 승인했다.

내분비학과의 내 동료인 알렉산드라 드미트레스쿠가 연구의 책임 연구자로 활동하기로 동의했다. 그녀는 T3 투여와 관련된 연구 경험이 있다. 나는 얼마나 많은 일이 수반되었는지 전혀 몰랐다. 이 시험은 12명의 지원자가 대학의 임상 연구 센터에 48시간 동안 입원할 것을 요구했다. 이것은 이중 맹검, 위약 대조 교차 연구였다. 이는 모든 사람이 입원 사이에 2주간의 휴약 기간을 두고 3번 입원했음을 의미한다. 모든 작은 세부 사항을 잘 생각하고 많은 문서를 설명해야 했다.

모집은 원활하지 않았다. 사람들은 종종 새로운 약물을 테스트해야 할 때 "실험 대상"이 되는 것에 대해 우려한다. 실험 참여자를 충분히 확보할 수 있다는 자신감에도 불구하고 쉽지 않았다. 채용 담당자는 시카고의 모든 의료 캠퍼스에 광고를 게재하고 여러 차례 전화 통화를 해야 했다. 마침내 등록이 완료되었고 회사는 제때에 PZL 캡슐 준비를 마무리했다. 캡슐은 시카고대학교 연구 약국으로 전달되어 그곳에 보관되었다.

시험 당일인 2021년 2월 15일, 기록적인 눈보라가 시카고를 강타했다. 대학에는 간호사들이 기다리고 있었지만 자동차는 움직일 수 없었고 대중교통도 없었다. 나는 집에 있었지만 그들은 나에게 실험 참여자들의 집으로 운전해 가서 가능한 한 많은 사람들을 대학으로 데려오라고 요청했다. 우리는 몇 시간 늦었지만 그들은 입원시킬 수 있었고 시험은 예정대로 시작되었다. 실험 전 혈액 샘플을 수집했다. 한 시간 후, 지원자들은 내용물이 알려지지 않은 캡슐(T3, PZL 또는 위약일 수 있음)을 삼킬 준비가 되었다. 그들은 모두 다음 48시간 동안 개별 방에 머물렀고 TSH, T4 및 T3 측정을 위해 정기적으로 혈액 샘플을 채취했다.

결과는 매우 고무적이었다. 실험 참여자들이 T3를 복용했을 때 예상되었던 혈액 속의 T3의 피크는 2~3시간 후에 나타났다. 그러나 PZL을 복용하면 T3 수치가 천천히 상승하고 약 6시간 동안 지속되는 더 낮은 정체 상태가 되었다. PZL을 복용한 환자에서 처음 24시간 동안 T3 수치가 최고치의 50% 아래로 떨어지지 않았다.[9)]

회사는 현재 신약 개발에 힘쓰고 있으며 신약이 캡슐에 포장되는 방법에 대한 마지막 세부 사항을 마무리하고 있다. 최종 제품은 한 번 더 테스트되며, 그 결과는 승인을 위해 FDA에 다시 제출된다.

* * *

T3의 꾸준한 공급을 혈액에 전달하기 위한 몇 가지 새로운 전략과 화합물을 많은 회사에서 탐색하고 있지만, 상업적 이익과 지적 재산권 보호로 인해 세부 사항을 항상 이용할 수 있는 것은 아니다. 여기에는 액체 제제

(입으로 복용하는 T3 용액), T3를 함유한 씹는 껌, T3를 천천히 방출하는 젤 또는 펠릿의 피하 임플란트, T3를 함유한 하이브리드 분자 및 T3 함유 나노 입자가 포함된다.

내가 아는 한, 가장 특이한 접근 방식은 T3를 특수 용지에 증착하는 열전사 잉크젯 프린터를 사용하는 것이다. 작은 종이 점은 자르거나 분리하여 입에 넣으면 45초 이내에 분해된다. 인간을 대상으로 한 연구는 아직 수행되지 않았지만 집에서 T3 용량을 정밀하게 맞춤화 할 수 있다는 전망은 매우 흥미롭다.

환자의 피부에 에스트로겐과 테스토스테론을 성공적으로 적용한 것에 영감을 받아 일부 과학자들은 갑상선기능저하증 환자가 사용할 수 있는 T3 크림이나 패치 개발을 고려했다. 하지만 그것은 작동하지 않았다. 피부는 매우 빠른 속도로 갑상선 호르몬을 대사하는 것으로 나타났다. 페루치오 산티니와 알도 핀체라 및 그 동료들이 피사에서 수행한 연구에 따르면 피부에 바르는 것의 약 20%만이 혈액 속에 도달하는 것으로 나타났다.[10] 갑상선 호르몬이 피부에서 비활성화되는 것으로부터 보호하는 방법을 알아낼 수 있다면 이는 여전히 가능한 경로로 남아 있다.

* * *

지금까지 T3S와 PZL은 동물 및 인간 연구에서 유망한 결과를 보여주었다. 인간을 위한 새로운 T3 전달 방법 개발에 대한 추진력이 구축되고 있다는 것은 의심의 여지가 없다. 이는 병용 요법의 사용을 더 잘 이해하고 평가하며 아마도 갑상선기능저하증 환자의 삶을 개선할 수 있는 길을 열어줄 것이다.

아마도 가장 흥미로울 전개를 마지막으로 남겨 두었다. 나는 오리건 보건과학대학교의 놀라운 유기 화학자인 톰 스칼란이 여러 면에서 갑상선 호르몬 보충에 대한 우리의 생각을 바꾸는 궤도에 오르고 있다고 믿는다. 그는 확실히 우리가 이미 논의한 분야를 변화시킨 인물인 에드워드 켄달, 찰스 해링턴 및 로잘린드 피트-리버스의 수준에 있다. 그는 갑상선 호르몬 수용체의 결정화에서 얻은 정보를 사용하여 T3처럼 보이지만 구조에 요오드가 없는 새로운 분자를 개발했다.

이들 분자 중 하나는 소베티롬으로, 이는 선택적 기관에서 갑상선 호르몬 작용을 시작할 수 있다. 예를 들어, 소베티롬은 심장이나 뼈에 영향을 주지 않으면서 간, 지방 조직 및 뇌에서 갑상선 호르몬의 효과를 모방한다. 이것은 정말 놀라운 일이다. 그러나 그것이 전부가 아니다. 톰은 훨씬 더 대담한 아이디어를 가지고 있었다. 그는 뇌 내부에 도달한 후에만 활성화될 수 있는 본질적으로 비활성인 소베티롬 전구 약물을 만들었다! 그래서 그는 마우스를 대상으로 이 약이 신체의 다른 기관에는 최소한의 영향만 미치면서 뇌 갑상선기능저하증을 치료할 수 있음을 보여주었다. 이러한 약물 중 일부는 임상 시험에서 테스트되었으며 다른 약물은 현재 시험이 진행 중이다. 이 새로운 분자가 갑상선기능저하증 치료에 혁명을 일으킬 가능성이 있다고 말하는 것은 과장된 표현이 아니다. ClinicalTrials.gov에서 해당 약물의 진행 상황과 다른 약물의 진행 상황을 확인할 수 있다.

* * *

우리가 살펴본 바와 같이, 갑상선 이식은 갑상선기능저하증을 치료하기 위한 최초의 합리적으로 성공적인 접근법이었다. 초기 성공에도 불구하고 갑상선 이식이 이루어지지 않고 증상이 계속 재발하여 갑상선 이식을 포기했다. 최근에는 벨기에 브뤼셀에 있는 레체레 생명 과학 협회의 과학자인 사빈 코스탈리올라가 시카고대학교의 샘 레페토프 및 알렉산드라 드미트레스쿠와 협력하여 줄기세포를 이용해서 새로운 갑상선 세포를 배양하는 방법을 개발했다. 이러한 갑상선 세포를 갑상선기능저하증이 있는 마우스의 신장 근처에 이식하자 그 세포들은 마치 정상적인 갑상선처럼 분화하여 마우스의 갑상선 호르몬 수치를 회복시켰다!

미국의 다른 그룹에서는 이러한 실험을 재현하고 확장했으며[12] 전체적으로 줄기세포에서 추출한 갑상선 오가노이드를 이식하면 갑상선기능저하증이 있는 마우스의 갑상선 호르몬 수치가 정상으로 회복될 수 있다는 것이 분명해졌다. 최근에는 뉴욕 마운트 사이나이병원의 의사과학자인 테리 데이비스와 그의 동료들이 줄기세포(갑상선 세포로 분화된)를 사용하여 거의 6개월 동안 심각한 갑상선기능저하증이 있는 마우스의 갑상선 호르몬 수치를 회복시켰다.[13)]

이 기술은 빠르게 발전하고 있다. 몇몇 실험실에서 이미 보여준 논리적인 다음 단계는 인간 세포를 사용하는 것이다. 교토에 있는 야마나카 신야의 연구실 덕분에 피부에서 얻은 인간 줄기세포를 실험실에서 조작하여 신체의 다른 세포로 개발할 수 있게 되었다. 일단 개발되면 다시 신체로 옮겨질 수 있다. 그는 이 발견으로 존 거든과 함께 2012년 노벨 생리의학상을 수상했다. 이러한 줄기세포는 성체 기관에서 직접 도출되기 때문에 배아가 필요하지 않을 뿐만 아니라 환자에게 맞는 방식으로 만들어질 수 있다. 이것은 각 개인은 자신만의 줄기세포주를 가질 수 있다는 것을 뜻한다.

갑상선 분야의 과학자들은 기증자의 피부에서 세포(섬유아세포)를 채취하여 후에 기능성 갑상선 세포를 형성하는 인간 줄기 세포로 만들었다. 이것은 엄청난 발전이다! 이는 미래의 개인별 갑상선 재생 치료를 위한 토대를 마련한다. 나는 이것이 인간에게 실현 가능하다고 확신한다. 지속적인 갑상선기능저하증 증상을 호소하는 환자는 새로운 갑상선에서 생리적으로 분비되는 T3 및 T4를 통해 증상 완화를 기대할 수 있다.

후기

수년 동안 나는 갑상선기능저하증의 세계에서 일어났던 일과 현재 일어나고 있는 일을 기술한 책을 어떻게 구성해야 할지 고민했다. 무엇이 그렇게 잘못되어서 T4 치료에서 증상이 남아 있는 환자를 고려하지 못하게 되었을까? 나는 동료, 친구, 가족들과 이에 대해 이야기하며 지난 50년 동안 무슨 일이 일어났는지 알아내고 이해하려고 노력했다. "때때로 우리는 바로 앞에 무엇이 있는지 볼 수 없다."라고 말한 사람은 내 동생인 호아였다.

심리학자들은 그러한 정신적 맹점에 대해 이야기한다. 의학에서는 맹점을 암점이라고 부른다. 심리학에서 프랑스 신경학자 장 마르탱 샤르코가 처음으로 사용한 이 용어가 1920년대 두 프랑스 정신분석학자 르네 라포르그와 에두와르 피숑에 의해 다시 도입되었다. '심리적 암점'은 이전의 경험에서 얻은 정보를 억압하거나 무시하고, 결국 그러한 정보에 눈을 감는 것을 의미한다. 우리는 선입견 때문에 그렇게 된다. 선입견은 단지 우리의 현재 사고와 세계관과 잘 맞지 않는다는 이유만으로 해결책을 찾지 못하게 만들 수도 있다.

스코틀랜드의 의사인 윌리엄 W. 아일랜드가 1900년에 다음과 같이 쓴 것은 매우 흥미롭다. "의사들이 크레틴병과 점액부종의 공통 원인이 갑상선 결핍에 있다는 사실을 아는 데 그렇게 오랜 시간이 걸린 것은 지금 생각해보면 눈뜬 장님 같은 일이다. 병리학자들은 갑상선에 아무런 영향이 없다는 확신을 통해 이 관계를 보다 신속하게 식별할 수 없었다."[1]

돌이켜보면 최근에는 많은 의사들이 여전히 비슷한 함정에 빠지고 있는 것 같다. 우리는 새로운 치료법을 환자에게 추천하기 전에 테스트하고 다시 테스트해야 한다는 것을 잘 알고 있었다. 그러나 T4에서 T3로의 전환이 갑상선기능저하증을 해결할 것이라는 믿음과 TSH가 T4의 용량을 조절하는 최선의 방법이라는 생각이 너무 강한 나머지, FDA의 규제 허점과 더불어 그것을 좀 더 꼼꼼하게 검증하지 못했다.

탈 요오드화 효소가 이 두 가지 믿음의 핵심이었고, 너무나 새롭고 매혹적이어서 우리는 그것이 이를 가능하게 할 수 있다고 믿고 싶었을 뿐이었다. 이 신조는 우리를 T4 치료가 갑상선기능저하증 이전의 상태로 상황을 회복시킬 것이라고 믿게 만들었다. 사실 좋은 반응을 얻고 있었다. 대부분의 환자가 T4에 잘 반응했다. 수십 년이 지나서야 우리 중 일부는 모든 환자가 T4 치료를 받을 때 어떻게 느끼는지 또는 단순히 무엇을 선호하는지 스스로에게 묻기 시작했다. 이것을 깨닫기까지는 많은 애환이 뒤따랐다. 환자들은 자신들이 봉착된 현실에 대해 당혹스러워 하고 부끄러워 했다. 그들 중엔 직장을 잃고 가족 관계에 마찰이 생긴 경우들도 있었다.

이러한 상황이 바로 우리 눈앞에 펼쳐 지고 있었다. 1970년 이후 일부 환자들은 이미 몸이 전과 같지 않고 갑상선기능저하증의 잔류 증상을 겪고 있다고 말하고 있었다. 그들은 편지를 쓰고, 이메일을 보내고, 청원서에 서명을 하였다. 그렇다. 우리는 카디프, 암스테르담, 포틀랜드에서 실시한 연구를 통해 T4 치료가 모든 환자의 삶의 질이나 인지를 회복하지 못했다는 것을 알고 있었다. 우리는 또한 T4 치료가 우리가 이해한 바에 의하면 가장 중요한 갑상선 호르몬인 T3 수치를 회복하지 못한다는 것을 알고 있었다.

하지만 대부분의 경우 이러한 증거는 무시되었고 이에 대한 토의는 시작되지 않았다. 우리는 병용 요법을 통해 1970년대에 T4가 시작할 때보다 더 많은 것을 기대하고 있다.

* * *

우리의 집단적 사각지대의 가장 큰 결과는 고통을 겪고 있던(그리고 여전히 고통받고 있는) 환자들의 얘기를 들어주지 못한 것이라고 생각한다. 우리의 치료 지침에 이렇게 고통받는 환자들 즉 T4의 실패 사례를 인정하지 않는 것은 옳지 않았다. T4 치료 환자의 10~20%가 갑상선기능저하증에서 완전히 회복하지 못한다는 사실을 의과대학, 강의, 강좌 및 임상 지침에서 의사에게 알리지 않은 것은 실수였다. 답을 얻지 못했을 수도 있지만 어려운 질문을 하지 않고 문제에 직면하지 않으며 장밋빛 T4 시나리오를 계속하는 것은 명백히 잘못된 것이다.

심리학자들에 따르면, 사각지대를 피하는 한 가지 방법은 의심의 이점을 받아들이거나 다른 사람의 입장이 되어 보는 것이다. 마이애미의 두 환자는 나에게 매우 깊은 인상을 남겼다. 나도 모르게 그들의 관점에서 사물을 보기 시작했고, 그때까지 내가 완전히 받아들이고 받아들였던 신조에 대해 매우 회의적이 되었다. 나는 이러한 상황이 옳지 않으며 뭔가 조치를 취해야 한다고 진심으로 믿고 연구 방향을 전환했다.

* * *

과거에 대해서는 여전히 실망스럽긴 하지만, 미래에 대해 기대를 품을 만한 충분한 이유가 있다. 지난 몇 년간 갑상선기능저하증 세계에서의 발전은 의사와 전문 학회가 이 메시지를 이해하고 올바른 방향으로 나아가고 있음을 나타낸다. 점점 더 많은 의사들이 갑상선기능저하증 환자가 치료에도 불구하고 잔류 증상을 나타낼 수 있다는 점을 인정하고 있으며 현재 T3 제제의 장기적인 안전성 기록에 대한 새로운 데이터가 제공되고 있다. 또한 제약 업계에서는 T3를 투여하는 새로운 전략을 개발하고 있다. 나는 동료들을 통해 상황이 개선될 것이라는 희망과 낙관을 볼 수 있었다.

더 많은 진전은 몇 가지 중요한 단계에 달려 있다고 생각한다. 전문 의료기관에서 T4로 치료 받는 동안 잔류 증상이 있는 환자의 존재를 공식적으로 인정하여야 한다. 또한 그들은 T4 갑상선기능저하증 환자 10명 중 1~2명은 증상이 남아 있고 그 증상은 갑상선과 관련이 있다는 사실을 구성원들에게 분명히 밝혀야 한다. 이러한 환자들의 상태를 분류하는 이름이 있어야 할 것이다(예: T4 갑상선기능저하증 잔류 증상 증후군 Syndrome of residual symptoms of hypothyroidism on T4, SORSHOT).

수십 년 동안 심각하게 취급되지 않았던 이런 환자들은 공개적으로 인정받아야 하고 SORSHOT의 존재도 공식적으로 인정해야 한다. 아마도 국제 질병 분류[ICD] 번호를 만들어야 할 것이다. FDA는 T4 제조 업체에게 약효 설명서에 약효의 한계에 대해 적도록 요구해야 한다. 이를 통해 의사에게 경각심을 일깨우고 환자에게는 우리가 그들의 말을 듣고 있다는 신호를 보낼 수 있다. 이는 이 분야의 연구를 후원하는 기관 및 재단의 자금을 효율적으로 유용하는 데 도움이 될 것이다.

지난 50년간 지침을 마련해 온 전문 의료 협회도 환자들에게 설명을 해야 한다. 우리가 신뢰를 회복하려면 반대 증거에도 불구하고 우리가 환자의 일부를 오랫동안 인지하지 않았다는 사실을 인정해야 한다.

의료 협회는 진정한 SORSHOT을 특성화하기 위해 태스크 포스를 조직해야 한다. 이는 의사가 이 증후군 환자를 식별하는 데 도움이 될 것이다. 우리는 이러한 환자를 진단하는 방법과, T4 치료로 갑상선기능저하증이 잘 보상되는, 다른 증상이 있는 환자와 SORSHOT 환자를 구별하는 방법을 알아야 한다.

태스크 포스는 또한 SORSHOT이 의심되는 환자를 만날 때 의사들이 쉽게 사용할 수 있는 알고리즘을 개발해야 한다. 이러한 알고리즘은 의사가 이 증후군이 존재하며, 비록 우리가 아직 진단하고 치료하는 방법을 배우는 중이지만 환자를 돕기 위해 치료법을 고쳐나갈 것이라는 점을 환자에게 알리는 것부터 시작해야 한다.

SORSHOT에 대한 지속 의학 교육[CME] 과정을 통한 의사 교육은 매우 중요하다. T3가 증후군 환자에게 안전하게 시도될 수 있고 시도되어야 한다는 사실이 더 강조되어야 한다. 완전히 부정하는 게 아니라, 안전성에 대한 자료가 부족한 것을 감안해서 존재하는 데이터를 기반으로 한 사용 지침으로 바꿔야 한다. 교육 과정에는 또한 누군가를 T4에 배치하기 전에 갑상선기능저하증에 대한 공식적인 진단이 필요하다는 것을 포함해야 한다. 우리는 책임을 지고 갑상선기능저하증 환자만이 갑상선 호르몬으로 치료를 받게 해야 한다.

과학자들이 SORSHOT의 기저 메커니즘을 조사할 수 있도록 연방 자금을 이용할 수 있어야 한다. 유전적 소인, 관련 질병 등 다양한 요인이 있을 수 있다. 낮은 T3 수치가 중요한 역할을 할 가능성이 높지만 증거 기반 의학의 원칙에 따르면 더 많은 임상 증거를 확보해야 한다. 지금 우리가 갖고 있는 것은 논리적인 추측일 뿐, 결정적인 데이터가 풍부하지 않다.

미국, 영국 및 유럽 갑상선 협회의 가장 최근 권장 사항에 따라 임상 과학자들은 SORSHOT 환자에 초점을 맞춰 기존 치료법이나 새로운 치료법이 증상 완화를 제공하는지 여부를 결정하는 시험을 설계해야 한다. T3 또는 갑상선 추출물의 장기적인 안전성을 다루는 더 많은 연구가 필요하다.

감사의 말

그들이 없었다면 이 책이 불가능했을 몇몇 분들께 감사를 표한다. 무엇보다 나의 훌륭한 부모님 엘리드와 마리오 비안코에 감사하다. 나의 연구원들과 학생들에게 감사하다. 나는 운 좋게도 최고의 여름방학 인턴학생, 학부생, 대학원생, 박사후 연구원을 만날 수 있었으며 이들 중 다수가 이 책에 등장하고 있다. 이 책에서 논의된 내용 중 많은 것을 배운 환자들에게 감사드린다. 시약과 동물을 기꺼이 공유하고 수많은 프로젝트에 협력하기로 동의한 나의 과학 협력자들에게 감사드린다. 많은 것을 배우게 해준 뛰어난 사람 존 하니, 훌륭하고 지칠 줄 모르는 편집 작업을 해준 조세프 칼라미아, 뛰어난 검수 작업을 해준 요하나 로젠봄과 린지 라이스, 그리고 책의 비전을 이루는 데 도움을 준 아만다 문에게 감사하다. 자신의 연구와 삶에 대한 세부 정보를 제공하고 내 연구를 위한 추가 소스를 제안해 준 것에 대해 말라 베리, 콜린 다얀, 발 골턴, 콜럼 고만, 다미아노 걸로, 탄 홍, 데이비드 잉그바, 재클린 욘클라스, 피터 콥, 루이 M. B. 마시엘, 존 모리스, 아만다 펄, 메리 새뮤얼스, 페루치오 산티니, J. 엔리케 실바, 마틴 석스, 피터 테일러, 코니 트럼프, 윌마 위어싱아, 그레이엄 윌리엄스 및 마빈 울에게 감사드린다. 연구가 진행 중일 때 원고의 여러 부분을 비판적으로 읽고 논평해 준 아내 미리암 리베이로와 자녀 로라 비안코, 조지 비안코, 마이클 비안코, 형제 호아 비안코와 살바도르 비안코, 동료 새뮤얼 레프토프와 브라이언 킴에게 감사하다. W. 브루스 파이에 의학 도서관, 메이요 클리닉, 및 친절하고 전문적인 직원의 허가를 받아 자신의 아카이브를 연구할 수 있도록 허락해 준 메이요 의학 교육 연구 재단에게 감사드린다.

마지막으로 나는 신지로이드와 Armor Thyroid의 제조사인 애브비, PZL 제조사인 신소닉스 그리고 갑상선 호르몬 작용을 조절하는 새로운 기술을 개발하고 있는 싸이론의 컨설턴트로 일하고 있다. 나는 가끔 티로진트의 제조사인 IBSA에 컨설팅을 한 적이 있다. 나의 직계 가족과 나는 이들 회사의 주식이나 스톡 옵션을 소유하지 않으며 제약회사로부터 연구 보조금을 받지 않았고 의약품 판촉 활동에 참여한 적이 없다.

NOTES

CHAPTER 1

1. J. H. Means, L. J. DeGroot, J. B. Stanbury, "Adult Hypothyroid States," in *The Thyroid and Its Diseases*, ed. Means, DeGroot, and Stanbury (New York: McGraw-Hill, 1963), 329.
2. S. Taylor, M. Kapur, and R. Adie, "Combined Thyroxine and Triiodothyronine for Thyroid Replacement Therapy," *British Medical Journal* 2, no. 5704 (1970): 270–71.
3. N. D. Roberts, "Psychological Problems in Thyroid Disease," *British Thyroid Foundation Newsletter*, 1996.
4. See S. J. Peterson, A. R. Cappola, M. R. Castro, et al., "An Online Survey of Hypothyroid Patients Demonstrates Prominent Dissatisfaction," *Thyroid* 28, no. 6 (2018): 707–21.
5. Bitterinternist, "It's Not Your Thyroid," YouTube video, 3 minutes, 8 seconds, https://www.youtube.com/watch?v=zgL4055crpA.
6. "Not a Conspiracy Theory: Our Campaign Tactics," Thyroid Patients Canada, April 22, 2019, https://thyroidpatients.ca/2019/04/22/not-a-conspiracy-theory-our-campaign-tactics/.
7. See J. P. Brito, J. S. Ross, O. M. El Kawkgi, et al., "Levothyroxine Use in the United States, 2008–2018," *JAMA Internal Medicine* 181 no. 10 (2021): 1402–5.
8. Peterson, Cappola, Castro, et al., "Online Survey of Hypothyroid Patients."
9. See A. C. Bianco and P. R. Larsen, "Tranquil Plasma Surrounding an Intracellular Storm," *Thyroid* 15, no. 8 (2005): 751.
10. See A. C. Bianco, S. Ribich, and B. W. Kim, "An Inside Job," *Endocrinology* 148, no. 7 (2007): 3077–79.
11. B. M. Bocco, R. A. Louzada, D. H. Silvestre, et al., "Thyroid Hormone Activation by Type 2 Deiodinase Mediates Exercise-Induced Peroxisome Proliferator-Activated Receptor-Gamma Coactivator-1alpha Expression in Skeletal Muscle," *Journal of Physiology* 594, no. 18 (2016): 5255–69.

12. L. E. Braverman, S. H. Ingbar, and K. Sterling, "Conversion of Thyroxine (T4) to Triiodothyronine (T3) in Athyreotic Subjects," *Journal of Clinical Investigation* 49, no. 5 (1970): 855–64.
13. J. Jonklaas, A. C. Bianco, A. J. Bauer, et al., "Guidelines for the Treatment of Hypothyroidism: Prepared by the American Thyroid Association Task Force on Thyroid Hormone Replacement," *Thyroid* 24, no. 12 (2014): 1670–751.

CHAPTER 2

1. A. M. Tybout, J. Hennessy, N. Fahey, and C. Snyder, "The Case of Synthroid (A): Marketing a Drug Coming Off Patent," *Kellogg School of Management Cases* (2017): 1–19.
2. P. J. Hilts, "After 46 Years of Sales, Thyroid Drug Needs F.D.A. Approval," *New York Times*, July 24, 2001, section 1.
3. See Braverman, Ingbar, and Sterling, "Conversion of Thyroxine (T4) to Triiodothyronine (T3)."
4. See Tybout, Hennessy, Fahey, and Snyder, "The Case of Synthroid (A)"; and J. Hennessy, A. M. Tybout, N. Fahey, and C. Snyder, "The Case of Synthroid (B): Marketing a Drug Coming Off Patent," *Kellogg School of Management Cases* (2017): 1–8.
5. See Braverman, Ingbar, and Sterling, "Conversion of Thyroxine (T4) to Triiodothyronine (T3)."
6. Hennessy, Tybout, Fahey, and Snyder, "The Case of Synthroid (B)."
7. "Global Levothyroxine Market Outlook 2022," Absolute Reports, January 4, 2022, https://www.absolutereports.com/global-levothyroxine-market-19862496.
8. R. T. King, "How Drug Firm Paid for Study by University, Then Yanked It," *Wall Street Journal*, April 25, 1996.
9. P. Sherrod, "Baxter Completes Sale of Flint Labs," *Chicago Tribune*, September 4, 1986.

10. S. H. Curry, J. G. Gums, L. L. Williams, R. W. Curry, B. B. Wolfson, "Levothyroxine Sodium Tablets: Chemical Equivalence and Bioequivalence," *Drug Intelligence & Clinical Pharmacy* 22, nos. 7–8 (1988): 589–91.
11. King, "How Drug Firm Paid for Study." The following paragraphs are sourced from this article.
12. King. The following paragraphs are sourced from this article.
13. G. H. Mayor, T. Orlando, and N. M. Kurtz, "Limitations of Levothyroxine Bioequivalence Evaluation: Analysis of an Attempted Study," *American Journal of Therapeutics* 2, no. 6 (1995): 417–32, quotation on 417.
14. L. K. Altman, "Drug Firm, Relenting, Allows Unflattering Study to Appear," *New York Times*, April 16, 1997, sect. 1; B. J. Dong, W. W. Hauck, J. G. Gambertoglio, et al., "Bioequivalence of Generic and Brand-Name Levothyroxine Products in the Treatment of Hypothyroidism," *JAMA* 277, no. 15 (1997): 1205–13.
15. See D. Rennie, "Thyroid Storm," *JAMA* 277, no. 15 (1997): 1238–43.
16. C. H. Eckert, "Bioequivalence of Levothyroxine Preparations: Industry Sponsorship and Academic Freedom," *JAMA* 277, no. 15 (1997): 1200; Altman, "Drug Firm, Relenting, Allows Unflattering Study"; Hilts, "After 46 Years of Sales."
17. See Dong, Hauck, Gambertoglio, et al., "Bioequivalence of Generic and Brand-Name Levothyroxine Products"; and Braverman, Ingbar, and Sterling, "Conversion of Thyroxine (T4) to Triiodothyronine (T3)."
18. See C. Adams, "FDA Could Make Abbott Pull Synthroid, Popular Thyroid Drug, from the Market," *Wall Street Journal*, June 1, 2001; and Hilts, "After 46 Years of Sales."
19. "FDA Approves Synthroid, Clearing Hurdle for Abbott," *Wall Street Journal*, July 25, 2002.
20. Amanda Perl, executive director, American Thyroid Association, email message to author, October 25, 2021.

CHAPTER 3

1. W. L. Green, "Guidelines for the Treatment of Myxedema," *Medical Clinics of North America* 52, no. 2 (1968): 431–50.
2. See Braverman, Ingbar, and Sterling, "Conversion of Thyroxine (T4) to Triiodothyronine (T3)."
3. H. A. Selenkow and L. I. Rose, "Comparative Clinical Pharmacology of Thyroid Hormones," *in The Thyroid Physiology and Treatment of Disease*, ed. J. M. Hershman and G. A. Bray (Oxford: Pergamon Press, 1976), 331–49.
4. P. A. Singer, D. S. Cooper, E. G. Levy, et al., "Treatment Guidelines for Patients with Hyperthyroidism and Hypothyroidism: Standards of Care Committee, American Thyroid Association," *JAMA* 273, no. 10 (1995): 808–12.
5. Taylor, Kapur, and Adie, "Combined Thyroxine and Triiodothyronine," 270.
6. See J. M. Stock, M. I. Surks, and J. H. Oppenheimer, "Replacement Dosage of L-thyroxine in Hypothyroidism: A Re-evaluation," *New England Journal of Medicine* 290, no. 10 (1974): 529–33; J. C. Ingbar, M. Borges, S. Iflah, R. E. Kleinmann, L. E. Braverman, and S. H. Ingbar, "Elevated Serum Thyroxine Concentration in Patients Receiving 'Replacement' Doses of Levothyroxine," *Journal of Endocrinological Investigation* 5, no. 2 (1982): 77–85; E. C. Ridgway, D. S. Cooper, H. Walker, et al., "Therapy of Primary Hypothyroidism with L-triiodothyronine: Discordant Cardiac and Pituitary Responses," *Clinical Endocrinology* 13, no. 5 (1980): 479–88; P. E. Jennings, B. P. O'Malley, K. E. Griffin, B. Northover, and F. D. Rosenthal, "Relevance of Increased Serum Thyroxine Concentrations Associated with Normal Serum Triiodothyronine Values in Hypothyroid Patient Receiving Thyroxine: A Case for 'Tissue Thyrotoxicosis,'" *British Medical Journal* 289 (1984): 1645–47; C. J. Pearce and R. L. Himsworth, "Total and Free Thyroid Hormone Concentrations in Patients Receiving Maintenance Replacement Treatment with Thyroxine," *British Medical Journal (Clinical Research Edition)* 288, no. 6418 (1984): 693–95; L. H. Fish, H. L.

Schwartz, J. Cavanaugh, M. W. Steffes, J. P. Bantle, and J. H. Oppenheimer, "Replacement Dose, Metabolism, and Bioavailability of Levothyroxine in the Treatment of Hypothyroidism," *New England Journal of Medicine* 316 (1987): 764–70; A. Kahn, "Serum Triiodothyronine Levels in Patients Receiving L-thyroxine," *Clinical Pharmacology & Therapeutics* 19, no. 5 pt. 1 (1976): 523–30; L. E. Murchison, M. I. Chesters, and P. D. Bewsher, "Serum Thyroid Hormone Levels in Patients on Thyroxine Replacement Therapy," *Hormone and Metabolic Research* 8, no. 4 (1976): 324–25; D. Salmon, M. Rendell, J. Williams, et al., "Chemical Hyperthyroidism: Serum Triiodothyronine Levels in Clinically Euthyroid Individuals Treated with Levothyroxine," *Archives of Internal Medicine* 142, no. 3 (1982): 571–73; E. M. Erfurth and P. Hedner, "Thyroid Hormone Metabolism in Thyroid Disease as Reflected by the Ratio of Serum Triiodothyronine to Thyroxine," *Journal of Endocrinological Investigation* 9, no. 5 (1986): 407–12; and Taylor, Kapur, and Adie, "Combined Thyroxine and Triiodothyronine."

7. H. J. Baskin, R. H. Cobin, D. S. Duick, et al., "American Association of Clinical Endocrinologists Medical Guidelines for Clinical Practice for the Evaluation and Treatment of Hyperthyroidism and Hypothyroidism," *Endocrine Practice* 8, no. 6 (2002): 457–69.
8. Roberts, "Psychological Problems in Thyroid Disease."
9. J. R. Garber, R. H. Cobin, H. Gharib, et al., "Clinical Practice Guidelines for Hypothyroidism in Adults: Cosponsored by the American Association of Clinical Endocrinologists and the American Thyroid Association," *Thyroid* 22, no. 12 (2012): 1200–1235.
10. See P. Saravanan, W. F. Chau, N. Roberts, K. Vedhara, R. Greenwood, and C. M. Dayan, "Psychological Well-Being in Patients on 'Adequate' Doses of L-thyroxine: Results of a Large, Controlled Community-Based Questionnaire Study," *Clinical Endocrinology* 57, no. 5 (2002): 577–85; and E. M. Wekking, B. C. Appelhof, E. Fliers, et al., "Cognitive Functioning and Well-Being in Euthyroid Patients on Thyroxine Replacement Therapy for Primary Hypothyroidism," *European Journal of Endocrinology* 153, no. 6 (2005): 747–53.

11. K. Petersen, C. Bengtsson, L. Lapidus, G. Lindstedt, and E. Nystrom, "Morbidity, Mortality, and Quality of Life for Patients Treated with Levothyroxine," *Archives of Internal Medicine* 150, no. 10 (1990): 2077–81.
12. T. Idrees, S. Palmer, R. M. B. Maciel, and A. C. Bianco, "Liothyronine and Desiccated Thyroid Extract in the Treatment of Hypothyroidism," *Thyroid* 30, no. 10 (2020): 1399–413.
13. W. M. Wiersinga, L. Duntas, V. Fadeyev, B. Nygaard, and M. P. Vanderpump, "2012 ETA Guidelines: The Use of L-T4 + L-T3 in the Treatment of Hypothyroidism," *European Thyroid Journal* 1, no. 2 (2012): 55–71.

CHAPTER 4

1. S. Slater, "The Discovery of Thyroid Replacement Therapy: Part 1: In the Beginning," *Journal of the Royal Society of Medicine* 104, no. 1 (2011): 15–18. William Prout in London may have been the first to use iodine to treat goiter as early as 1816, five years after iodine was discovered. However, it seems he only treated one patient and did not publish until 1834, saying he was instrumental in St. Thomas' Hospital adopting the remedy in 1819.
2. W. W. Ireland, *Cretinism: The Mental Affections of Children* (Philadelphia: P. Blakiston's Son, 1900).
3. Ireland, *Cretinism.*
4. D. Marine, "Etiology and Prevention of Simple Goiter," *Medicine (Baltimore)* 3, no. 453 (1924): 453–66.
5. Slater, "Discovery of Thyroid Replacement Therapy: Part 1."
6. P. N. Taylor, D. Albrecht, A. Scholz, et al., "Global Epidemiology of Hyperthyroidism and Hypothyroidism," *Nature Reviews Endocrinology* 14, no. 5 (2018): 301–16.
7. A. C. Bianco, A. Dumitrescu, B. Gereben, et al., "Paradigms of Dynamic Control of Thyroid Hormone Signaling," *Endocrine Reviews* 40, no. 4 (2019): 1000–1047.
8. P. R. Larsen, J. E. Silva, and M. M. Kaplan, "Relationships between Circu-

lating and Intracellular Thyroid Hormones: Physiological and Clinical Implications," *Endocrine Reviews* 2, no. 1 (1981): 87–102.

9. S. Jo, T. L. Fonseca, B. Bocco, et al., "Type 2 Deiodinase Polymorphism Causes ER Stress and Hypothyroidism in the Brain," *Journal of Clinical Investigation* 129, no. 1 (2019): 230–45; M. G. Castagna, M. Dentice, S. Cantara, et al., "DIO2 Thr92Ala Reduces Deiodinase-2 Activity and Serum-T3 Levels in Thyroid-Deficient Patients," *Journal of Clinical Endocrinology and Metabolism* 102, no. 5 (2017): 1623–30.
10. See M. M. Franca, A. German, G. W. Fernandes, et al., "Human Type 1 Iodothyronine Deiodinase (DIO1) Mutations Cause Abnormal Thyroid Hormone Metabolism," *Thyroid* 31, no. 2 (2021): 202–7.

CHAPTER 5

1. Larsen, Silva, and Kaplan, "Relationships between Circulating and Intracellular Thyroid Hormones."
2. The thyroid secretes T3 into the circulation. At the same time, organs that have deiodinases also dump T3 into the circulation. These organs take up T4 and convert to T3, which then leaves the organs and returns to the circulation. Thus, at all times, the T3 in the circulation represents the mixture of T3 secreted directly from the thyroid with the T3 produced outside the thyroid gland via the deiodinases. This large pool of circulating T3 is the source of T3 that enters all organs and triggers biological effects.
3. A. C. Bianco and J. E. Silva, "Intracellular Conversion of Thyroxine to Triiodothyronine Is Required for the Optimal Thermogenic Function of Brown Adipose Tissue," *Journal of Clinical Investigation* 79, no. 1 (1987): 295–300; A. C. Bianco and J. E. Silva, "Optimal Response of Key Enzymes and Uncoupling Protein to Cold in BAT Depends on Local T3 Generation," *American Journal of Physiology* 253, no. 3, part 1 (1987): E255–63; A. C. Bianco and J. E. Silva, "Nuclear 3,5,3'-triiodothyronine (T3) in Brown Adipose Tissue: Receptor Occupancy and Sources of T3 as Determined by *in vivo*

Techniques," *Endocrinology* 120, no. 1 (1987): 55–62.

4. M. M. Baqui, B. Gereben, J. W. Harney, P. R. Larsen, and A. C. Bianco, "Distinct Subcellular Localization of Transiently Expressed Types 1 and 2 Iodothyronine Deiodinases as Determined by Immunofluorescence Confocal Microscopy," *Endocrinology* 141, no. 11 (2000): 4309–12.
5. V. A. Galton, P. R. Larsen, and M. J. Berry, "The Deiodinases: Their Identification and Cloning of Their Genes," *Endocrinology* 162, no. 3 (2021).
6. M. J. Berry and P. R. Larsen, "The Role of Selenium in Thyroid Hormone Action," *Endocrine Reviews* 13, no. 2 (1992): 207–19.
7. C. Curcio, M. M. Baqui, D. Salvatore, et al., "The Human Type 2 Iodothyronine Deiodinase Is a Selenoprotein Highly Expressed in a Mesothelioma Cell Line," *Journal of Biological Chemistry* 276, no. 32 (2001): 30183–87.
8. I. Callebaut, C. Curcio-Morelli, J. P. Mornon, et al., "The Iodothyronine Selenodeiodinases Are Thioredoxin-Fold Family Proteins Containing a Glycoside Hydrolase Clan GH-A-like Structure," *Journal of Biological Chemistry* 278, no. 38 (2003): 36887–96.

CHAPTER 6

1. See Honoré de Balzac, *The Country Doctor* (Philadelphia: George Barrie & Son, 1898).
2. Mark Twain, *A Tramp Abroad* (London: Chatto, 1880), 203.
3. *Rapport de la commission créée par S. M. le Roi de Sardaigne, pour étudier le cretinisme* (Turin: Imprimerie Royale, 1848).
4. The Royal London Hospital is a large teaching hospital in Whitechapel in the London Borough of Tower Hamlets. It is part of Barts Health NHS Trust. The Royal London provides district general hospital services for the City and Tower Hamlets and specialist tertiary care services for patients from across London and elsewhere.
5. T. B. Curling, "Two Cases of Absence of the Thyroid Body, and Symmetrical Swellings of Fat Tissue at the Sides of the Neck, Connected with De-

fective Cerebral Development," *Medico-Chirurgical Transactions* 33 (1850): 303–6.

6. Guy's Hospital is an NHS hospital in the borough of Southwark in Central London. It is part of Guy's and St. Thomas' NHS Foundation Trust and one of the institutions that is part of the King's Health Partners, an academic health science center.
7. C. H. Fagge, "On Sporadic Cretinism, Occurring in England," *Medico-Chirurgical Transactions* 54 (1871): 155–70.
8. Upon Gull's death in 1890, Mark Twain wrote, "Sir Wm. Gull is just dead. He nursed the Prince of Wales back to life in 1971 and apparently it was for this that Mr. Gull was granted a Knighthood, that doormat at the threshold of nobility. When the Prince seemed dead Mr. Gull dealt blow after blow between the shoulders, breathed into his nostrils, and literally cheated Death." A. B. Paine, ed., *Mark Twain's Notebook* (New York: Harper & Brothers, 1935), 209–10. And according to a 1970s conspiracy theory (widely dismissed by scholars), it was believed that Gull knew the identity of Jack the Ripper, or even that he was the murderer.
9. W. W. Gull, "On a Cretinoid State Supervening in Adult Life in Women," *Trans actions of the Clinical Society of London* 7 (1874): 180–85.
10. Ord's career was interrupted in the late 1850s when circumstances compelled him to go into private practice to assist his father in Streatham, a suburb of London. Only in 1871 was he able to return to academics, after an opening on the medical staff allowed him to join as assistant physician. What followed was a meteoric career that led him to become the dean of the medical school.
11. St. Thomas' Hospital is a large NHS teaching hospital in Central London. It is one of the institutions of the King's Health Partners. Administratively part of the Guy's and St. Thomas' NHS Foundation Trust, together with Guy's Hospital, King's College Hospital, University Hospital Lewisham, and Queen Elizabeth Hospital, it provides the location of the King's College London GKT School of Medical Education. As one of London's oldest and most famous hospitals, it was named after St. Thomas Becket–

which suggests it may have been founded after Becket's canonization in 1173. Today, Guy's and St. Thomas' Hospitals have merged, predestined to work together some three hundred years earlier when Thomas Guy, a governor of St. Thomas', founded Guy's Hospital as a place to treat "incurables" discharged from St. Thomas'.

12. W. M. Ord, "On Myxœdema, a Term Proposed to Be Applied to an Essential Condition in the 'Cretinoid' Affection Occasionally Observed in Middle-Aged Women," *Medico-Chirurgical Transactions* 61 (1878): 57–78.
13. J.-L. Reverdin, "Accidents consécutifs àl'ablation totale du goitre," *Reveu Médicale de la Suisse Romande* 2 (1882): 539–40.
14. P. Kopp, "Theodor Kocher (1841–1917), Nobel Prize Centenary 2009," *Arquivos brasileiros de endocrinologia e metabologia* 53, no. 9 (2009): 1176–80.
15. T. Kocher, "Ueber Kropfexstirpation und ihre Folgen," *Archiv für Klinische Chirurgie* 29 (1883): 254–337.
16. U. Tröhler, "Towards Endocrinology: Theodor Kocher's 1883 Account of the Unexpected Effects of Total Ablation of the Thyroid," *JLL Bulletin: Commentaries on the History of Treatment Evaluation*, 2010, https://www.jameslindlibrary.org/articles/towards-endocrinology-theodor-kochers-1883-account-of-the-unexpected-effects-of-total-ablation-of-the-thyroid/.
17. W. M. Ord, "Report of the Committee of the Clinical Society of London Nominated December 14, 1883, to Investigate the Subject of Myxoedema," *Transactions of the Clinical Society of London* 21 (suppl.) (1888): 1–215. See also C. T. Sawin, "Defining Myxoedema and Its Cause," in *Report on Myxoedema* (Clinical Society of London, 1888; facsimile ed., 1991), 1–14.
18. E. T. Blake, "Myxedema," in *Myxœdema, Cretinism and the Goitres*, ed. Blake (Bristol: John Wright, 1894), 21.
19. While these symptoms are indeed rare today, the lawyer of a patient that had killed his wife and their two children on the account of being hypothyroid contacted me for a consultation. In another instance, a seemingly normal patient of mine developed delusions and was committed shortly

after he stopped taking his daily treatment tablets.

20. Hospital de São José, a public hospital, serves the greater Lisbon area as part of the Central Lisbon University Hospital Centre (CHULC). It replaced the fifteenth-century All Saints' Royal Hospital, which was destroyed in the 1755 Lisbon earthquake. Hospital de São José was the country's greatest school of surgery. In 1825, King John VI created the Royal School of Surgery (Escola Régia de Cirurgia), which would later evolve into the Lisbon Medical-Surgical School.
21. S. Slater, "The Discovery of Thyroid Replacement Therapy: Part 3: A Complete Transformation," *Journal of the Royal Society of Medicine* 104, no. 3 (2011): 100–106, quotation on 102.
22. G. R. Murray, "Note on the Treatment of Myxoedema by Hypodermic Injections of an Extract of the Thyroid Gland of a Sheep," *British Medical Journal* 2, no. 1606 (1891): 796–97.
23. E. L. Fox, "A Case of Myxoedema Treated by Taking Extract of Thyroid by the Mouth," *British Medical Journal* 2, no. 1661 (1892): 941.
24. H. W. Mackenzie, "A Case of Myxoedema Treated with Great Benefit by Feeding with Fresh Thyroid Glands," *British Medical Journal* 2, no. 1661 (1892): 940–41.
25. Blake, "Myxedema."
26. A. S. Jackson, "Diagnosis and Treatment of Myxedema and Cretinism," in *Goiter and Other Diseases of the Thyroid Gland*, ed. Jackson (New York: Pail B. Hoeber, 1926), 131–49.
27. G. R. Murray, "Myxedema," in *Diseases of the Thyroid Gland*, ed. Murray (London: H. K. Lewis, 1900), chap. 6.
28. H. R. Harrower, *Practical Organotherapy* (Glendale: Harrower Laboratory, 1920).
29. Sun Simiao, a Chinese physician and writer of the Sui and Tang dynasty, is credited with recognizing in 652 AD that goiter could be treated with chopped-up thyroid glands from pig, deer, water buffalo, and sheep. Many other reports exist in the Chinese medical literature from around the same time of the use of chopped-up thyroid of the gelded ram, sucking on the

juice of a sheep thyroid, and even air-drying various animal thyroids for a powder to be taken every night with wine.

30. See H. Richardson, *The Thyroid and Parathyroid Glands* (Philadelphia: P. Blakiston's Son, 1905).
31. J. H. Means, "Mixedema," in *The Thyroid and Its Diseases*, ed. Means (Philadelphia: J. B. Lippincott, 1937), 236.
32. Richardson, *The Thyroid and Parathyroid Glands*, 197.
33. Means, "Mixedema," 237.
34. See Richardson, *The Thyroid and Parathyroid Glands*, 196.
35. See Means, "Mixedema," 228–61.
36. See "Method of Treatment," in *The Thyroid and Its Diseases*, ed. L. J. De-Groot and J. B. Stanbury (New York: Wiley & Sons, 1975), 449.
37. See "Adult Hypothyroidism," in *The Thyroid and Its Diseases*, ed. L. J. De-Groot, P. R. Larsen, and G. Hennemann (New York: Churchill Livingstone, 1996), 351.
38. "Older Therapies Aren't Necessarily Better for Thyroid Hormone Replacement," US Food & Drug Administration, last updated June 14, 2021, https://www.fda.gov/consumers/consumer-updates/older-therapies-arent-necessarily-better-thyroid-hormone-replacement.

CHAPTER 7

1. C. R. Harington, *The Thyroid Gland* (London: Oxford University Press, 1933), 22–23.
2. E. Baumann, "Über das normale Vorkommen von Jod im Thierkorper," *Zeitschrift fur Physiologische Chemie* 21 (1896): 319.
3. J. C. Morris and V. A. Galton, "The Isolation of Thyroxine (T4), the Discovery of 3,5,3'-triiodothyronine (T3), and the Identification of the Deiodinases That Generate T3 from T4: An Historical Review," *Endocrine* 66, no. 1 (2019): 3–9.
4. Plummer was also one of the founding partners of the clinic, who for

years made extended clinical studies of thyroid disturbances in several thousand cases of goiter. In 1928, he described a form of hyperthyroidism caused by thyroid nodules that to this day is known as Plummer's disease.

5. E. C. Kendall, "Reminiscences on the Isolation of Thyroxine," *Mayo Clinic Proceedings*, August 1964, 548–52.
6. A. Nürnberg, "Zur Kenntnis des Jodothyrins," *Hofmeisters Beiträge* 10 (1907): 125.
7. E. C. Kendall, *Thyroxine* (New York: Chemical Catalog, 1929), 24.
8. H. Himsworth and R. V. Pitt-Rivers, "Charles Robert Harington, 1897–1972," *Biographical Memoirs of Fellows of the Royal Society* 18 (1972): 267–308.
9. Harington, *The Thyroid Gland*, 94.
10. R. Pitt-Rivers, "Sir Charles Harington and the Structure of Thyroxine," *Mayo Clinic Proceedings*, August 1964, 553–59.
11. J. R. Tata, "Rosalind Venetia Pitt-Rivers, 4 March 1907–14 January 1990," *Biographical Memoirs of Fellows of the Royal Society* 39 (1994): 326–48.
12. B. W. Hart, *George PittRivers and the Nazis* (London: Bloomsbury Academic, 2015).
13. She studied at Bedford College, where she was awarded a bachelor of science in 1930 and a master of science in 1931. Despite the outbreak of war, and as a single mother, Pitt-Rivers chose to stay in London and worked at the blood bank, as she was determined to help in the war effort. During the Blitz of 1940, she got around London on a motorcycle. She refused to seek refuge in bomb shelters–she preferred to sleep in her bed.
14. See J. Gross and R. Pitt-Rivers, "The Identification of 3:5:3'-L- triiodothyronine in Human Plasma," *Lancet* 259, no. 6705 (1952): 439–41; J. Gross and R. Pitt-Rivers, "Physiological Activity of 3:5:3'-L-triiodothyronine," *Lancet* 259, no. 6708 (1952): 593–94; and J. Gross, R. Pitt-Rivers, and W. R. Trotter, "Effect of 3:5:3'-L-triiodothyronine in Myxoedema," *Lancet* 259, no. 6717 (1952):1044–45.
15. Tata, "Rosalind Venetia Pitt-Rivers."

CHAPTER 8

1. Braverman, Ingbar, and Sterling, "Conversion of Thyroxine (T4) to Triiodothyronine (T3)."
2. Taylor, Kapur, and Adie, "Combined Thyroxine and Triiodothyronine."
3. S. P. Asper Jr., H. A. Selenkow, and C. A. Plamondon, "A Comparison of the Metabolic Activities of 3,5,3-L-triiodothyronine and L-thyroxine in Myxedema," *Bulletin of the Johns Hopkins Hospital* 93, no. 3 (1953): 164–98.
4. Braverman, Ingbar, and Sterling, "Conversion of Thyroxine (T4) to Triiodothyronine (T3)."
5. J. Gross, and C. P. Leblond, "Metabolites of Thyroxine," *Proceedings of the Society for Experimental Biology and Medicine* 76, no. 4 (1951): 686–89.
6. E. C. Albright, F. C. Larson, and R. H. Tust, "In vitro Conversion of Thyroxin to Triiodothyronine by Kidney Slices," *Proceedings of the Society for Experimental Biology and Medicine* 86, no. 1 (1954): 137–40.
7. J. B. Stanbury, *The Iodine Trail* (Oxford: Oxford University Press, 2008).
8. R. Pitt-Rivers, J. B. Stanbury, and B. Rapp, "Conversion of Thyroxine to 3-5-3'-triiodothyronine in vivo," *Journal of Clinical Endocrinology and Metabolism* 15, no. 5 (1955): 616–20.
9. W. R. Lassiter and J. B. Stanbury, "The in vivo Conversion of Thyroxine to 3:5:3'triiodothyronine," *Journal of Clinical Endocrinology and Metabolism* 18, no. 8 (1958): 903–6.
10. Clark Sawin History Resource Center, "Thyroid History Timeline: 1962: Rosalind Pitt-Rivers Lecture," parts 1 and 2, American Thyroid Association, n.d., last accessed February 12, 2022, https://www.thyroid.org/about-american-thyroid-association/clark-t-sawin-history-resource-center/thyroid-history-timeline/.
11. Galton, Larsen, and Berry, "The Deiodinases: Their Identification and Cloning."
12. Braverman, Ingbar, and Sterling, "Conversion of Thyroxine (T4) to Triiodothyronine (T3)."
13. K. Sterling, M. A. Brenner, and E. S. Newman, "Conversion of Thyroxine

to Triiodothyronine in Normal Human Subjects," *Science* 169, no. 3950 (1970): 1099–100. See also Braverman, Ingbar, and Sterling, "Conversion of Thyroxine (T4) to Triiodothyronine (T3)."

14. J. H. Oppenheimer and H. L. Schwartz, "Molecular Basis of Thyroid Hormone-Dependent Brain Development," *Endocrine Reviews* 18, no. 4 (1997): 462–75.
15. Taylor, Kapur, and Adie, "Combined Thyroxine and Triiodothyronine"; C. T. Sawin, W. P. Castelli, J. M. Hershman, P. McNamara, and P. Bacharach, "The Aging Thyroid: Thyroid Deficiency in the Framingham Study," *Archives of Internal Medicine* 145, no. 8 (1985): 1386–88.

CHAPTER 9

1. D. Carr, D. T. McLeod, G. Parry, and H. M. Thornes, "Fine Adjustment of Thyroxine Replacement Dosage: Comparison of the Thyrotrophin Releasing Hormone Test Using a Sensitive Thyrotrophin Assay with Measurement of Free Thyroid Hor- mones and Clinical Assessment," *Clinical Endocrinology* 28, no. 3 (1988): 325–33.
2. Roberts, "Psychological Problems in Thyroid Disease."
3. J. H. Lazarus, "Investigation and Treatment of Hypothyroidism," *Clinical Endocrinology* 44, no. 2 (1996): 129–31.
4. H. Zulewski, B. Muller, P. Exer, A. R. Miserez, and J. J. Staub, "Estimation of Tissue Hypothyroidism by a New Clinical Score: Evaluation of Patients with Various Grades of Hypothyroidism and Controls," *Journal of Clinical Endocrinology and Metabolism* 82, no. 3 (1997): 771–76.
5. Saravanan, Chau, Roberts, Vedhara, Greenwood, and Dayan, "Psychological Well-Being in Patients."
6. See Wekking, Appelhof, Fliers, et al., "Cognitive Functioning and Well-Being in Euthyroid Patients." The following paragraphs are sourced from this article.
7. M. H. Samuels, K. G. Schuff, N. E. Carlson, P. Carello, and J. S. Janowsky,

"Health Status, Psychological Symptoms, Mood, and Cognition in L-thyroxine-Treated Hypthyroid Subjects," *Thyroid* 17, no. 3 (2007): 249–58.

8. H. J. Wouters, H. C. van Loon, M. M. van der Klauw, et al., "No Effect of the Thr92Ala Polymorphism of Deiodinase-2 on Thyroid Hormone Parameters, Health-Related Quality of Life, and Cognitive Functioning in a Large Population-Based Co- hort Study," *Thyroid* 27, no. 2 (2017): 147–55.
9. See S. J. Peterson, E. A. McAninch, and A. C. Bianco, "Is a Normal TSH Synonymous with 'Euthyroidism' in Levothyroxine Monotherapy?," *Journal of Clinical Endocrinology and Metabolism* 101, no. 12 (2016): jc20162660.
10. C. A. Gorman, N. S. Jiang, R. D. Ellefson, and L. R. Elveback, "Comparative Effectiveness of Dextrothyroxine and Levothyroxine in Correcting Hypothyroidism and Lowering Blood Lipid Levels in Hypothyroid Patients," *Journal of Clinical Endocrinology and Metabolism* 49, no. 1 (1979): 1–7.
11. Ridgway, Cooper, Walker, et al., "Therapy of Primary Hypothyroidism with L-triiodothyronine."
12. M. H. Samuels, I. Kolobova, A. Smeraglio, D. Peters, J. Q. Purnell, K. G. Schuff, "Effects of Levothyroxine Replacement or Suppressive Therapy on Energy Expenditure and Body Composition," *Thyroid* 26, no. 3 (2016): 347–55.
13. E. Muraca, S. Ciardullo, A. Oltolini, et al., "Resting Energy Expenditure in Obese Women with Primary Hypothyroidism and Appropriate Levothyroxine Replacement Therapy," *Journal of Clinical Endocrinology and Metabolism* 105, no. 4 (2020).
14. J. P. Werneck de Castro, T. L. Fonseca, C. B. Ueta, et al., "Differences in Hypothalamic Type 2 Deiodinase Ubiquitination Explain Localized Sensitivity to Thyroxine," *Journal of Clinical Investigation* 125, no. 2 (2015): 769–81.
15. Y. K. Lee, H. Lee, S. Han, et al., "Association between Thyroid-Stimulating Hormone Level after Total Thyroidectomy and Hypercholesterolemia in Female Patients with Differentiated Thyroid Cancer: A Retrospective Study," *Journal of Clinical Medicine* 8, no. 8 (2019); M. Ito, A Miyauchi, M

Hisakado, et al., "Biochemical Markers Reflecting Thyroid Function in Athyreotic Patients on Levothyroxine Monotherapy," *Thyroid* 27, no. 4 (2017): 484–90.

16. E. A. McAninch, K. B. Rajan, C. H. Miller, and A. C. Bianco, "Systemic Thyroid Hormone Status during Levothyroxine Therapy in Hypothyroidism: A Systematic Review and Meta-analysis," *Journal of Clinical Endocrinology and Metabolism* 103, no. 12 (2018): 4533–42.
17. Peterson, McAninch, and Bianco, "Is a Normal TSH Synonymous with 'Euthyroidism'?"
18. T. Idrees, W. H. Prieto, S. Casula, et al., "Use of Statins among Patients Taking Levothyroxine: An Observational Drug Utilization Study Across Sites," *Journal of the Endocrine Society* 5, no. 7 (2021): bvab038.

CHAPTER 10

1. See E. Silva, "Disposal Rates of Thyroxine and Triiodothyronine in Iodine-Deficient Rats," *Endocrinology* 91, no. 6 (1972): 1430–35; and G. M. Abrams and P. R. Larsen, "Triiodothyronine and Thyroxine in the Serum and Thyroid Glands of Iodine-Deficient Rats," *Journal of Clinical Investigation* 52 (1973): 2522–31.
2. P. R. Larsen, "Thyroid-Pituitary Interaction: Feedback Regulation of Thyrotropin Secretion by Thyroid Hormones," *New England Journal of Medicine* 306, no. 1 (1982): 23–32.
3. D. L. Geffner, M. Azukizawa, and J. M. Hershman, "Propylthiouracil Blocks Extrathyroidal Conversion of Thyroxine to Triiodothyronine and Augments Thyrotropin Secretion in Man," *Journal of Clinical Investigation* 55, no. 2 (1975): 224–49.
4. D. L. St. Germain, "The Effects and Interactions of Substrates, Inhibitors, and the Cellular Thiol-disulfide Balance on the Regulation of Type II Iodothyronine 5'-deiodinase," *Endocrinology* 122, no. 5 (1988): 1860–68.
5. St. Germain, "Effects and Interactions of Substrates, Inhibitors."

6. J. L. Leonard, C. A. Siegrist-Kaiser, and C. J. Zuckerman, "Regulation of Type II Iodothyronine 5'-deiodinase by Thyroid Hormone: Inhibition of Actin Polymerization Blocks Enzyme Inactivation in cAMP-Stimulated Glial Cells," *Journal of Biological Chemistry* 265, no. 2 (1990): 940–46.
7. J. Steinsapir, J. Harney, and P. R. Larsen, "Type 2 Iodothyronine Deiodinase in Rat Pituitary Tumor Cells Is Inactivated in Proteasomes," *Journal of Clinical Investigation* 102, no. 11 (1998): 1895–99.
8. B. Gereben, C. Goncalves, J. W. Harney, P. R. Larsen, and A. C. Bianco, "Selective Proteolysis of Human Type 2 Deiodinase: A Novel Ubiquitin-Proteasomal Mediated Mechanism for Regulation of Hormone Activation," *Molecular Endocrinology* 14, no. 11 (2000): 1697–708.
9. Callebaut, Curcio-Morelli, Mornon, et al., "Iodothyronine Selenodeiodinases Are Thioredoxin-Fold Family Proteins."
10. M. Dentice, A. Bandyopadhyay, B. Gereben, et al., "The Hedgehog-Inducible Ubiquitin Ligase Subunit WSB-1 Modulates Thyroid Hormone Activation and PTHrP Secretion in the Developing Growth Plate," *Nature Cell Biology* 7, no. 7 (2005): 698–705.
11. C. Curcio-Morelli, A. M. Zavacki, M. Christofollete, et al., "Deubiquitination of Type 2 Iodothyronine Deiodinase by von Hippel–Lindau Protein-Interacting Deubiquitinating Enzymes Regulates Thyroid Hormone Activation," *Journal of Clinical Investigation* 112, no. 2 (2003): 189–96.
12. Werneck de Castro, Fonseca, Ueta, et al., "Differences in Hypothalamic Type 2 Deiodinase Ubiquitination."
13. See C. Fekete, B. C. Freitas, A. Zeold, et al., "Expression Patterns of WSB-1 and USP-33 Underlie Cell-Specific Posttranslational Control of Type 2 Deiodinase in the Rat Brain," *Endocrinology* 148, no. 10 (2007): 4865–74.
14. See Werneck de Castro, Fonseca, Ueta, et al., "Differences in Hypothalamic Type 2 Deiodinase Ubiquitination."

CHAPTER 11

1. See Stock, Surks, and Oppenheimer, "Replacement Dosage of L-thyroxine in Hypothyroidism."
2. C. T. Sawin, J. M. Hershman, R. Fernandez-Garcia, S. Ghazvinian, O. P. Ganda, and M. Azukizawa, "A Comparison of Thyroxine and Desicatted Thyroid in Patients with Primary Hypothyroidism," *Metabolism* 27, no. 10 (1978): 1518–25.
3. See Ingbar, Borges, Iflah, Kleinmann, Braverman, and Ingbar, "Elevated Serum Thyroxine Concentration."
4. See Gross and Pitt-Rivers, "Identification of 3:5:3'-L-triiodothyronine"; and Gross and Pitt-Rivers, "Physiological Activity of 3:5:3'-L-triiodothyronine."
5. W. Croteau, J. C. Davey, V. A. Galton, and D. L. St. Germain, "Cloning of the Mammalian Type II Iodothyronine Deiodinase: A Selenoprotein Differentially Expressed and Regulated in Human and Rat Brain and Other Tissues," *Journal of Clinical Investigation* 98, no. 2 (1996): 405–17.
6. M. J. Schneider, S. N. Fiering, S. E. Pallud, A. F. Parlow, D. L. St. Germain, and V. A. Galton, "Targeted Disruption of the Type 2 Selenodeiodinase Gene (DIO2) Results in a Phenotype of Pituitary Resistance to T4," *Molecular Endocrinology* 15, no. 12 (2001): 2137–48.
7. M. A. Christoffolete, R. Arrojo e Drigo, F. Gazoni, et al., "Mice with Impaired Extrathyroidal Thyroxine to 3,5,3'-triiodothyronine Conversion Maintain Normal Serum 3,5,3'-triiodothyronine Concentrations," *Endocrinology* 148, no. 3 (2007): 954–60.
8. See Stock, Surks, and Oppenheimer, "Replacement Dosage of L-thyroxine in Hypothyroidism"; Ingbar, Borges, Iflah, Kleinmann, Braverman, and Ingbar, "Elevated Serum Thyroxine Concentration"; and Sawin, Hershman, Fernandez-Garcia, Ghazvinian, Ganda, and Azukizawa, "A Comparison of Thyroxine and Desicatted Thyroid."
9. See D. Gullo, A. Latina, F. Frasca, R. Le Moli, G. Pellegriti, and R. Vigneri, "Levothyroxine Monotherapy Cannot Guarantee Euthyroidism in All

Athyreotic Patients," *PLOS One* 6, no. 8 (2011): e22552; Ridgway, Cooper, Walker, et al., "Therapy of Primary Hypothyroidism with L-triiodothyronine"; Kahn, "Serum Triiodothyronine Levels"; Murchison, Chesters, and Bewsher, "Serum Thyroid Hormone Levels"; Salmon, Rendell, Williams, et al., "Chemical Hyperthyroidism"; and Erfurth and Hedner, "Thyroid Hormone Metabolism in Thyroid Disease."

10. See J. Jonklaas, B. Davidson, S. Bhagat, and S. J. Soldin, "Triiodothyronine Levels in Athyreotic Individuals during Levothyroxine Therapy," *JAMA* 299, no. 7 (2008): 769–77; Jennings, O'Malley, Griffin, Northover, and Rosenthal, "Relevance of Increased Serum Thyroxine Concentrations"; Pearce and Himsworth, "Total and Free Thyroid Hormone Concentrations"; Fish, Schwartz, Cavanaugh, Steffes, Bantle, and Oppenheimer, "Replacement Dose, Metabolism, and Bioavailability of Levothyroxine"; and Samuels, Schuff, Carlson, Carello, and Janowsky, "Health Status, Psychological Symptoms, Mood."
11. Gullo, Latina, Frasca, Le Moli, Pellegriti, and Vigneri, "Levothyroxine Monotherapy Cannot Guarantee Euthyroidism."
12. Peterson, McAninch, and Bianco, "Is a Normal TSH Synonymous with 'Euthyroidism'?"
13. B. M. Bocco, J. P. Werneck-de-Castro, K. C. Oliveira, et al., "Type 2 Deiodinase Disruption in Astrocytes Results in Anxiety-Depressive-Like Behavior in Male Mice," *Endocrinology* 157, no. 9 (2016): 3682–95.
14. Ridgway, Cooper, Walker, et al., "Therapy of Primary Hypothyroidism with L-triiodothyronine."
15. Ridgway, Cooper, Walker, et al.
16. For the guidelines, see Singer, Cooper, Levy, et al., "Treatment Guidelines for Patients." For the studies, see above, n8–10.
17. See Garber, Cobin, Gharib, et al., "Clinical Practice Guidelines for Hypothyroidism in Adults"; and Jonklaas, Davidson, Bhagat, and Soldin, "Triiodothyronine Levels in Athyreotic Individuals."
18. Stock, Surks, and Oppenheimer, "Replacement Dosage of L-thyroxine in Hypothyroidism"; Ingbar, Borges, Iflah, Kleinmann, Braverman, and In-

gbar, "Elevated Serum Thyroxine Concentration"; Ridgway, Cooper, Walker, et al., "Therapy of Primary Hypothyroidism with L-triiodothyronine"; Kahn, "Serum Triiodothyronine Levels"; Murchison, Chesters, and Bewsher, "Serum Thyroid Hormone Levels"; Salmon, Rendell, Williams, et al., "Chemical Hyperthyroidism"; Erfurth and Hedner, "Thyroid Hormone Metabolism in Thyroid Disease"; Gullo, Latina, Frasca, Le Moli, Pellegriti, and Vigneri, "Levothyroxine Monotherapy Cannot Guarantee Euthyroidism."

19. See Gullo, Latina, Frasca, Le Moli, Pellegriti, and Vigneri, "Levothyroxine Monotherapy Cannot Guarantee Euthyroidism."

CHAPTER 12

1. M. D. Ettleson and A. C. Bianco, "Individualized Therapy for Hypothyroidism: Is T4 Enough for Everyone?," *Journal of Clinical Endocrinology and Metabolism* 105, no. 9 (2020).
2. D. Mentuccia, L. Proietti-Pannunzi, K. Tanner, et al., "Association between a Novel Variant of the Human Type 2 Deiodinase Gene Thr92Ala and Insulin Resistance: Evidence of Interaction with the Trp64Arg Variant of the Beta-3-adrenergic Receptor," *Diabetes* 51, no. 3 (2002): 880–83.
3. Callebaut, Curcio-Morelli, Mornon, et al., "Iodothyronine Selenodeiodinases Are Thioredoxin-Fold Family Proteins."
4. See V. Panicker, P. Saravanan, B. Vaidya, et al., "Common Variation in the DIO2 Gene Predicts Baseline Psychological Well-Being and Response to Combination Thyroxine plus Triiodothyronine Therapy in Hypothyroid Patients," *Journal of Clinical Endocrinology and Metabolism* 94, no. 5 (2009): 1623–29.
5. Jo, Fonseca, Bocco, et al., "Type 2 Deiodinase Polymorphism."
6. Castagna, Dentice, Cantara, et al., "DIO2 Thr92Ala Reduces Deiodinase-2 Activity."
7. Jo, Fonseca, Bocco, et al., "Type 2 Deiodinase Polymorphism."
8. E. A. McAninch, S. Jo, N. Z. Preite, et al., "Prevalent Polymorphism in

Thyroid Hormone-Activating Enzyme Leaves a Genetic fingerprint that underlies associated clinical syndromes," *Journal of Clinical Endocrinology and Metabolism* 100, no. 3 (2015): 920–33.

9. McAninch, Jo, Preite, et al., "Prevalent Polymorphism in Thyroid Hormone-Activating Enzyme."
10. McAninch, Jo, Preite, et al.
11. E. A. McAninch, K. B. Rajan, D. A. Evans, et al., "A Common DIO2 Polymorphism and Alzheimer Disease Dementia in African and European Americans," *Journal of Clinical Endocrinology and Metabolism* 103, no. 5 (2018): 1818–26.
12. A. C. Bianco and B. S. Kim, "Pathophysiological Relevance of Deiodinase Polymorphism," *Current Opinion in Endocrinology, Diabetes, and Obesity* 25, no. 5 (2018): 341–46.
13. R. P. Peeters, H. van Toor, W. Klootwijk, et al., "Polymorphisms in Thyroid Hormone Pathway Genes Are Associated with Plasma TSH and Iodothyronine Levels in Healthy Subjects," *Journal of Clinical Endocrinology and Metabolism* 88, no. 6 (2003): 2880–88.
14. Franca, German, Fernandes, et al., "Human Type 1 Iodothyronine Deiodinase (DIO1) Mutations."
15. H. K. Nayak, M. K. Daga, R. Kumar, S. K. Garg, N. Kumar, P. K. Mohanty, "A Series Report of Autoimmune Hypothyroidism Associated with Hashimoto's Encephalopathy: An Under Diagnosed Clinical Entity with Good Prognosis," *BMJ Case Reports* (2010).
16. K. Müssig, T. Leyhe, S. Holzmüller, et al., "Increased Prevalence of Antibodies to Central Nervous System Tissue and Gangliosides in Hashimoto' s Thyroiditis Compared to Other Thyroid Illnesses," *Psychoneuroendocrinology* 34, no. 8 (2009): 1252–56.
17. G. Zettinig, S. Asenbaum, B. J. Fueger, et al., "Increased Prevalence of Subclinical Brain Perfusion Abnormalities in Patients with Autoimmune Thyroiditis: Evidence of Hashimoto's Encephalitis?," *Clinical Endocrinology* 59, no. 5 (2003): 637–43.
18. J. Bladowska, M. Waliszewska-Prosół, M. Ejma, and M. Sasiadek, "The

Metabolic Alterations within the Normal Appearing Brain in Patients with Hashimoto's Thyroiditis Are Correlated with Hormonal Changes," *Metabolic Brain Disease* 34, no. 1 (2019): 53–60.

19. R. Green, L. H. Allen, A. L. Bjørke-Monsen, et al., "Vitamin B(12) Deficiency," *Nature Reviews Disease Primers* 3 (2017): 17040.
20. A. B. Collins and R. Pawlak, "Prevalence of Vitamin B-12 Deficiency among Patients with Thyroid Dysfunction," *Asia Pacific Journal of Clinical Nutrition* 25, no. 2 (2016): 221–26.

CHAPTER 13

1. See J. M. Millan-Alanis, J. G. Gonzalez-Gonzalez, A. Flores-Rodríguez, et al., "Benefits and Harms of Levothyroxine/Liothyronine vs. Levothyroxine Monotherapy for Adult Patients with Hypothyroidism: Systematic Review and Meta-analysis," *Thyroid* (August 2021). The following paragraphs are sourced from this article.
2. See G. P. Leese, E. Soto-Pedre, and L. A. Donnelly, "Liothyronine Use in a 17 Year Observational Population-Based Study–the Tears Study," *Clinical Endocrinology* 85, no. 6 (2016): 918–25; and T. Planck, F. Hedberg, J. Calissendorff, and A. Nilsson, "Liothyronine Use in Hypothyroidism and Its Effects on Cancer and Mortality," *Thyroid* 31, no. 5 (2021): 732–39.
3. Idrees, Palmer, Maciel, and Bianco, "Liothyronine and Desiccated Thyroid Extract."
4. See, for example, E. Diener, "Subjective Well-Being: The Science of Happiness and a Proposal for a National Index," *American Psychologist* 55 (2000): 34-43; T. Hartig, M. Mang, and G. W. Evans, "Restorative Effects of Natural Environment Experiences," *Environment and Behavior* 23, no. 1 (1991): 3–26; and A. E. Van Den Berg, T. Hartig, and H. Staats, "Preference for Nature in Urbanized Societies: Stress, Restoration, and the Pursuit of Sustainability," *Journal of Social Issues* 63, no. 1 (2007): 79–96.

CHAPTER 14

1. See Jonklaas, Bianco, Bauer, et al., "Guidelines for the Treatment of Hypothyroidism."
2. See Peterson, Cappola, Castro, et al., "Online Survey of Hypothyroid Patients."
3. See J. Jonklaas, E. Tefera, and N. Shara, "Prescribing Therapy for Hypothyroidism: Influence of Physician Characteristics," *Thyroid* 29, no. 1 (2019): 44–52; J. Jon- klaas, E. Tefera, and N. Shara, "Short-Term Time Trends in Prescribing Therapy for Hypothyroidism: Results of a Survey of American Thyroid Association Members," *Frontiers in Endocrinology (Lausanne)* 10 (2019): 31; and J. Jonklaas, E. Tefera, and N. Shara, "Physician Choice of Hypothyroidism Therapy: Influence of Patient Characteristics," *Thyroid* 28, no. 11 (2018): 1416–24.
4. See J. Jonklaas, A. C. Bianco, A. R. Cappola, et al., "Evidence-Based Use of Levothyroxine/Liothyronine Combinations in Treating Hypothyroidism: A Consensus Document," *Thyroid* 31, no. 2 (2021): 156–82.
5. M. K. M. Shakir, D. I. Brooks, E. A. McAninch, et al., "Comparative Effectiveness of Levothyroxine, Desiccated Thyroid Extract, and Levothyroxine + Liothyronine in Hypothyroidism," *Journal of Clinical Endocrinology and Metabolism* 106, no. 11 (2021): e4400–4413.
6. Shakir, Brooks, McAninch, et al., "Comparative Effectiveness of Levothyroxine, Thyroid Extract, and Levothyroxine + Liothyronine."
7. See W. M. Wiersinga, "T4 + T3 Combination Therapy: Any Progress?," *Endocrine* 66, no. 1 (2019): 70–78.
8. See B. Van Tassell, G. F. Wohlford IV, J. D. Linderman, et al., "Pharmacokinetics of L-triiodothyronine in Patients Undergoing Thyroid Hormone Therapy Withdrawal," *Thyroid* 29, no. 10 (2019): 1371–79.
9. B. B. Medici, J. L. la Cour, L. F. Michaelsson, J. O. Faber, and B. Nygaard, "Neither Baseline nor Changes in Serum Triiodothyronine during Levothyroxine/Liothyronine Combination Therapy Predict a Positive Response to This Treatment Modality in Hypothyroid Patients with Persistent

Symptoms," *European Thyroid Journal* 6, no. 2 (2017): 89–93.

10. S. Reddy, "New Call for More Thyroid Options," *Wall Street Journal*, August 5, 2013.

CHAPTER 15

1. Jonklaas, Bianco, Bauer, et al., "Guidelines for the Treatment of Hypothyroidism."
2. E. Roti, R. Minelli, E. Gardini, and L. E. Braverman, "The Use and Misuse of Thyroid Hormone," *Endocrine Reviews* 14, no. 4 (1993): 401–23.
3. T. Idrees, J. D. Price, T. Piccariello, and A. C. Bianco, "Sustained Release T3 Therapy: Animal Models and Translational Applications," *Frontiers in Endocrinology (Lausanne)* (August 13, 2019), https://doi.org/10.3389/fendo.2019.00544.
4. G. Hennemann, R. Docter, T. J. Visser, P. T. Postema, and E. P. Krenning, "Thyroxine plus Low-Dose, Slow-Release Triiodothyronine Replacement in Hypothyroidism: Proof of Principle," *Thyroid* 14, no. 4 (2004): 271–75.
5. F. Santini, G. Ceccarini, C. Pelosini, et al., "Treatment of Hypothyroid Patients with L-thyroxine (L-T4) plus Triiodothyronine Sulfate (T3S): A Phase II, Open-Label, Single Center, Parallel Groups Study on Therapeutic Efficacy and Tolerability," *Frontiers in Endocrinology (Lausanne)* 10 (2019): 826; F. Santini, M. Giannetti, I. Ricco, et al., "Steady-State Serum T3 Concentrations for 48 Hours Following the Oral Administration of a Single Dose of 3,5,3'-Triiodothyronine Sulfate (T3S)," *Endocrine Practice* 20, no. 7 (2014): 1–25; F. Santini, R. E. Hurd, B. Lee, and I. J. Chopra, "Thyromimetic Effects of 3,5,3'-triiodothyronine Sulfate in Hypothyroid Rats," *Endocrinology* 133, no. 1 (1993): 105–10.
6. R. R. Da Conceicao, G. W. Fernandes, T. L. Fonseca, B. Bocco, and A. C. Bianco, "Metal Coordinated Poly-zinc-liothyronine Provides Stable Circulating Triiodothronine Levels in Hypothyroid Rats," *Thyroid* 28, no. 11 (2018): 1425–33.

7. R. R. Da Conceicao, G. W. Fernandes, T. L. Fonseca, B. Bocco, and A. C. Bianco, "Metal Coordinated Poly-zinc-liothyronine in Hypothyroid Rats."
8. R. R. Da Conceicao, G. W. Fernandes, T. L. Fonseca, B. Bocco, and A. C. Bianco, "Metal Coordinated Poly-zinc-liothyronine in Hypothyroid Rats."
9. A. M. Dumitrescu, E. C. Hanlon, M. Arosemena, et al., "Extended Absorption of Liothyronine from Poly-zinc-liothyronine [PZL]: Results from a Phase 1, Double-Blind, Randomized, and Controlled Study in Humans," *Thyroid* (2022), https://doi.org/10.1089/thy.2021.3034.
10. F. Santini, P. Vitti, L. Chiovato, et al., "Role for Inner Ring Deiodination Preventing Transcutaneous Passage of Thyroxine," *Journal of Clinical Endocrinology and Metabolism* 88, no. 6 (2003): 2825–30.
11. See F. Antonica, D. F. Kasprzyk, R. Opitz, et al., "Generation of Functional Thyroid from Embryonic Stem Cells," *Nature* 491, no. 7422 (2012): 66–71.
12. See A. A. Kurmann, M. Serra, F. Hawkins, et al., "Regeneration of Thyroid Function by Transplantation of Differentiated Pluripotent Stem Cells," *Cell Stem Cell* 17, no. 5 (2015): 527–42.
13. See R. Latif, R. Ma, S. A. Morshed, B. Tokat, and T. F. Davies, "Long Term Rescue of the TSH Receptor Knock-Out Mouse–Thyroid Stem Cell Transplantation Restores Thyroid Function," *Frontiers in Endocrinology (Lausanne)* (2021): https:// doi.org/10.3389/fendo.2021.706101.

EPILOGUE

1. Ireland, *Cretinism*, 244.